一人反省会をして、いつも落ち込んでしまう人へ

著者 コハラモトシ／監修 精神科医 樺沢紫苑

日本実業出版社

はじめに

誰しも、どうでもいいことや興味がないことは悩みません。
何も考えないし、テキトーに決めます。
悩みがあるってことは、真剣に自分と向き合っているからです。
一生懸命に生きているから悩むんです。
悩みは、一生懸命の証。悩みがあることは悪くないです。
その悩みで生きづらさを感じるかどうかは、対処の仕方次第なんです。
そんな、悩みの対処の〝方法〟を書いたのがこの本です。

どうも、コハラです。ぼくは、漫画連載やイラスト制作やキャラクターデザインといった創作活動をしているクリエイターです。
昔のぼくは、ネガティブ思考だったり、完璧主義だったり、自信がなかったりと、常に悩みや不安を抱えて生きていました。

そんな自分を変えたくて試行錯誤する中で、「考え方を変えれば人生も変わる」と気づき、その経験から、この本の漫画の『アニワル』が生まれました。

『アニワル』は別の出版社から漫画の単行本が発売されているけど、そのマインドや考え方を具体的に説明し、実用レベルまで落とし込んだものが、この本になります。

自分で描いた漫画を、自分の言葉で解説した実用書ですね。

「創作活動で大事なものは？」と聞かれたら、ぼくは「マインド」と答えます。

これは創作活動だけでなく、すべての物事においてもそうだと思っています。

ぼくが悩みに支配された人生を送っていた時に、どうにかしたい一心で自己啓発本を読んでいたけど、なかなか改善はしませんでした。

頭では理解できるけど実践できなかったり、その時は元気になるけど、翌日には元通りみたいなことになっていたからです。

その経験から、スキルやテクニックは〝枝葉〟でしかなく、〝根っこ〟の部分であるマインドを変えることが大事だと気づきました。

その、「マインドを変えて悩みに対処する本」ともいえます。

人は「何をいったか」ではなく、「誰がいったか」で判断することが多いです。

同じ内容でも、謎のおじさんよりも大学教授が語るほうが説得力があったりする。

ぼくは精神科医でもなければカウンセラーでもない、ただのクリエイターなので、「誰がいったか」の部分が弱いと自覚しています。

なので、知識を「教える」のではなく、寄り添いながら「応援する」立ち位置でお話させていただきますね。


この本では、誰もが悩みやすいテーマを選んでいます。

ぼくも悩みながら対処してきたものでもあり、その経験から得た学びや考え方を、漫画を添えて書いています。

つらい時は、長い文章や難しい内容は入ってこないので、漫画だけ見てください。

一字一句全文読む必要もないし、読みとばしてもオッケーですからね。

悩みや不安を完全に消すことはできないけど、対処して軽減することはできます。

悩みだらけだったぼくでも変われたので、あなたも大丈夫！

一人反省会は、自分を鼓舞する〝一人激励会〟に変わります！

目　次

第1章　自分がわからない人へ

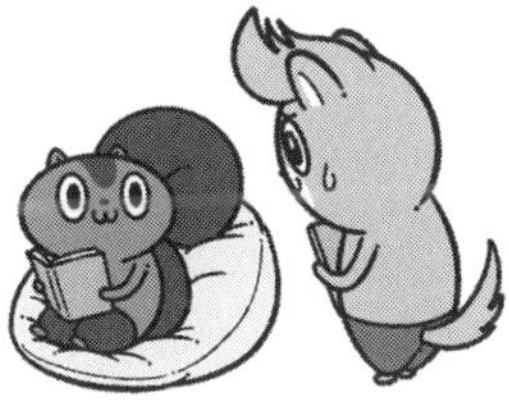

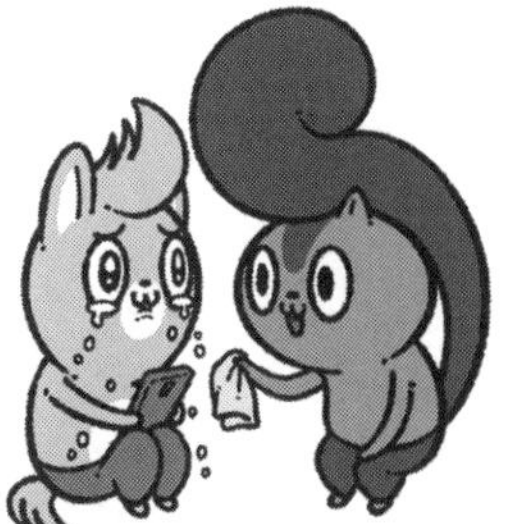

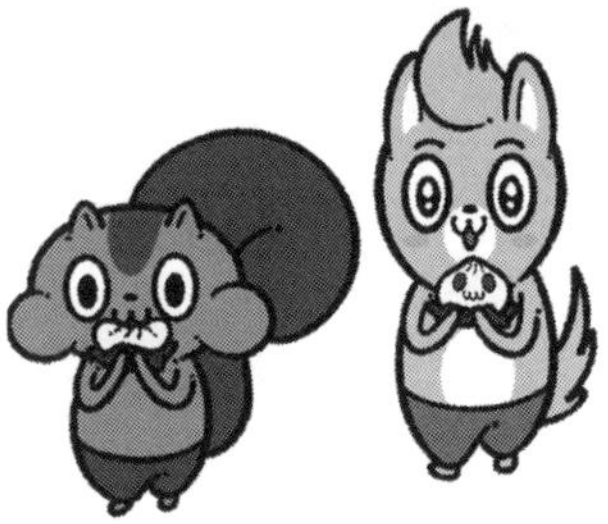

第2章 人間関係に悩む人へ

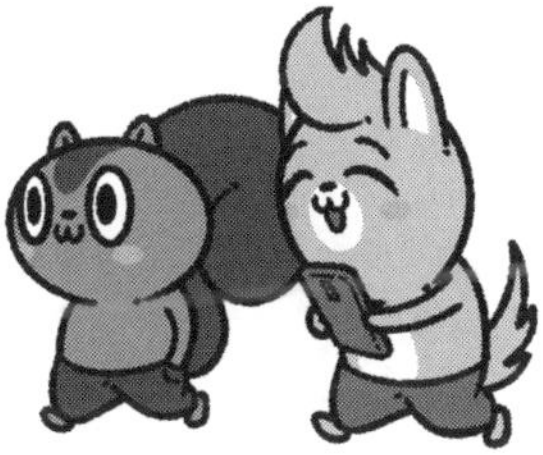

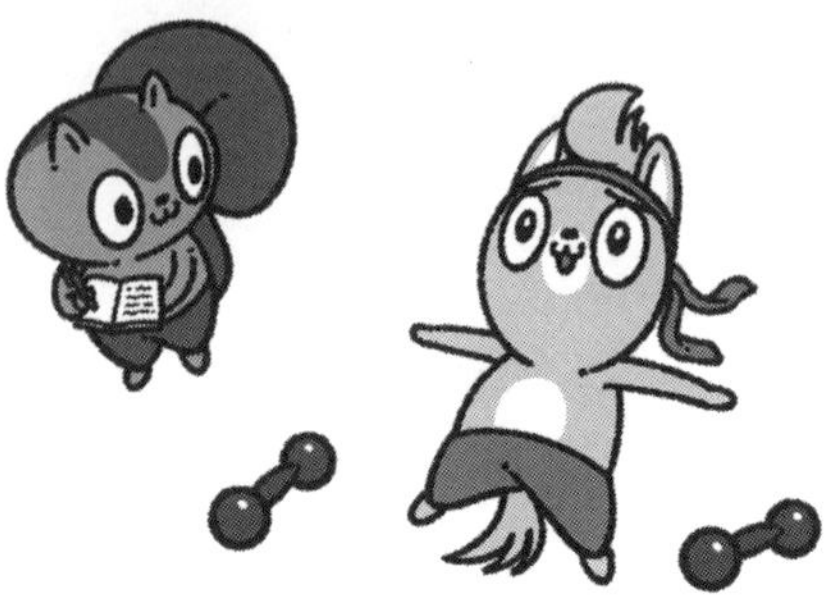

第3章 目標に向かってがんばる人へ

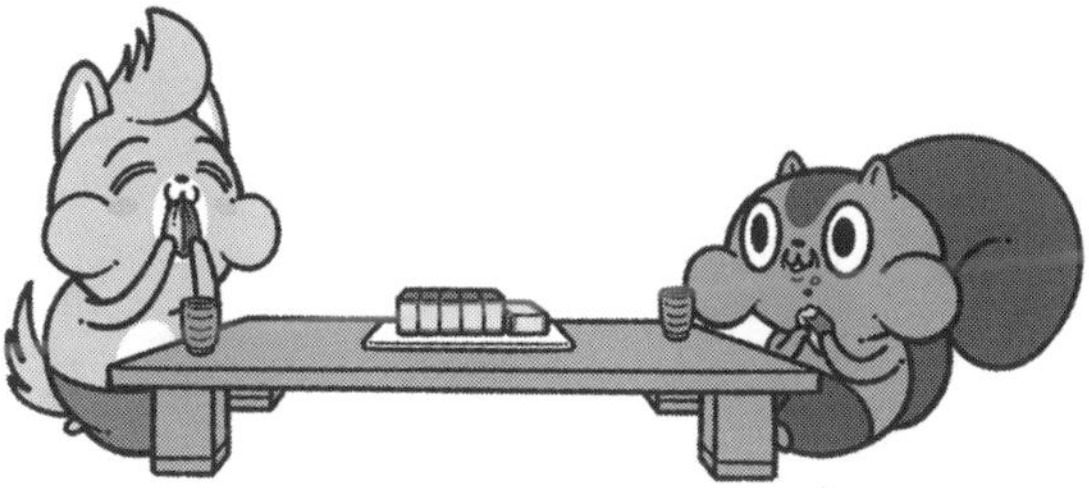

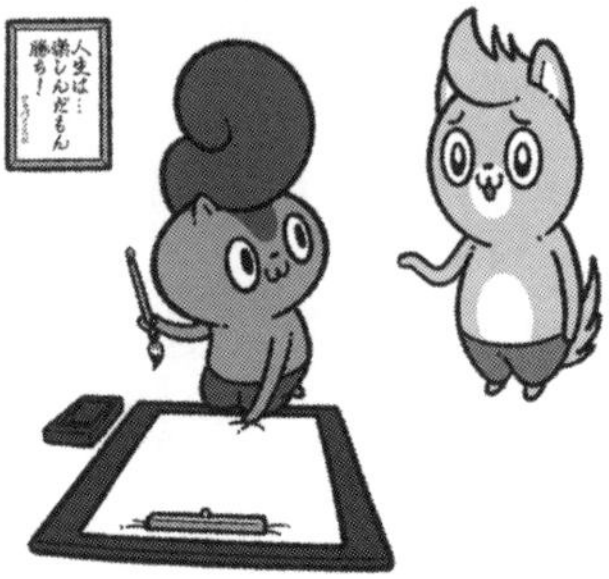

第4章 人生に迷う人へ

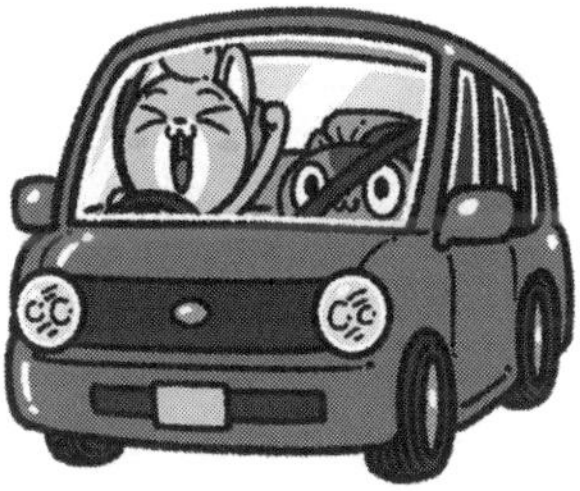

ブックデザイン／chichols
DTP／一企画

キャラクター紹介

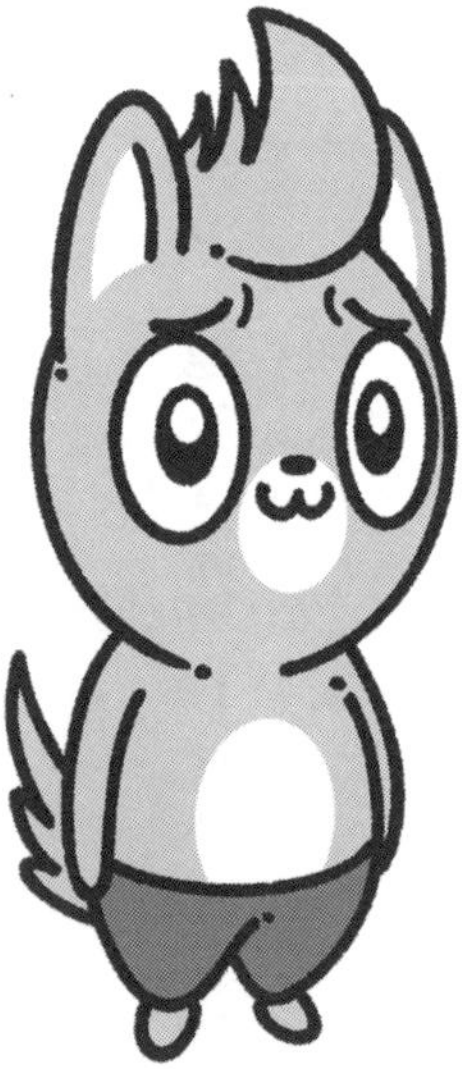

シャテイヌ

人目を気にしたり
自信がなかったりと、
一人反省会をして、
いつも落ち込んでしまう
気弱な舎弟。

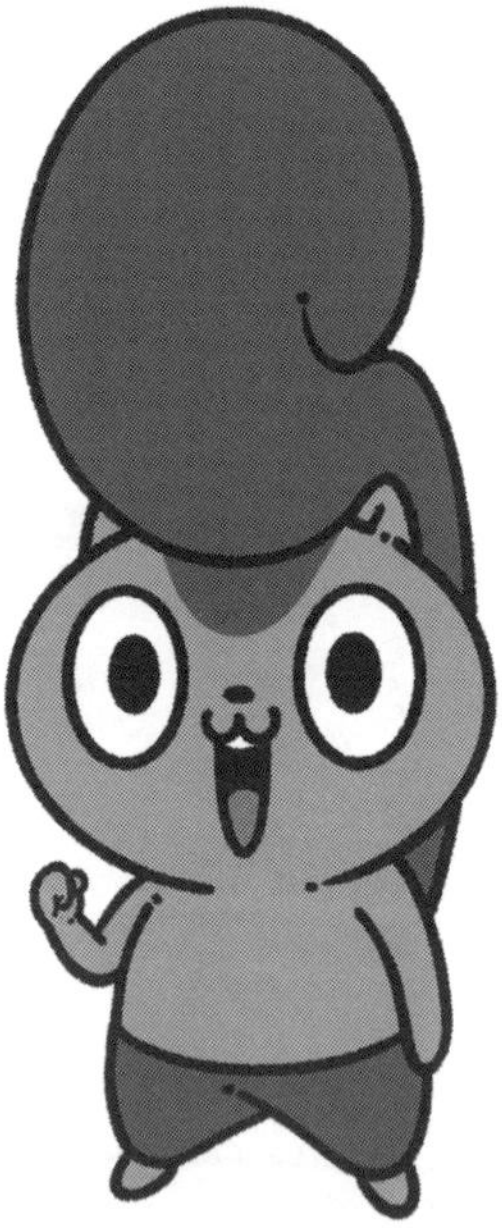

ツッパリス

悩みを抱えがちな
シャテイヌを、
力強いエールで励まして
いつも元気づける
心強いアニキ!

第1章

自分がわからない人へ

完璧主義がつらい

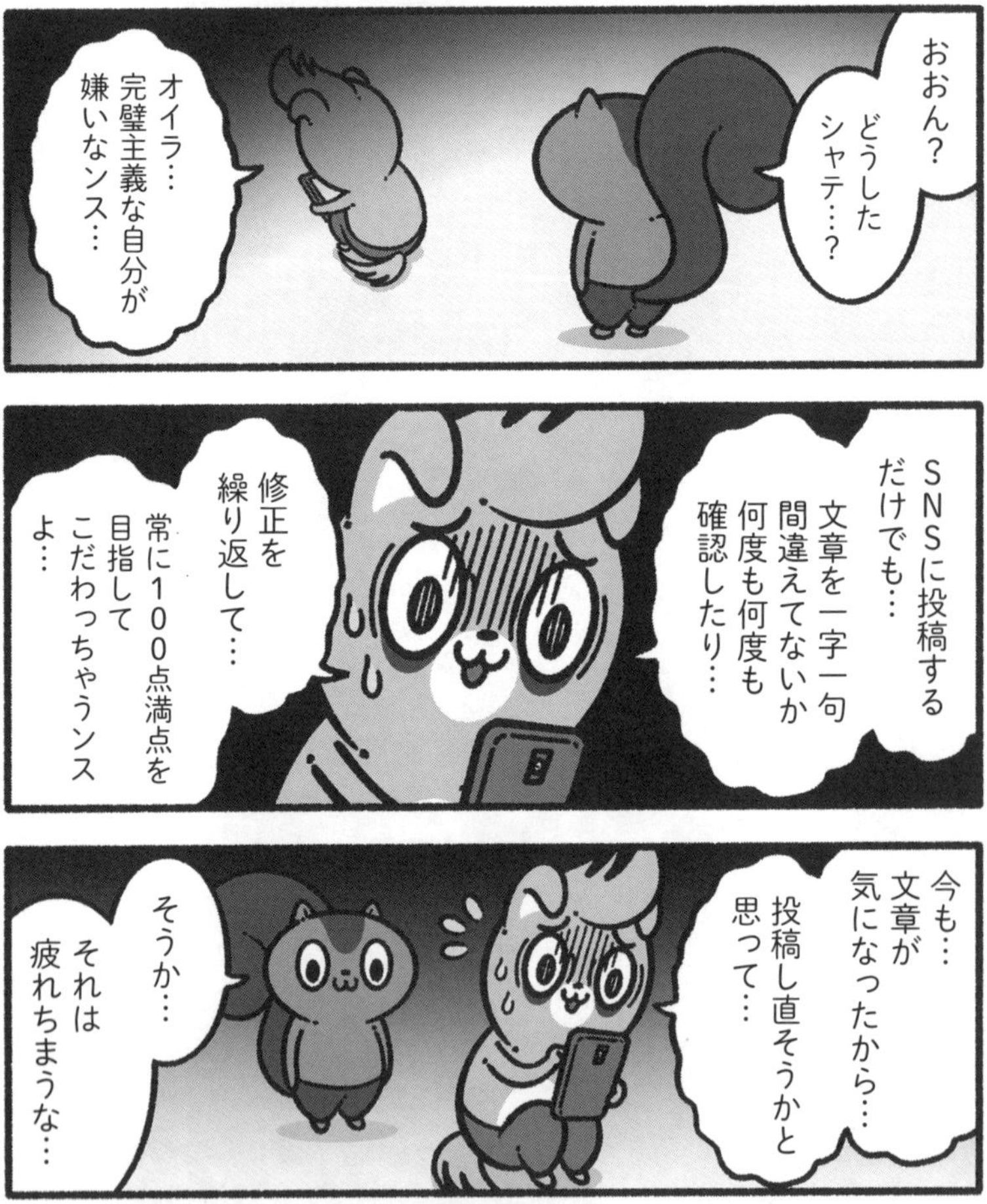
おおん？どうしたシャテ…？
オイラ…完璧主義な自分が嫌いなンス…
SNSに投稿するだけでも…文章を一字一句間違えてないか何度も何度も確認したり…
修正を繰り返して…常に100点満点を目指してこだわっちゃうンスよ…
今も…文章が気になったから…投稿し直そうかと思って…
そうか…それは疲れちまうな…
ならよ…思い切って…直さずそのままにしとけ
え…!?

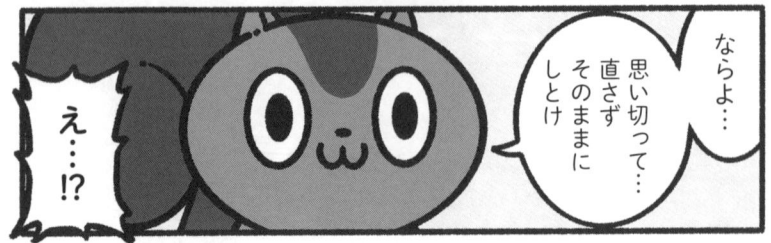

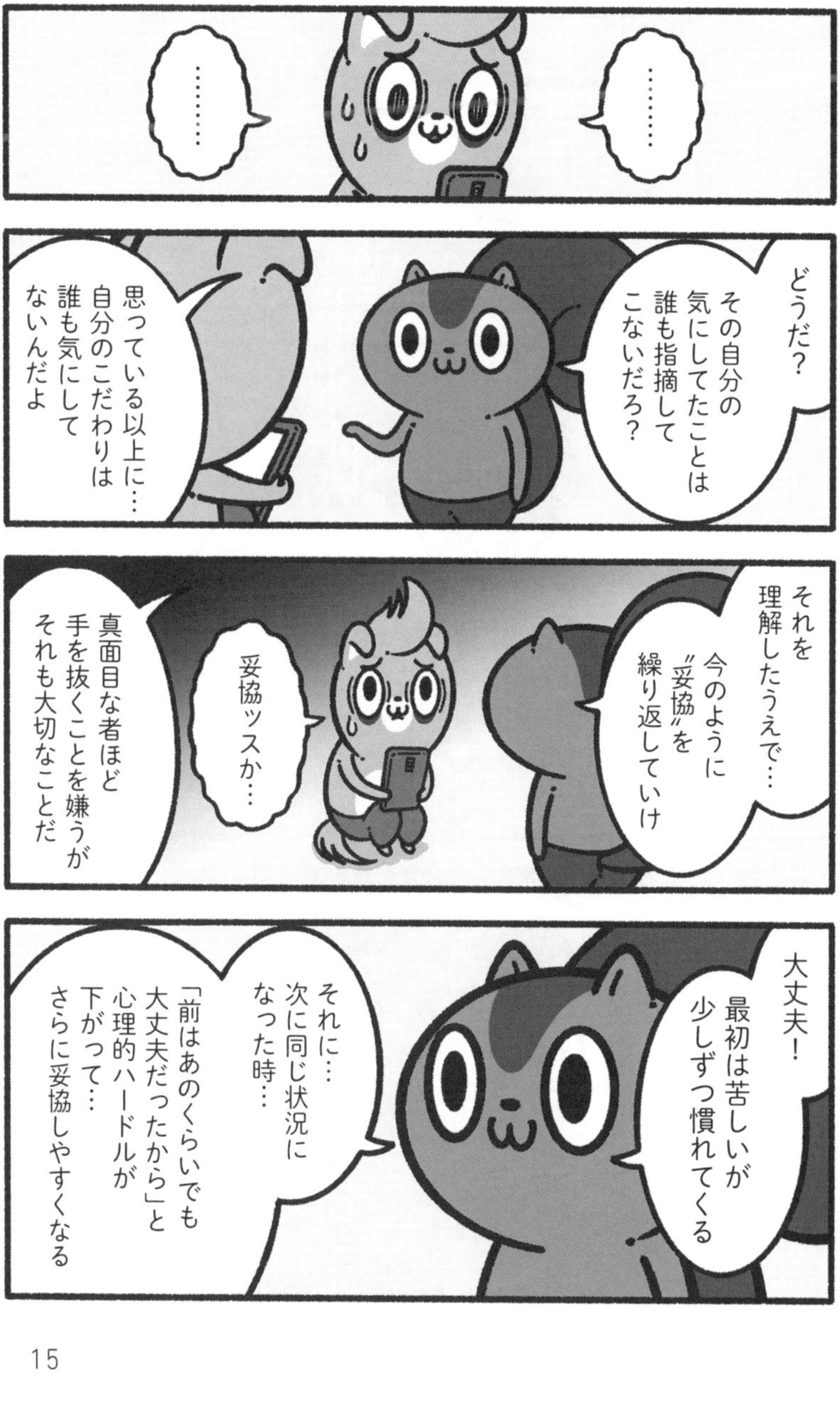
………
………
どうだ？ その自分の気にしてたことは誰も指摘してこないだろ？
思っている以上に… 自分のこだわりは誰も気にしてないんだよ
それを理解したうえで… 今のように〝妥協〟を繰り返していけ
妥協ッスか…
真面目な者ほど手を抜くことを嫌うがそれも大切なことだ
大丈夫！ 最初は苦しいが少しずつ慣れてくる
それに… 次に同じ状況になった時… 「前はあのくらいでも大丈夫だったから」と心理的ハードルが下がって… さらに妥協しやすくなる

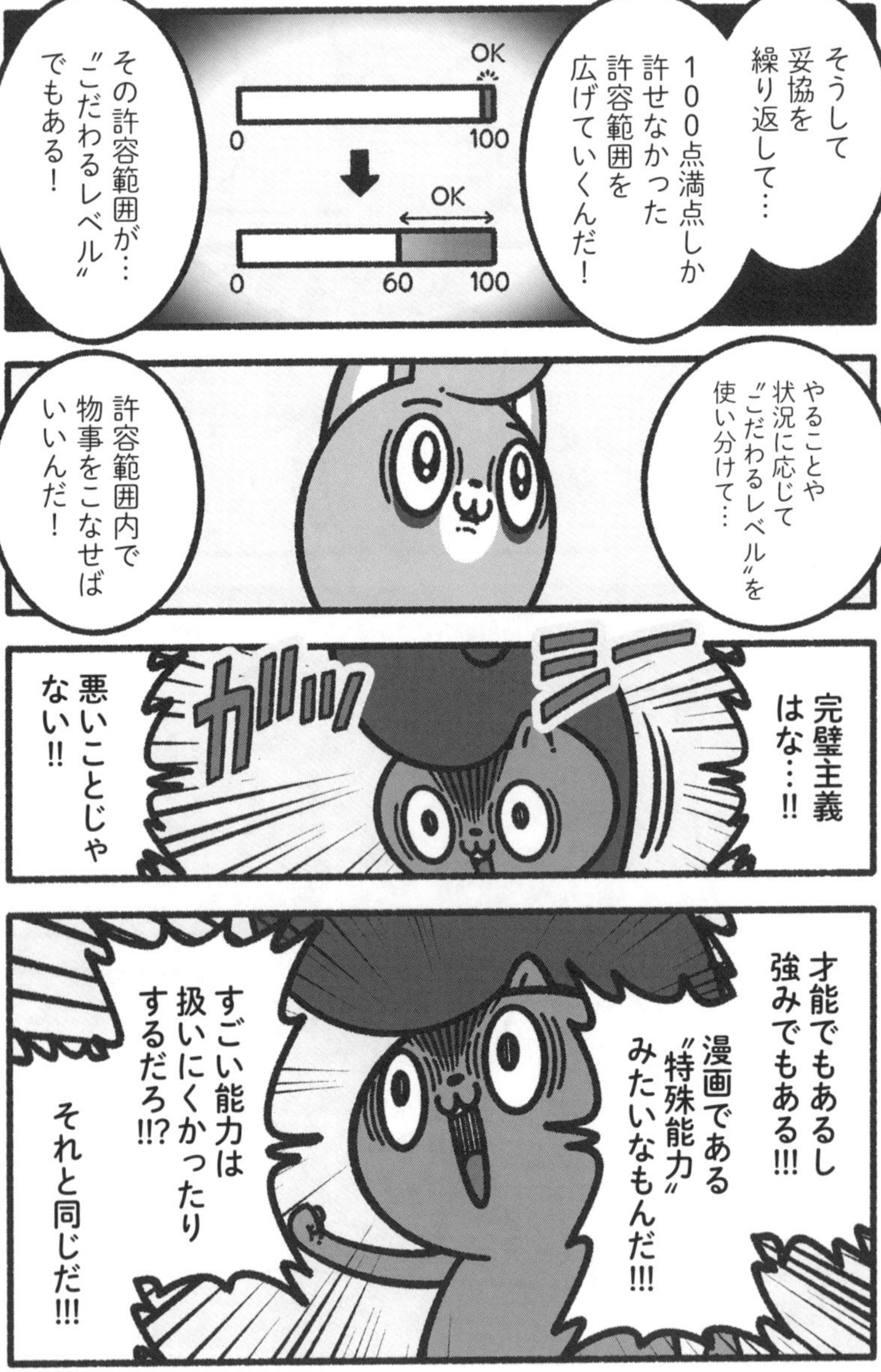

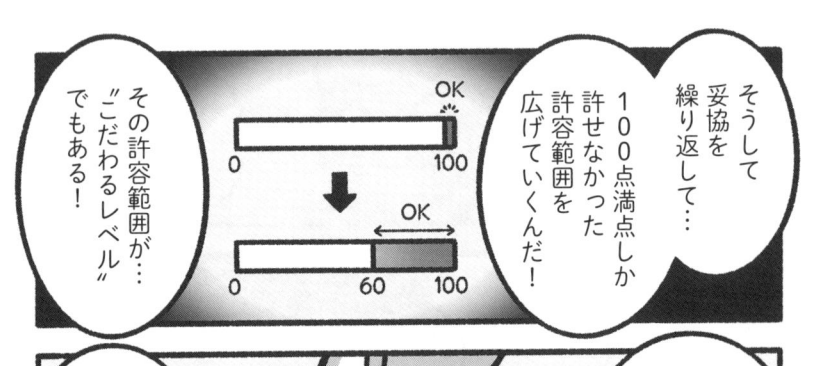

そうして妥協を繰り返して…
100点満点しか許せなかった許容範囲を広げていくんだ!
OK
0
100
OK
0
60
100
その許容範囲が…〝こだわるレベル〟でもある!
やることや状況に応じて〝こだわるレベル〟を使い分けて…
許容範囲内で物事をこなせばいいんだ!
完璧主義はな…!!
ミー
カッッ
悪いことじゃない!!
才能でもあるし強みでもある!!!
漫画である〝特殊能力〟みたいなもんだ!!!
すごい能力は扱いにくかったりするだろ!!?
それと同じだ!!!

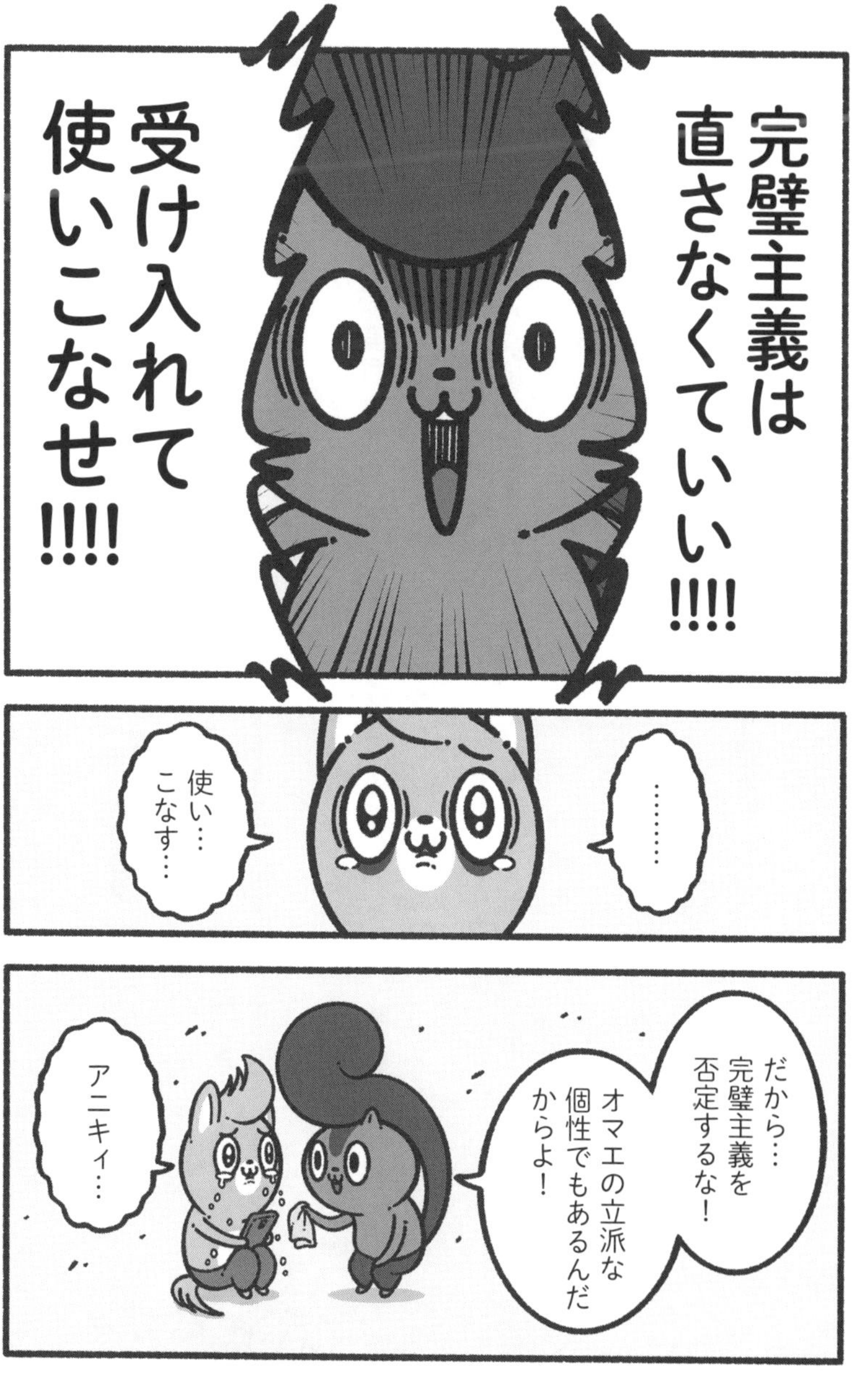

完璧主義は直さなくていい!!!!
受け入れて使いこなせ!!!!
…………
使い…こなす…
だから…完璧主義を否定するな！
オマエの立派な個性でもあるんだからよ！
アニキィ…

01 細かいことを気にしすぎるから、完璧主義がつらい……。

❶〝完璧を目指せない状況〟にする！
❷〝こだわり〟をコントロールする！
❸〝大切なことの価値〟を下げる！

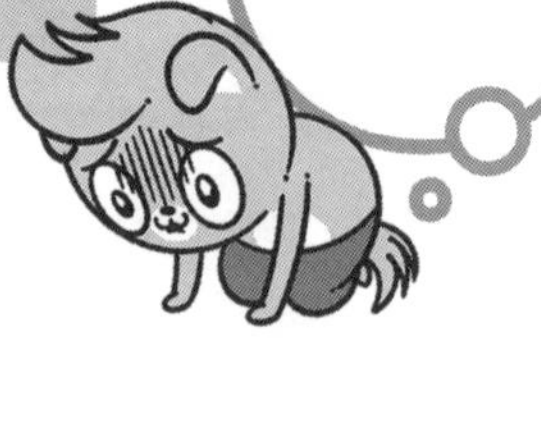

誰しも、自分にとって大切なことほど、完璧主義になりやすいです。

たとえば、好きな人と興味がない人では、〝こだわるレベル〟が変わりませんか？

好きな人に送るＬＩＮＥは、誤字脱字がないかチェックしたり、何度も書き直して読みやすくしたり、少しのことも気になって〝完璧〟を求めちゃいます。

逆に、興味がない人に送るＬＩＮＥはテキトーで、こだわりも何もありません。

要するに、「大切なことは、完璧にしたい」「興味がないことや関係がないことは、テキトーでもいい」になる。そして、一度「完璧にしたい！」と思ったら視野が狭くなって、後で振り返ると、「なんで、あんなにこだわってたんだろ？」と反省するほど、それが絶対かのように思い込んだりもしちゃいます。

そんな完璧主義への対策が3つあります。

❶〝完璧を目指せない状況〟にする

たとえば、自分にとって大切な試験や大会は本番一発勝負なので、完璧主義でもやり直しができず、嫌でも諦めるしかない状況になります。

一方で、ＬＩＮＥのメッセージは何度でもやり直しができるので、自分の中で諦めがつかず、完璧主義になります。

つまり、制限がなく時間があるほど完璧を目指しやすい状況になるので、締切などの時間制限を設けたり、修正回数を決めて、〝完璧を目指せない状況〟にするんです。

自分の意志ではなく、〝ルール〟を決めて作業の区切りをつけるってことですね。

❷“こだわり”をコントロールする

コントロールの手順は3つ。

まず、「自分的には“80点のもの”を、思い切ってアウトプットする」、次に「直したい所を見つけても我慢して、他のことに集中する」、最後に「気になっても、『まあいっか！』と区切りをつけて終わったことにする」。

本来、下手でもいいので完成させて、どんどんアウトプットしながら改善していくほうが、学びも経験も得られるものが多いので早く成長できます。

しかし、完璧主義だと「100点満点の完璧なもの」を目指すので、全然アウトプットできません。中途半端なものを出すくらいなら、何も出さないという、0か100かの思考になりがちなので。

その思考を緩めるためにも、80点のものをアウトプットしてみるってことです。

気になるところを見つけても、無視して他のことに着手します。

どんな人も、1つのこだわりを永遠に思い続けられる時間も余裕もないので、雑にいうと時間が解決してくれます。去年のこだわってたことなんて覚えてないでしょ？

❸ 〝大切なことの価値〟を下げる

方法は単純で、選択肢を複数持てばいいんです。
就活でも100社くらい受ければ、1つの会社の価値は下がるし、好きな人も複数人見つければ、LINEを送る価値も下がります。

人は選択肢が1つしかないと、失敗しないように失わないようにと、依存や執着をして必死になっちゃいます。

そのため、なるべく分散させて思い入れ（こだわり）を弱くすると、自分にとっての〝大切なことの価値〟が下がり、完璧主義になりすぎなくて済みます。

意志の力ではなく、〝仕組み〟によって、コントロールすることがポイントです。
「完璧主義を直そう！」と意識はせずに、「気づいた時にはマシになってた」くらいの軽い気持ちのほうが生きやすくなります。

完璧主義は、直すのではなく、使いこなしましょう！

あなたにの〝個性〟でもあるし、〝武器〟にもなりえますから！

完璧主義も
1つの〝個性〟だ!!!
直さずに
使いこなそうぜ!!!

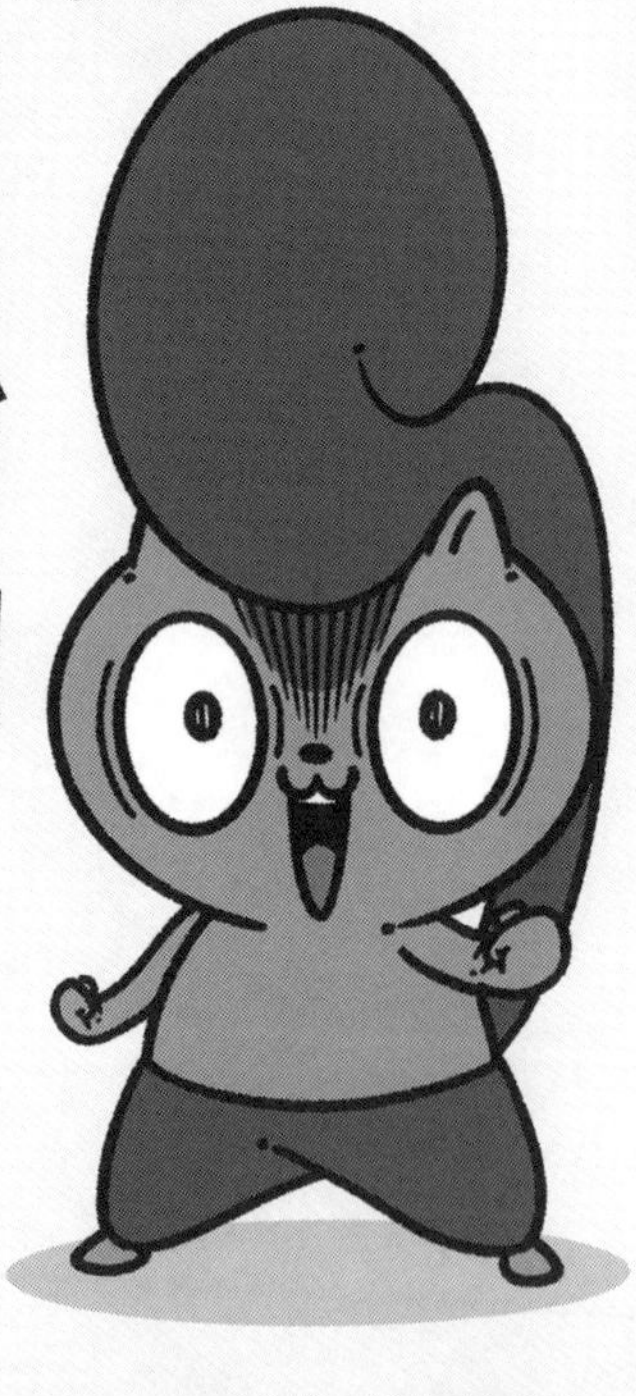

［短所との向き合い方に困る］

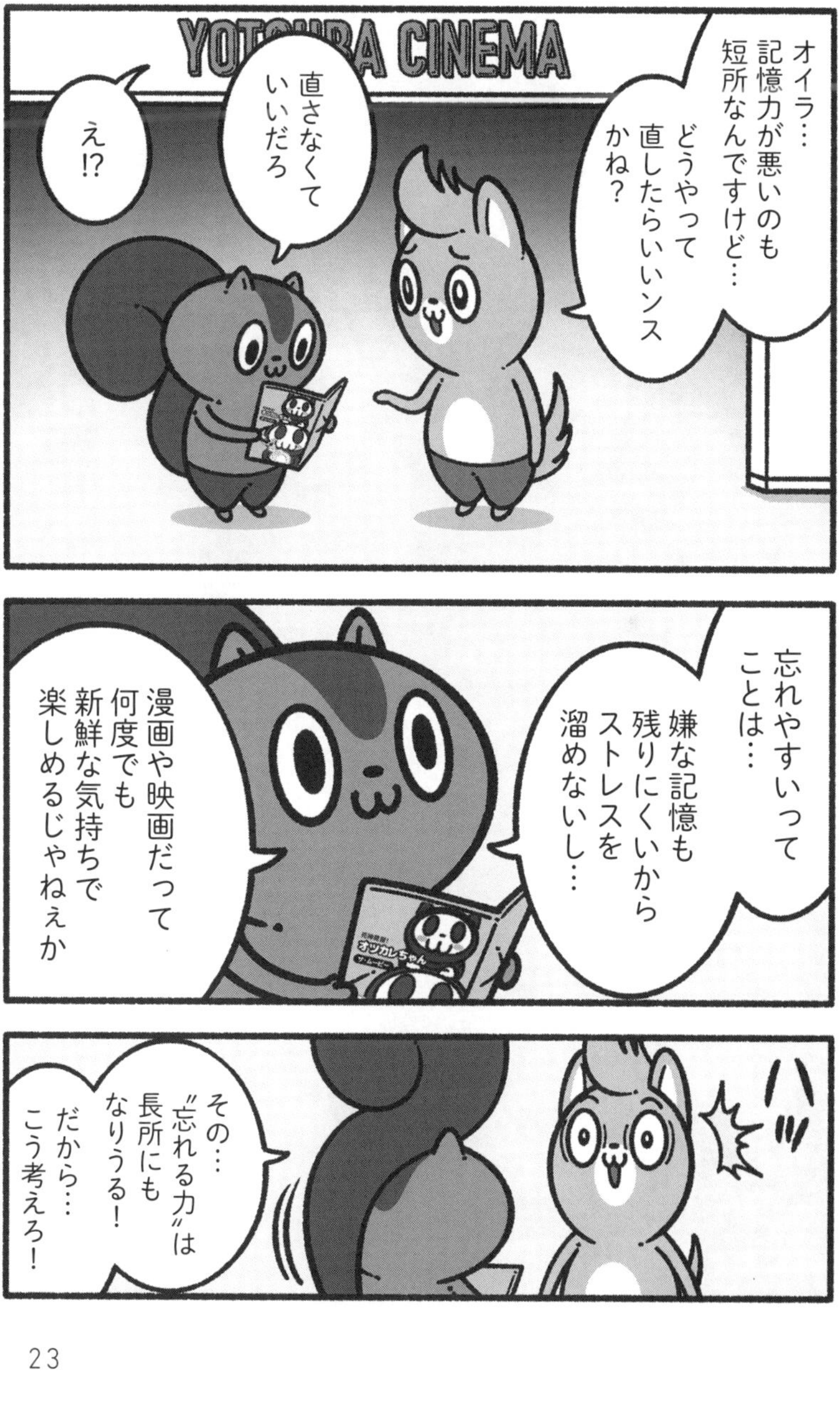
オイラ…記憶力が悪いのも短所なんですけど…どうやって直したらいいンスかね？
直さなくていいだろ
え!?
忘れやすいってことは…嫌な記憶も残りにくいからストレスを溜めないし…
漫画や映画だって何度でも新鮮な気持ちで楽しめるじゃねぇか
ハッ
その…〝忘れる力〟は長所にもなりうる！だから…こう考えろ！

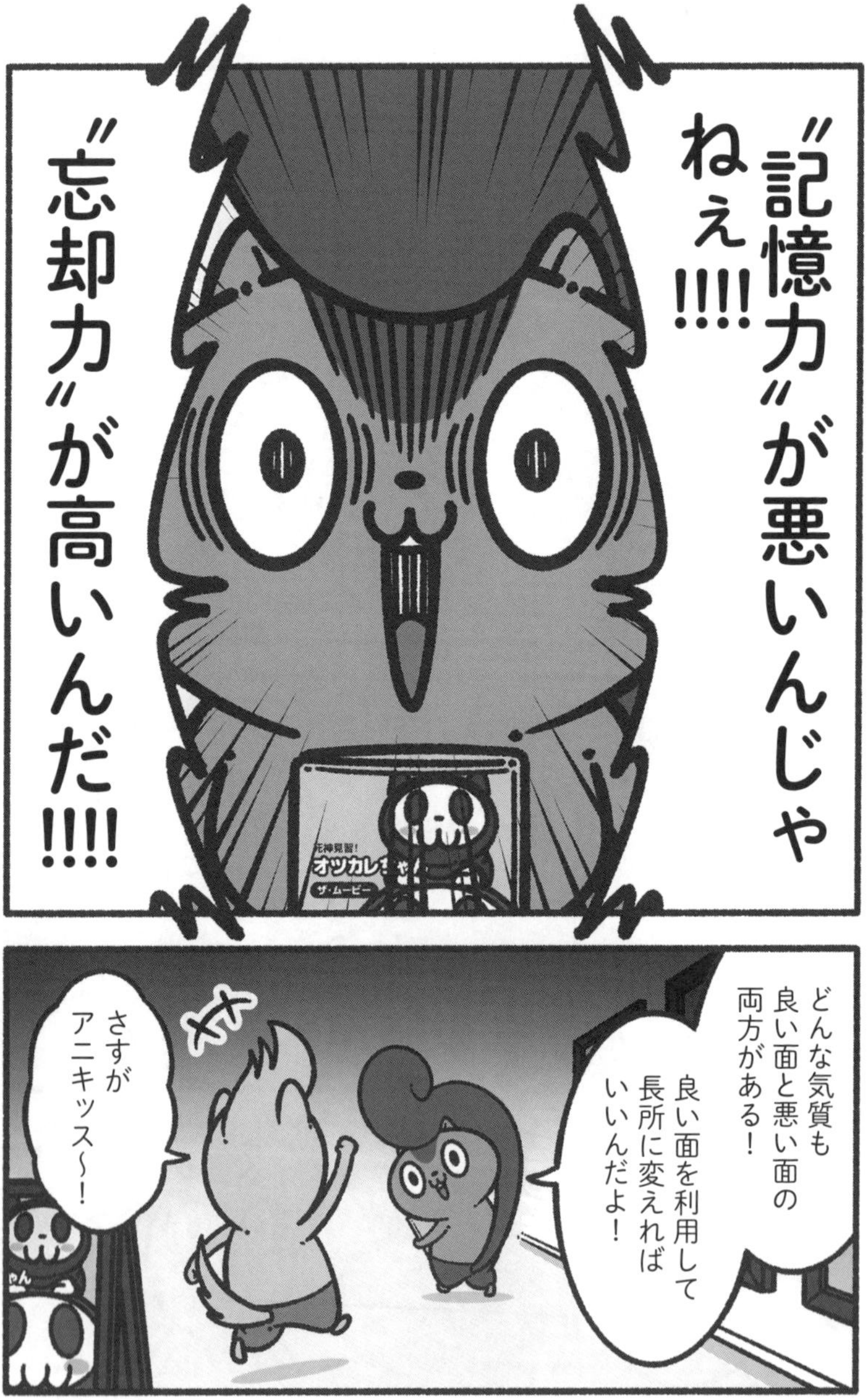
〃記憶力〃が悪いんじゃねぇ!!!!
〃忘却力〃が高いんだ!!!!
どんな気質も良い面と悪い面の両方がある!
良い面を利用して長所に変えればいいんだよ!
さすがアニキッス〜!

02 短所との向き合い方がわからない……。

❶どんな気質も活かし方次第！
❷短所を直すよりも活かす！

他人の顔色をうかがいすぎたり、細かいことを気にしすぎる繊細な人がいます。

この繊細さを「短所」ととらえる人がいるけど、ぼくはそうは思わないです。

繊細だからこそ、些細な日常の変化や見逃しがちなチャンスにだって気づけるし、自然や芸術の美しさも深く感じられます。繊細だから危機管理能力が高いし、不安を解消するために色々調べたり、情報を集めて知識を蓄えていくと思うんです。

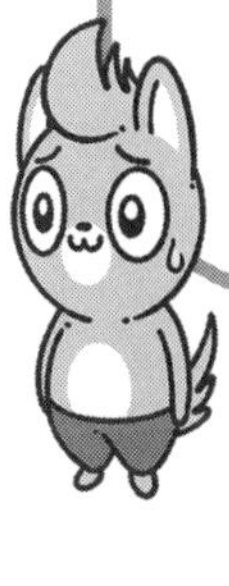

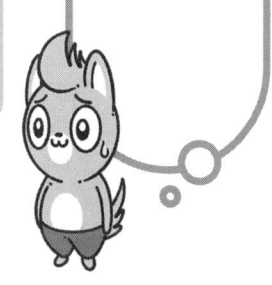

「繊細さを直すよりも、良い面を利用するほうがいい」と考えています。

繊細な気質は短所ではないし、繊細だからこそ得られる幸せもあります。

ポジティブとネガティブもそうです。

ポジティブだから幸せ、ネガティブだから不幸ではないです。


人には色々な気質があり、良い面と悪い面の両面あります。

長所か短所かは、受け取り方によって変わるし、どんな気質も活かし方次第です。

たとえば、〝熱しやすく冷めやすいタイプ〟で、「飽き性」と呼ばれる人たちは、興味を持ったらすぐにやるけど、その熱量でいつまでも長続きすることはありません。

始めてはやめて、始めてはやめての連続で、それを繰り返しがちです。

「飽き性」っていうと悪いイメージだし、短所ともいえますね。

でも、だからといって、自己嫌悪したり、直そうとする必要もありません。

人生の時間には限りがあるからです。時間が無限にあるなら、飽き性を直すことに時間を使ってもいいけど、そこに時間を使うなら、もっと他のことに使うほうが有意義な人生になる可能性があります。

時間を使っても直る保証もないので、短所としてなげくのではなく、飽き性ならではの良い面を利用して、自分に合った生き方を探すほうが、人生が豊かになります。

たとえば、飽き性の人は、流行に敏感で情報収集をすることが多く、色々なことに関心や興味を持つ特徴があります。

すぐに手をつけるので行動力があり、物事を経験する数が多くなったりします。経験が多ければ、色々な視点で物事を考えたりもできますね。

それに、幅広く知識や技術を持っているので、色々な分野で過去に経験したことが役立つこともあります。

ぼくも〝熱しやすく冷めやすいタイプ〟だけど、色々な経験で培った知識と技術が創作活動にも活きているし、こうして本の執筆にも役立っています。

仕事でも、飽き性の良い面を活かすこともできますね。

そもそも、自分では「短所」と思っていることが、他人から見たらそう思わない場合もあります。

人は好き嫌いで評価することが多く、だからこそ人の評価はあいまいで、〝絶対に正当な評価〟ってのはないです。

漫画の持ち込みで、ある出版社ではボロクソにいわれたけど、別の出版社では褒められたみたいな話もよく聞きます。

明確な基準と数値で評価できないものは、人の好き嫌いの影響が大きいです。

自分自身でも、自分の気質の好き嫌いがあるので、嫌いな気質を「短所」としちゃうことがあります。

そうして正当に自分を評価できないこともあるので、自分では、短所と思っていたことが、他人から見たら、〝個性〟や〝魅力〟と受け取られることもあるんです。

ぼくも短所と思っていた気質が、見方を変えて武器に変わったこともあります。

まずは自分の気質を理解し、それを短所として直すのではなく、活かせる方法を探すことをオススメします！

気質は良い悪いじゃなく、活かすかどうかです！

あなたの気質に合った生き方や幸せは、きっと見つかります！

「悪口をいわない」
「人を裏切らない」
誰より〝しないこと〟も
素敵な長所なんだ！

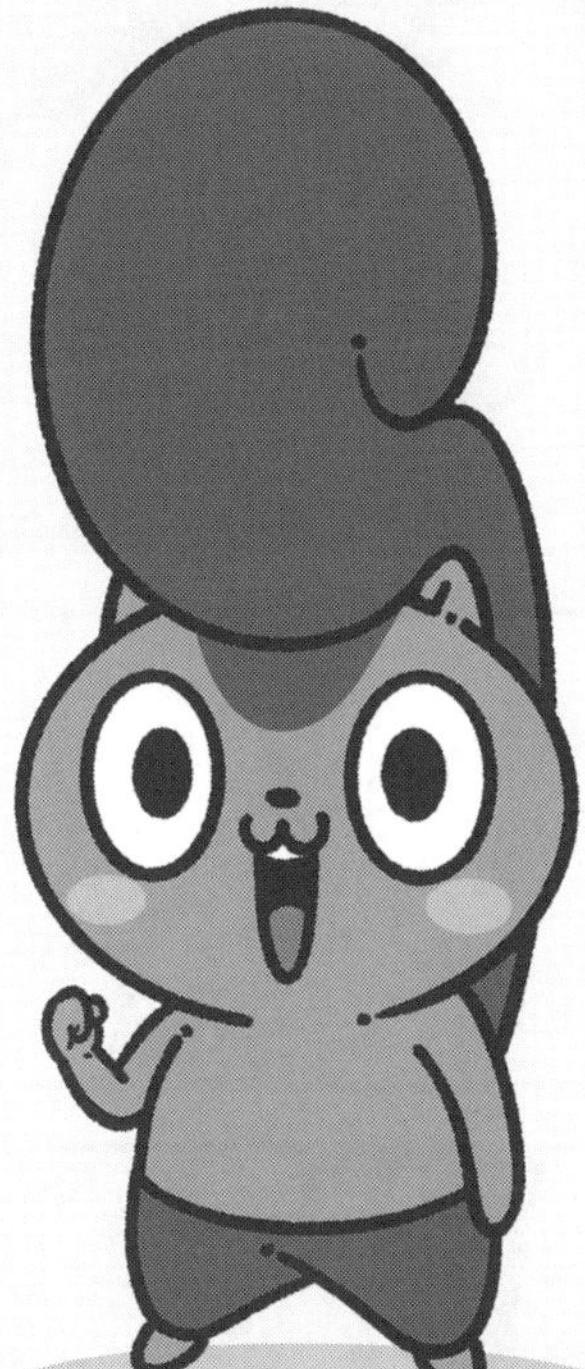

自信をつけたい

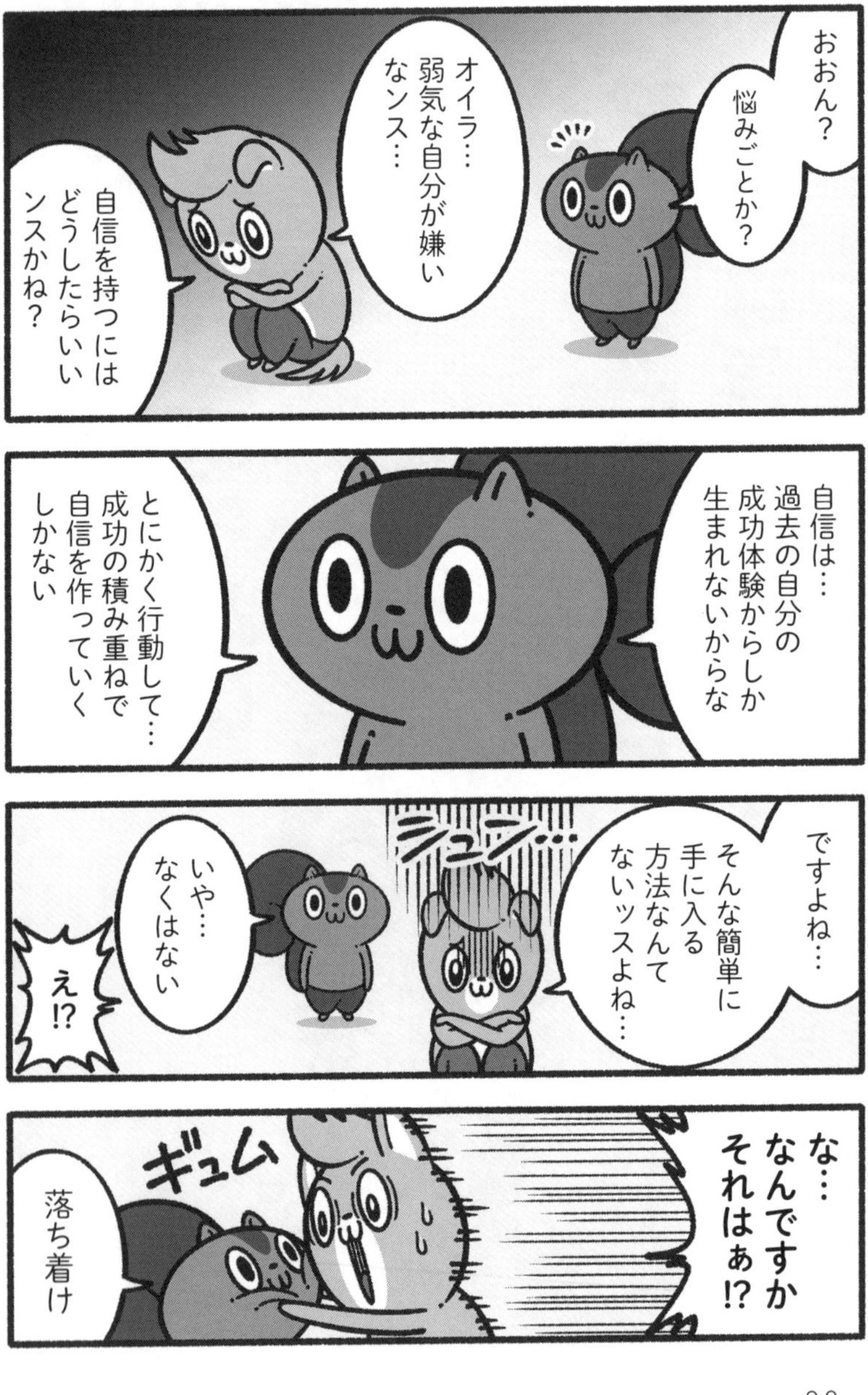
おおん？
悩みごとか？
オイラ…
弱気な自分が嫌いなンス…
自信を持つにはどうしたらいいンスかね？
自信は…
過去の自分の成功体験からしか生まれないからな
とにかく行動して…
成功の積み重ねで自信を作っていくしかない
ですよね…
そんな簡単に手に入る方法なんてないッスよね…
シュン…
いや…
なくはない
え!?
な…
なんですかそれはぁ!?
ギュム
落ち着け

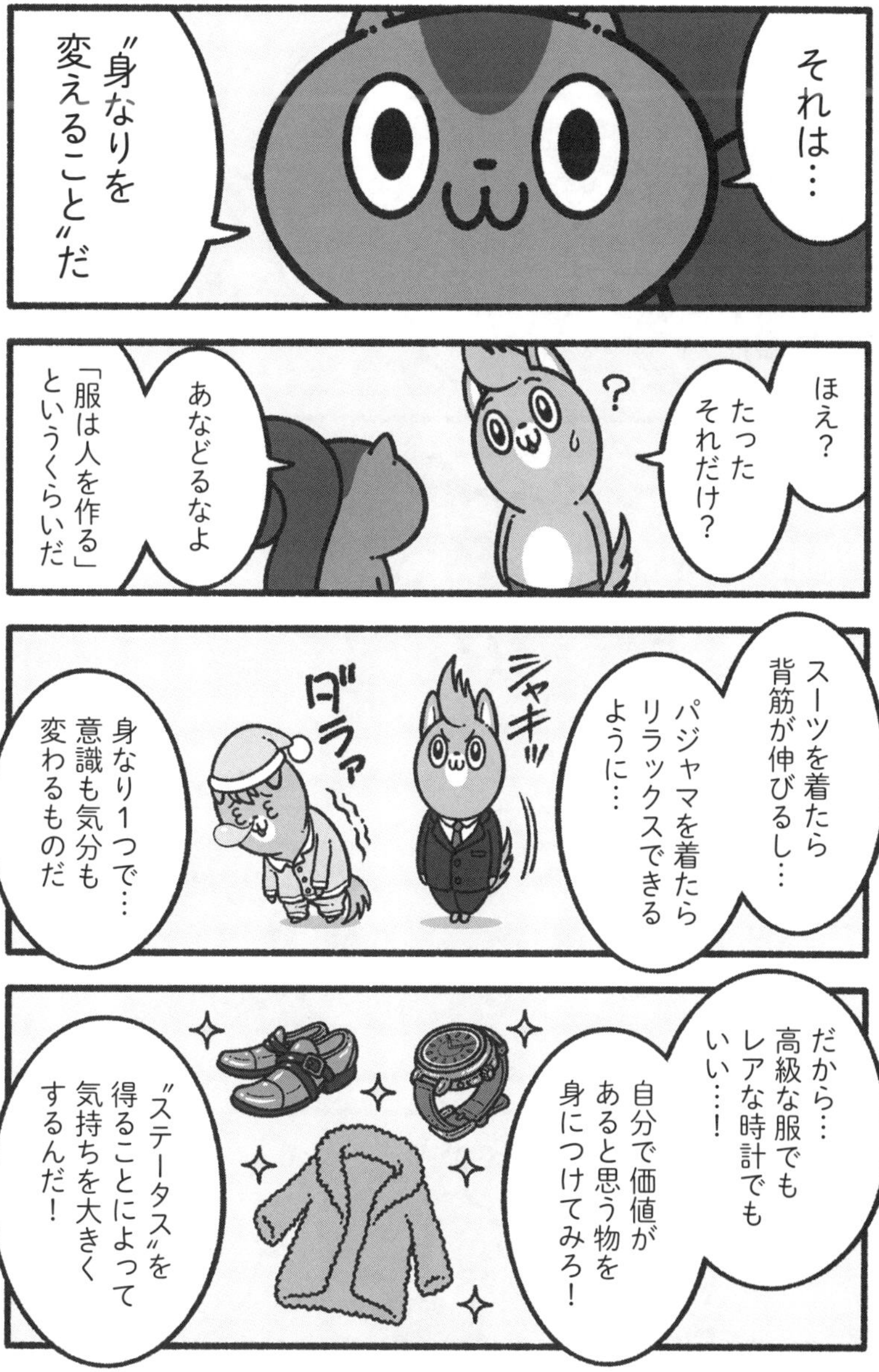
それは…
〃身なりを変えること〃だ
ほえ?
たった
それだけ?
あなどるなよ
「服は人を作る」
というくらいだ
スーツを着たら
背筋が伸びるし…
パジャマを着たら
リラックスできる
ように…
シャキッ
ダラァ
身なり1つで…
意識も気分も
変わるものだ
だから…
高級な服でも
レアな時計でも
いい…!
自分で価値が
あると思う物を
身につけてみろ!
〃ステータス〃を
得ることによって
気持ちを大きく
するんだ!

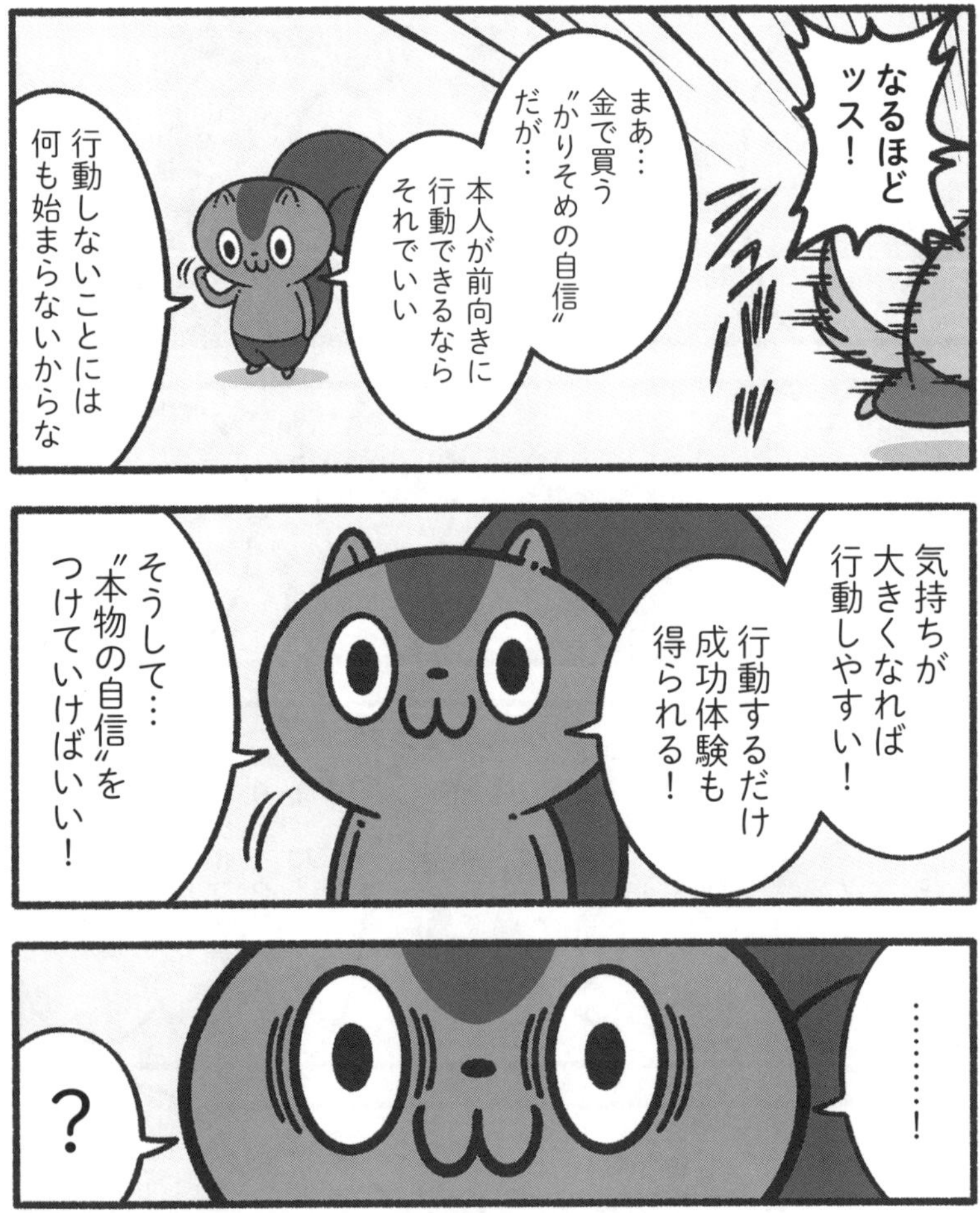
なるほどッス！
まあ…金で買う〝かりそめの自信〟だが…
本人が前向きに行動できるならそれでいい
行動しないことには何も始まらないからな
気持ちが大きくなれば行動しやすい！
行動するだけ成功体験も得られる！
そうして…〝本物の自信〟をつけていけばいい！
………！
？
おおん？シャテのヤツどこいった？
キョロ
キョロ
キョロ
ヘイアニキィ！

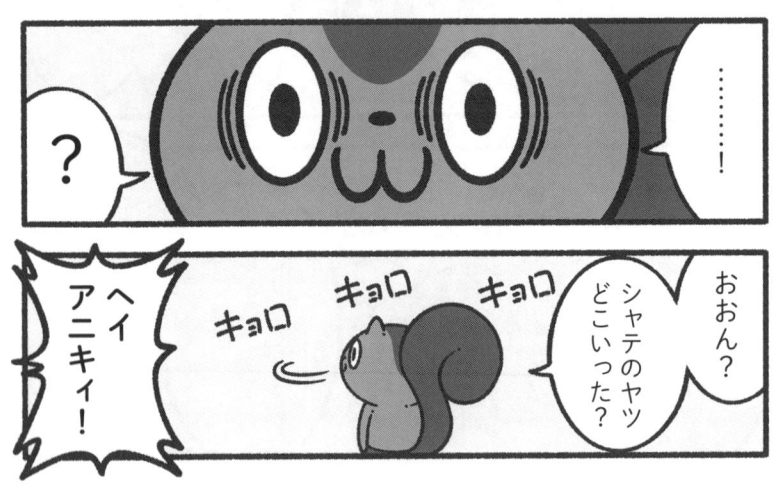

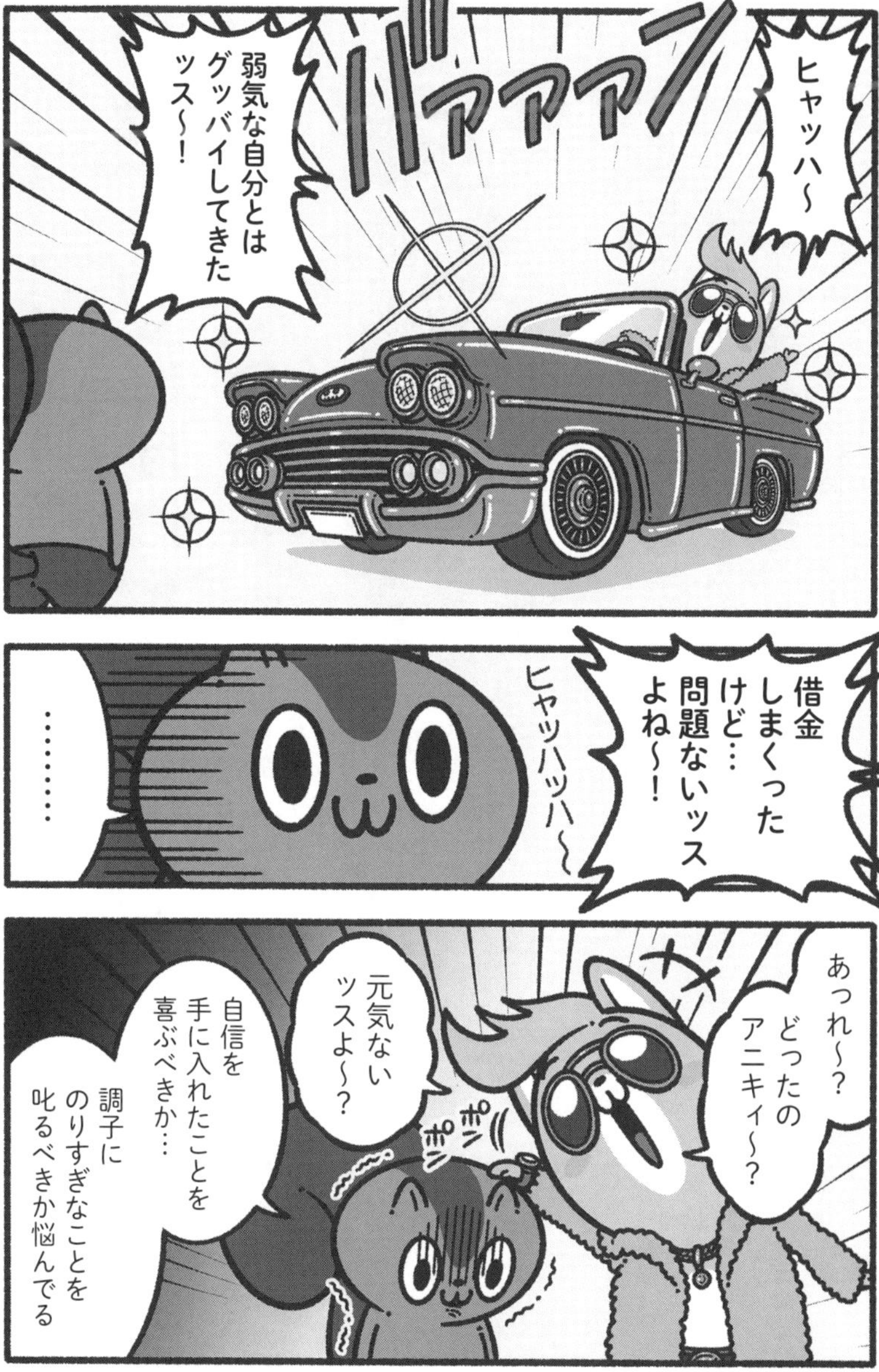
ヒャッハ～
バァァァン
弱気な自分とはグッバイしてきたッス～！
借金しまくったけど…問題ないッスよね～！
ヒャッハハッハ～
………
あっれ～？どったのアニキィ～？
元気ないッスよ～？
ポン
自信を手に入れたことを喜ぶべきか…
調子にのりすぎなことを叱るべきか悩んでる

03 すぐに自信をつけたい……。

❶〝身なり〟を変えて〝意識〟を変える！
❷自信がない原因を探る！
❸自分を大事に扱い、〝自己肯定感〟を上げる！

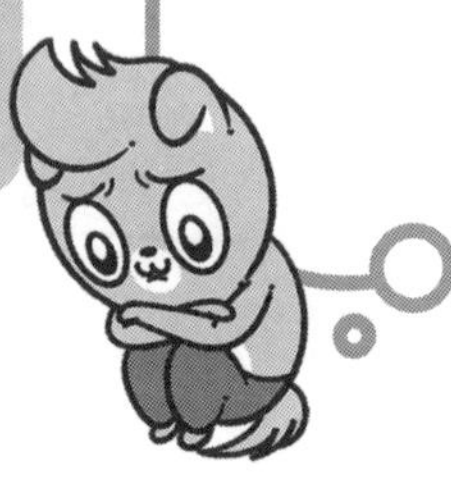

自信は成功体験の積み重ねが必要なので、簡単に手に入るような裏技はないです。
でも、「〝身なり〟を変えて〝意識〟を変えることはできる」と考えています。
子どもの頃のぼくは背が低かったので、そのコンプレックスから自信がありませんでした。自信のなさから結果も出せずに、さらに自信がなくなっていきました。

そんなある日、お下がりでもらったイカツイ印象の服を着た時に、その服のイメージから、強気になれたことがありました。

その経験で「身なりで意識も変わる」と気づいてからは、強気な身なりに変えることで、結果を出せるようになっていきました。

これは、「身なりを変えて、勉強やスポーツができるようになった」のではなく、「身なりを変えて強気になれたことで、肝心な時に力を発揮できるようになった」のです。

トップクラスの成績が取れたり、何度も表彰されたり、学級委員などのまとめ役をやったりするほど、自信がついてきたんです。

自信がないからこそ本番に弱く、肝心な時に結果を出せないことが自信のなさに繋がる悪循環だったのが、身なりを変えてその逆のことが起きたという感じですね。

要するに、〝マインドの変化〟です。

これは、漫画やアニメのコスプレをすると、そのキャラになりきれるような意識の変化に近いのかもしれませんね。

ぼくも強そうなコスプレをしたことで、強くなれた気がしたのかもしれません。身なりを変えると前向きになり、人とのコミュニケーションもしやすくなります。行動が変わって結果が出るようになり、それがまた自信につながります。

ぼくの場合、自信がない原因だったコンプレックスと今回の方法は相性が良かったために、〝思い込み〟の効果が高かったのかもしれません。

そのことから、「自信がない原因を探ること」も大切だと気づきました。ぼくのようにコンプレックスが原因になっていることが多いので、そこを解消できたら、きっと自信を手に入れられます。

また、身なりの変化で、〝自己肯定感〟を上げることもできると思います。

たとえば、好きな人や大事なお客さんをもてなす時に、買ってきたケーキをそのまま出すよりも、オシャレな器や高級感のあるフォークで出したくなりませんか？

この相手を大事にする意識で、自分で良いものを身につけたり、普段使う物もグレードアップして、自分はそれを使うに相応しい人間だと教えてあげるんです。

自己肯定感は、「無条件に自分を受け入れて愛すること」です。

自分を雑に扱い続けると、その意識と行動によって受け入れることが難しくなっていくので、自分を大事に扱ってあげてください。


「変わる」というのは怖いし、面倒に感じるけど、それは最初だけです。

自転車と同じで、動き出しは不安定でペダルも重いけど、走り出したらスイスイ前に進めて、多少の障害物も乗り越えていけます。

その最初の一歩が重要で、手っ取り早い方法が、「身なりを変えること」になります。

新しい服を買ったら、それを着て外を出歩きたくなるように、身なり1つで前向きになって、行動的になることがあります。

行動しない限り現状を打破することはできないので、行動するための第一歩として、身なりを変えることが効果的なんです。

そうして行動し続けることで成功体験を積み重ねて、いずれは本物の自信を手に入れてほしいと思っています。

ぼくも変われたので大丈夫！　あなたも変われます！

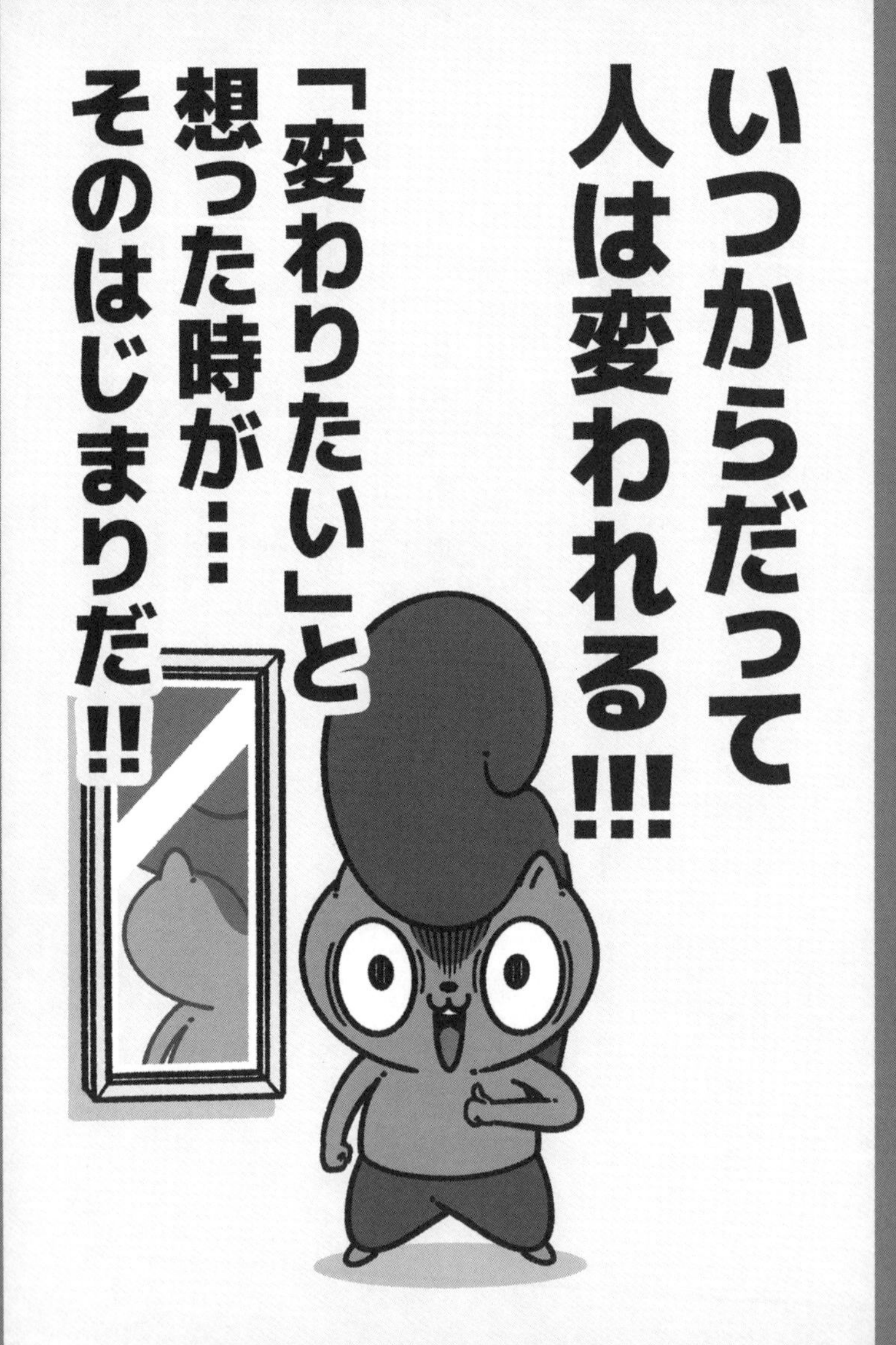
いつからだって
人は変われる!!!
「変わりたい」と
想った時が…
そのはじまりだ!!

［ないものねだりしてしまう］

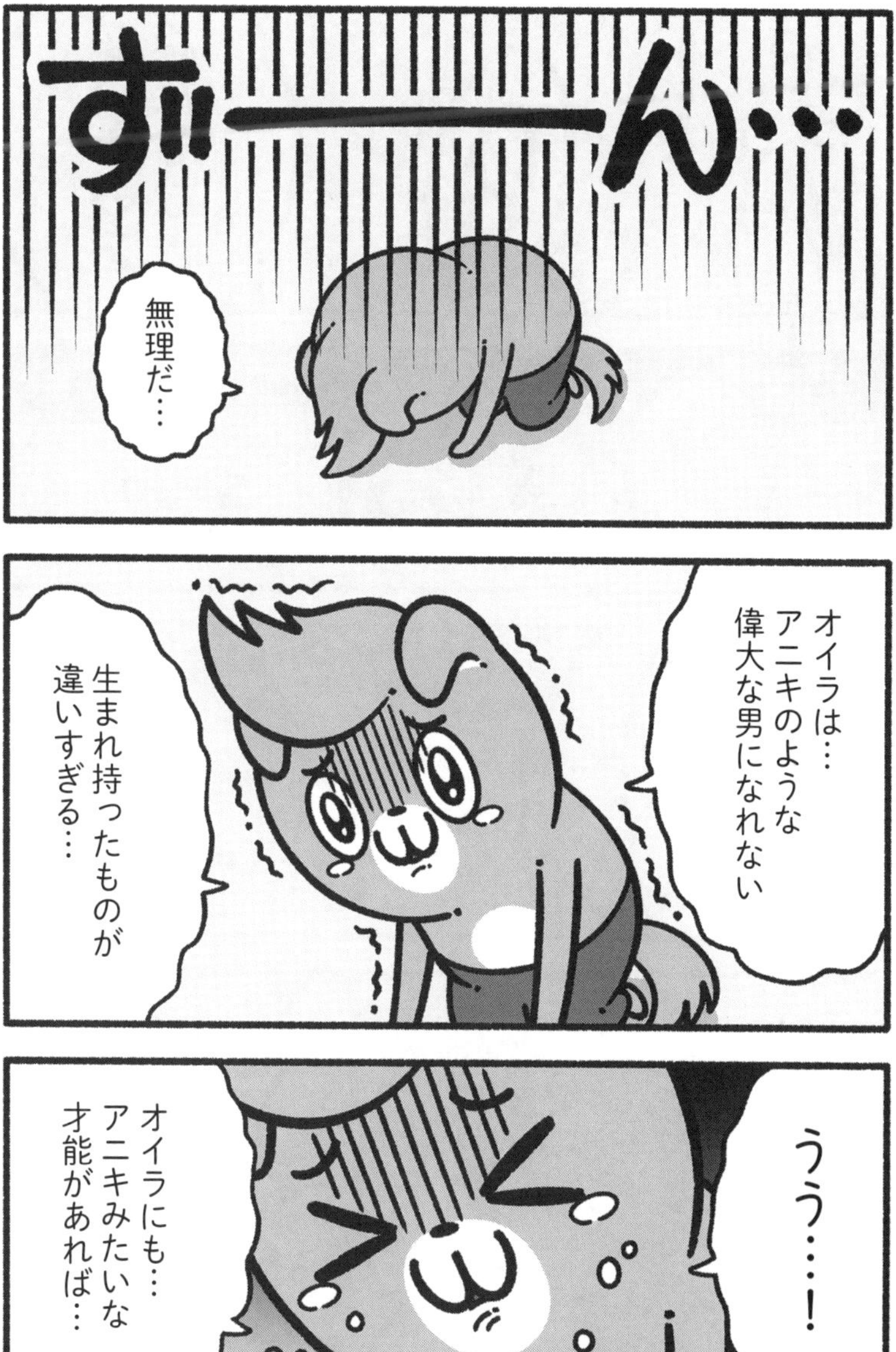
ず――ん…
無理だ…
オイラは…アニキのような偉大な男になれない
生まれ持ったものが違いすぎる…
うう…！
オイラにも…アニキみたいな才能があれば…

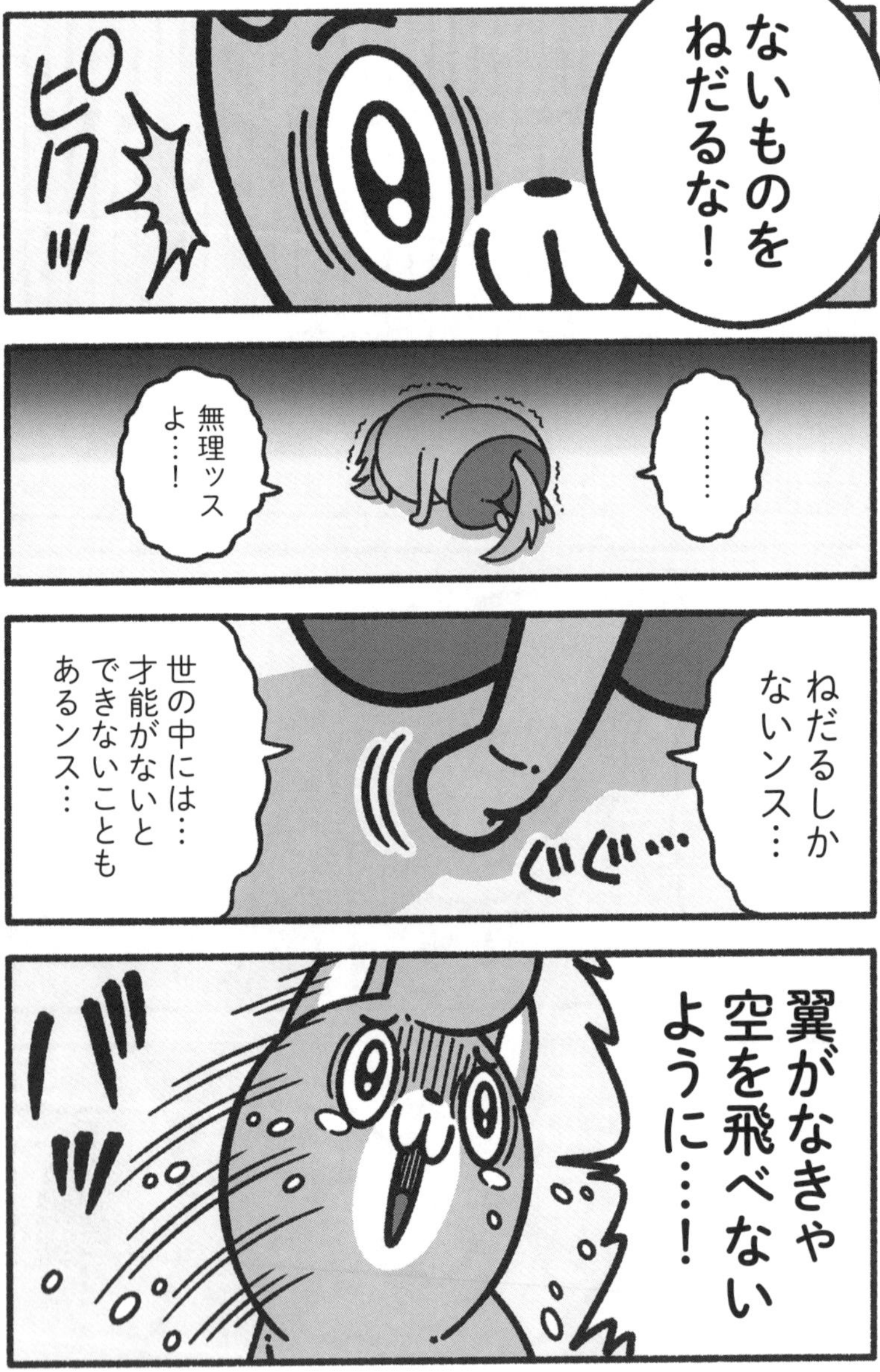
ないものをねだるな！
ピクッ
………
無理ッスよ…！
ねだるしかないンス…
ぐぐ…
世の中には…才能がないとできないこともあるンス…
翼がなきゃ空を飛べないように…！
バッ

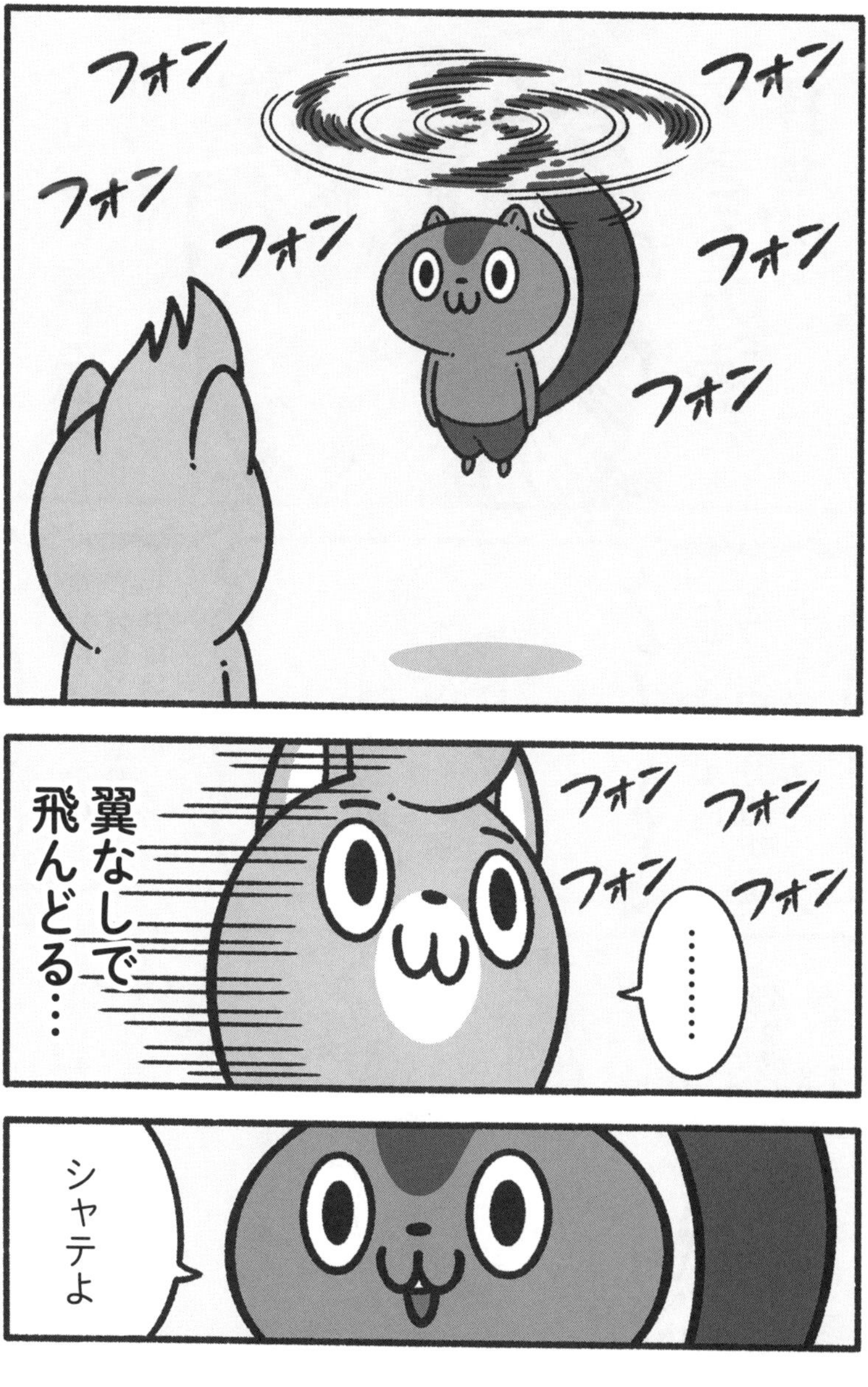
フォン
フォン
フォン
フォン
フォン
フォン
フォン
フォン
フォン
フォン
翼なしで飛んどる…
……
シャテよ

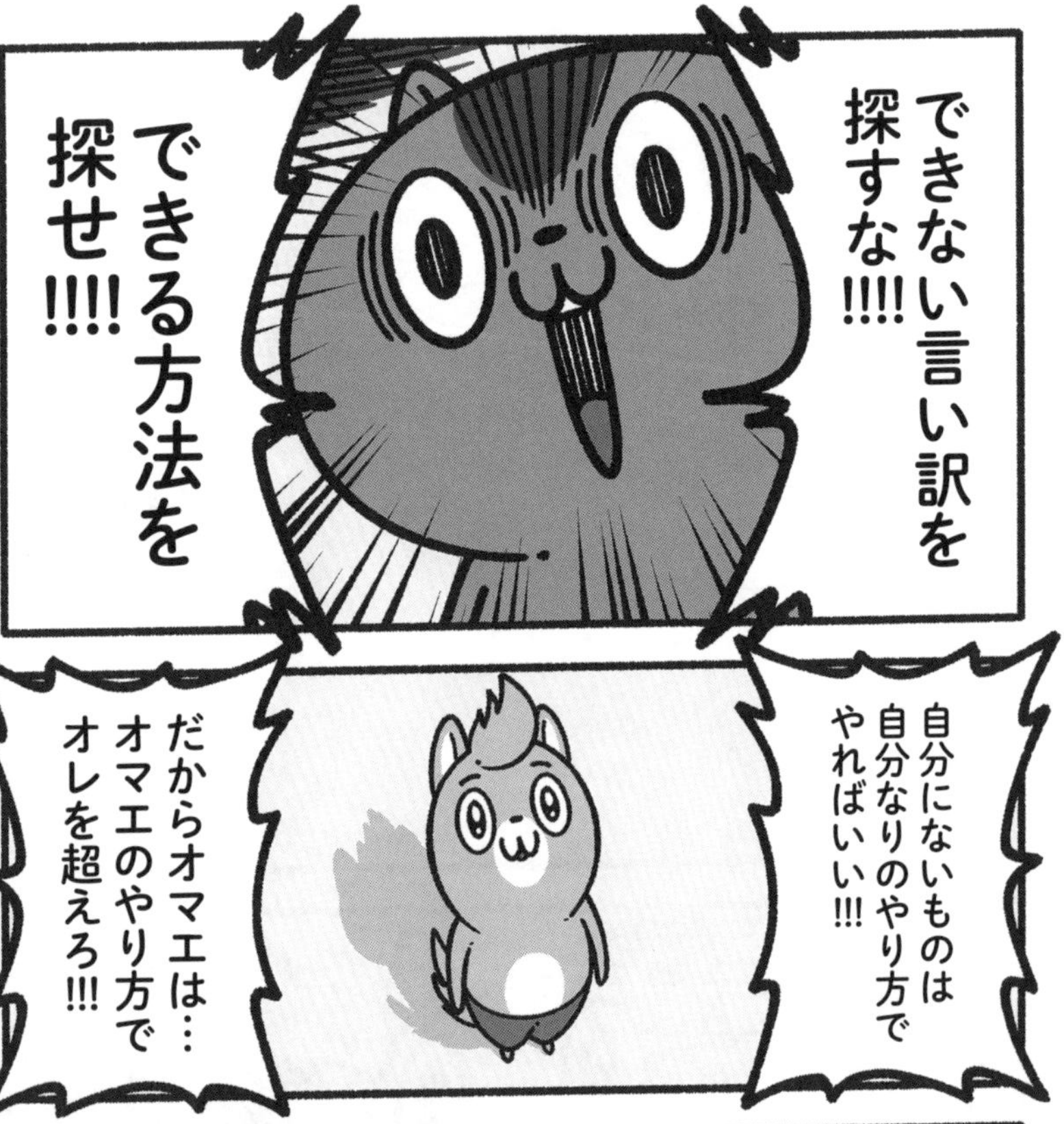
できない言い訳を探すな!!!!
できる方法を探せ!!!!
自分にないものは自分なりのやり方でやればいい!!!
だからオマエは…オマエのやり方でオレを超えろ!!!
アアアアアアニキィ〜!!
遠くに飛びすぎてせっかくのお言葉が全然聞こえないッス〜

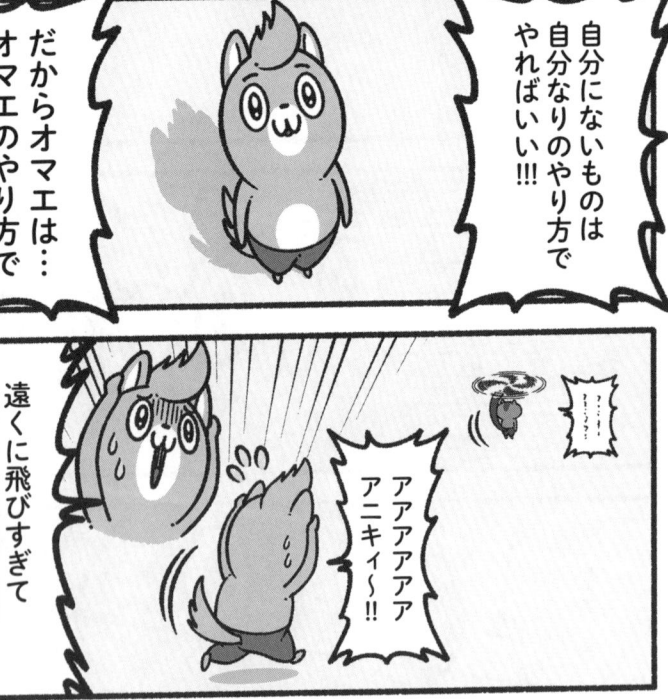

04 他人がうらやましくて、ないものねだりしちゃう……。

❶ないものではなく、あるものに目を向ける！
❷〝無形資産〟にこそ価値がある！
❸人それぞれに、大切な〝価値あるもの〟がある！

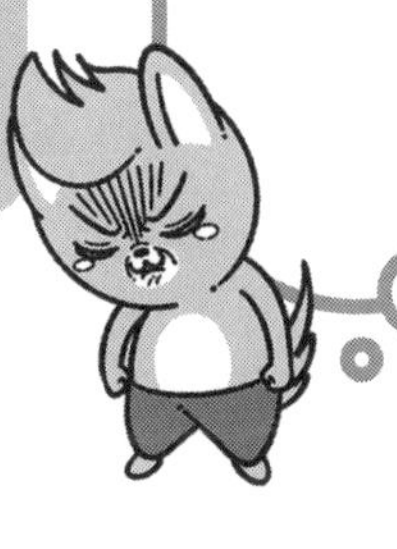

うまくいかない時って、誰かに嫉妬したり、あれこれ望んだりしちゃいますね。
自分にないものに目を向けて落ち込むこともあります。
そんな時は、「ないものではなく、あるものに目を向ける」と意識してみてください。
自分にないものを求めてがんばれるので、行動力に繋がる良い面もあります。

でもそれだと、手に入れてもまた新しい別のものを求め続けてしまい、常に何かを欲している状態になって、いつまで経っても心から満たされることはありません。

それもあって、「あるもの」に目を向けるのが重要なんです。


自分にあるものに目を向けてみると、「けっこう恵まれている」と感じます。

ぶっちゃけぼくは、現代の日本に健康で生まれた時点で、超幸運だと感じてます。

インフラは整っているし、命を脅かす脅威も身近にないし、食べ物は美味しいし、エンタメもあふれているしで、恵まれた環境で生活できていると感じています。


しかし、それが当たり前になると、その幸せに気づかなくなっちゃうんですよね。

人生がうまくいかない時に、他に目を向けてうらやましくなったりもする。

ないものねだりしちゃうし、早く結果を出したくて焦ってしまう。


こうなると、余計にうまくいかない負の連鎖に陥るので、意識的に「あるもの」に目を向けるようにしています。

「あるもの」というのは、お金や家や車などの有形資産ではなく、今までに培ってきた知識や技術、経験や実績、信用や繋がりなどの〝無形資産〟です。

ぼくでいえば、生み出した作品やキャラクターも無形資産にあたり、これはクリエイターにとって命のように大切なものです。

それと何より、応援してくださるファンもまた、かけがえのない存在であります。

こうして書き出しただけでも、大きな資産を持っていることに気づきました。

持っていても、それに気づけないと「自分には何もない」と不安や焦燥感に駆られちゃうので、定期的に思い出すようにしているってお話です。

こうした無形資産は、誰しも必ず持っているハズです。

それらは、お金や家や車などの有形資産よりも価値があることだったりするし、人それぞれに価値の大きさも違います。

ぼくにとっての大切なものも、誰かにとっては無価値に感じることがあるし、誰かにとっての大切なものでも、ぼくは価値を感じないこともありますから。

人それぞれに、大切な〝価値あるもの〟があるんです。

それに気づくかどうかで、幸福度も変わってきます。


なので、「あの人は持っていて、自分にはない」となげく前に、今自分が何を持っているかを確認してみることをオススメします。

誰かにとってのうらやましいものを、あなたもきっと持っています。

決して、「自分には何もない」となげいて人生を諦めることはしないでください。

何もないことはないです。〝未来〟があります。

どんなにお金持ちでも買えないのが〝時間〟です。

そんなとてつもなく貴重な資産を持っているじゃないですか。

焦る必要はないので、今から望むものを手に入れればいいんです。


隣の芝が青く見えるように、他人をうらやましく思ってもいいんです。

他人の良いところを見つけられるってことは、〝向上心〟がある証拠です！

その〝向上心〟もまた、あなたにとって大切な〝価値あるもの〟なんです！

〝強く見られたい者〟は…
自分より弱い者を探す!!

〝強くなりたい者〟は…
自分より強い者を探す!!

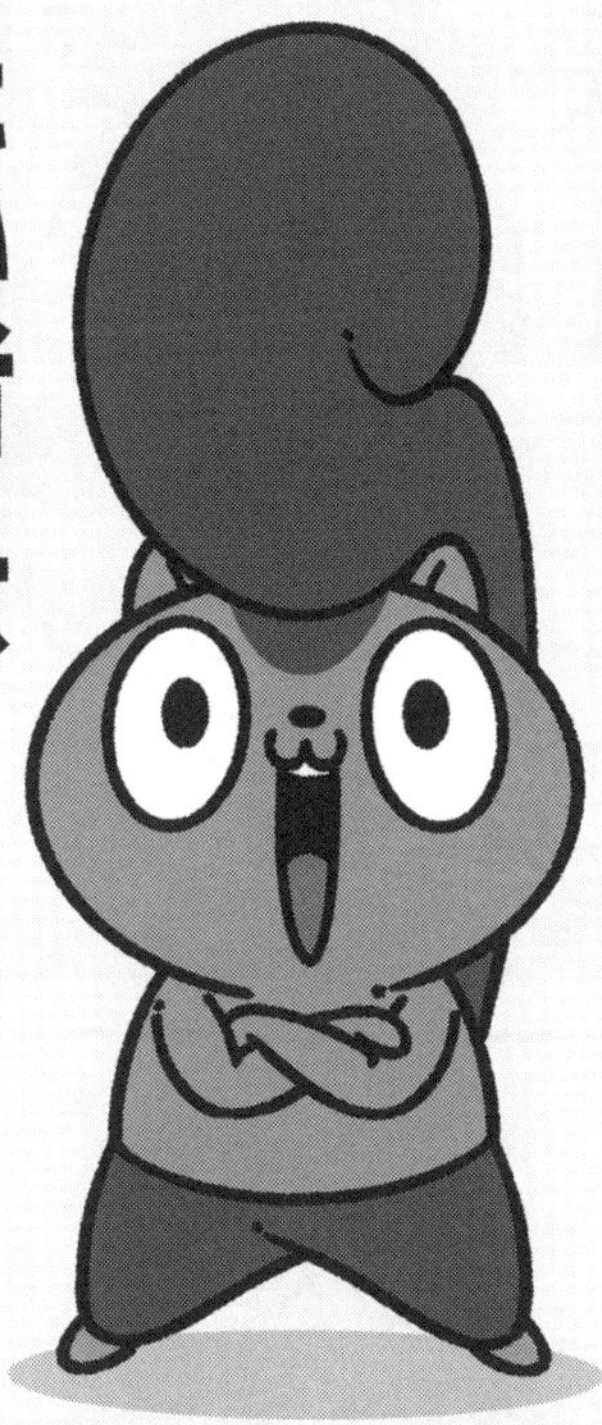

[メンタルを強くしたい]

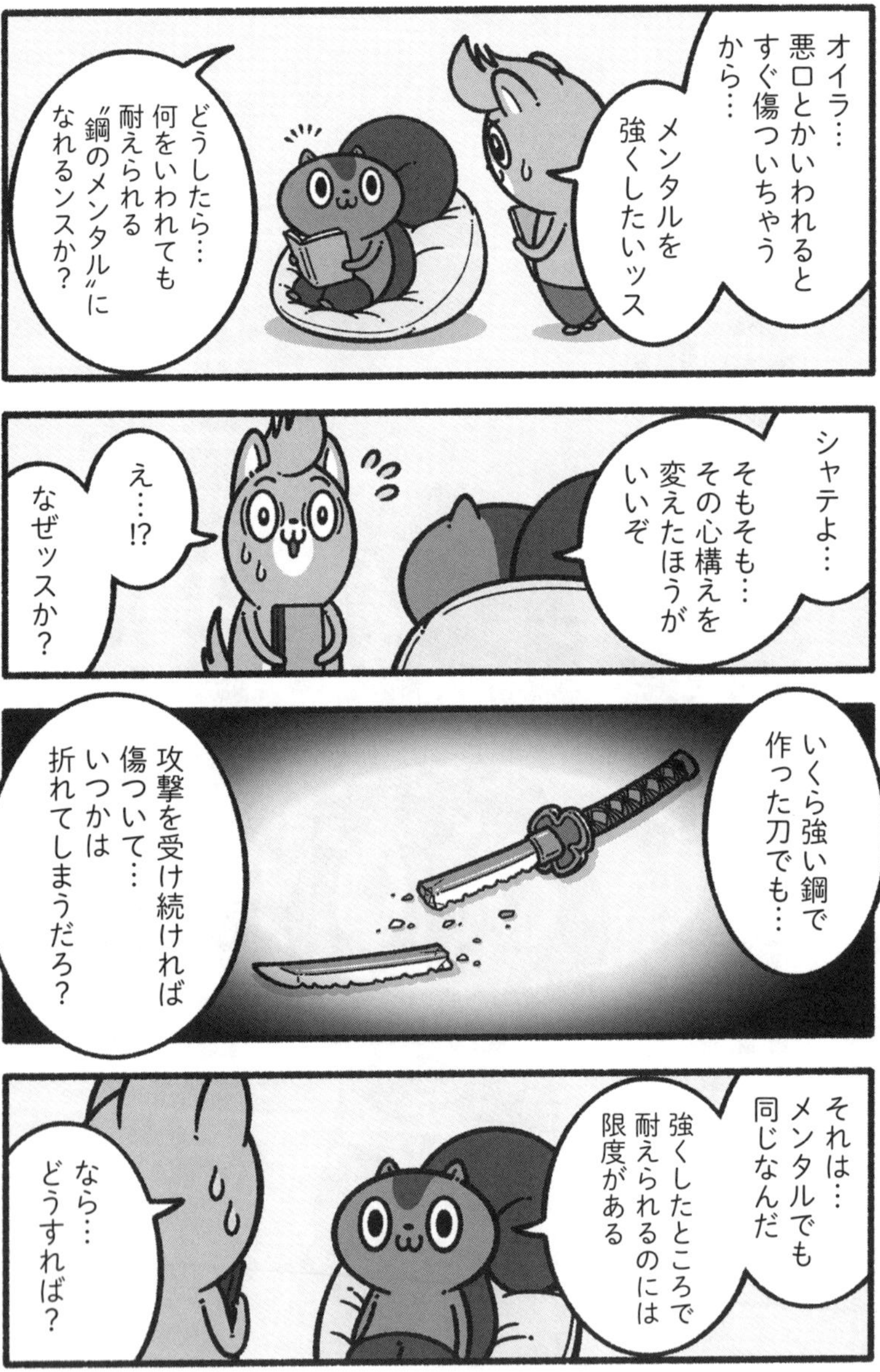
オイラ…悪口とかいわれるとすぐ傷ついちゃうから…
メンタルを強くしたいッス
どうしたら…何をいわれても耐えられる〝鋼のメンタル〟になれるンスか？
シャテよ…
そもそも…その心構えを変えたほうがいいぞ
え…!?
なぜッスか？
いくら強い鋼で作った刀でも…
攻撃を受け続ければ傷ついて…いつかは折れてしまうだろ？
それは…メンタルでも同じなんだ
強くしたところで耐えられるのには限度がある
なら…どうすれば？

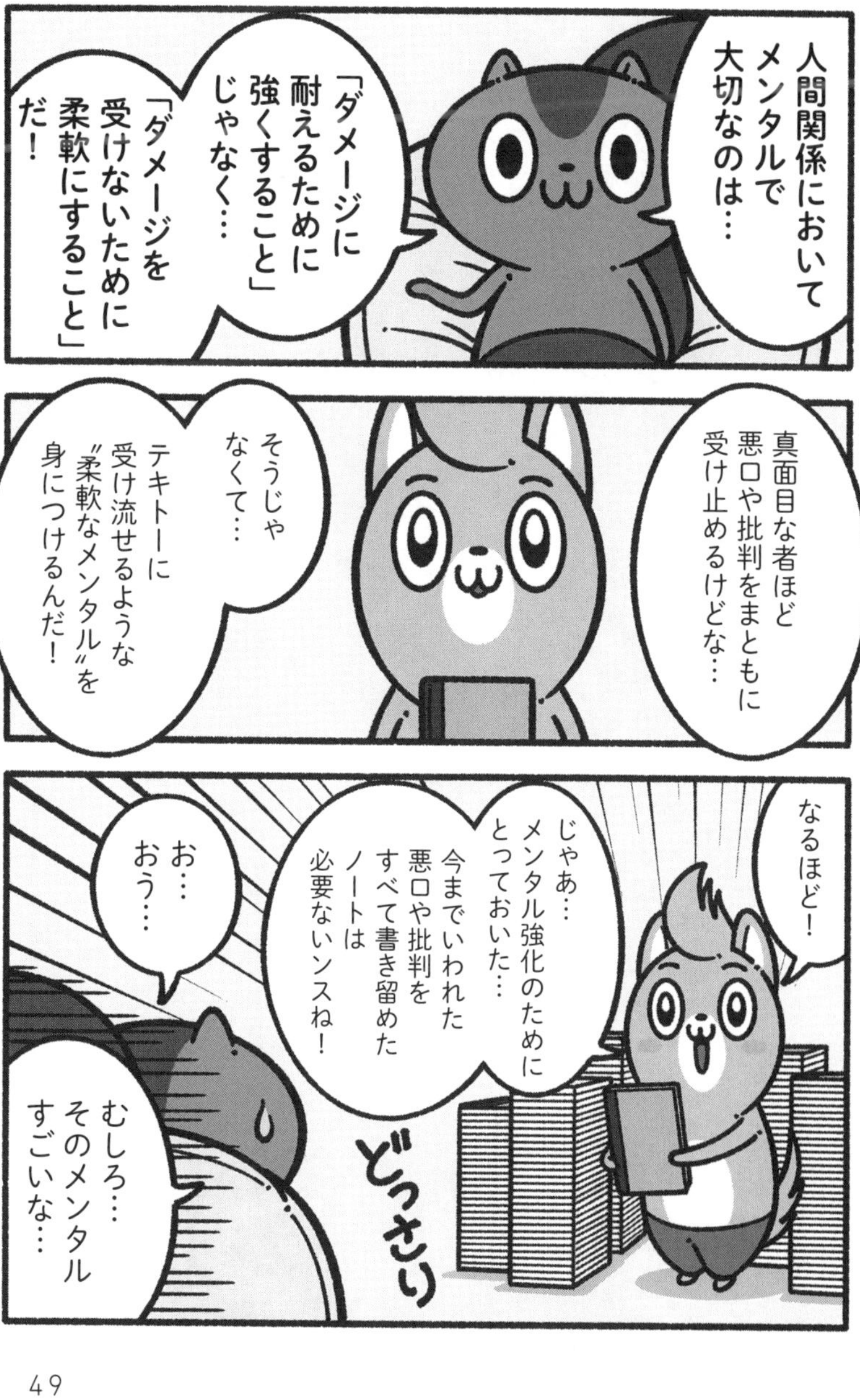
人間関係においてメンタルで大切なのは…

「ダメージに耐えるために強くすること」じゃなく…「ダメージを受けないために柔軟にすること」だ！

真面目な者ほど悪口や批判をまともに受け止めるけどな…

そうじゃなくて…テキトーに受け流せるような〝柔軟なメンタル〟を身につけるんだ！

なるほど！

じゃあ…メンタル強化のためにとっておいた…今までいわれた悪口や批判をすべて書き留めたノートは必要ないンスね！

お…おう…

どっさり
むしろ…そのメンタルすごいな…

05 もっとメンタルを強くしたい……。

❶ 強くするのではなく、〃スキル〃を身につける！
❷ 弱ってしまった原因をなんとかする！

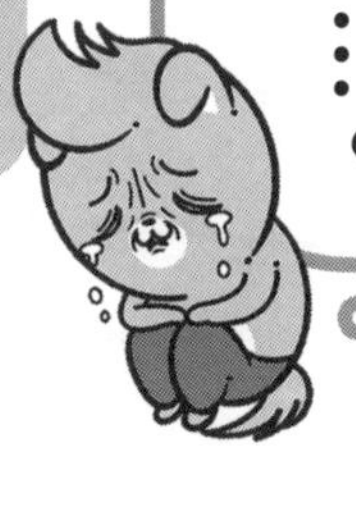

「メンタルを強くしたい」と思った時に、どんな攻撃を受けても傷つかない〃鋼〃のようなメンタルをイメージしていませんか？　昔のぼくは、そうでした。

でも、いくら鋼のメンタルでも、傷つかないことはないので限界がきます。

少しの傷でも、それが数千もの数になれば、かなりのダメージが蓄積するし、何かのキッカケでポッキリ折れちゃうこともあります。

折れたメンタルを元に戻すことは難しく、さらに折れやすくなるかもしれません。

だから、「メンタルを強くする」のではなく、〝水〟のように「どんな攻撃も受け流し、状況に応じて形を変える」という心構えをオススメします。

悪口をいわれても耐えるような防御力を高めるのではなく、それを受け入れないような、〝スルースキル〟を身につけるイメージですね。

そう考えると、メンタルが強い人は、どんな攻撃も耐えられる〝防御力の高いメンタル〟ではなく、どんな攻撃も避けられる〝回避力の高いメンタル〟かもしれません。

それが結果的に、「強い」ととらえられるのだと思います。

いきなりメンタルが変わることはないので、まずはイメージや心構えを変えることからはじめてみてください。

ぼくは、そうして考え方やスキルを身につけて、受け流せるようになりました。

それでもメンタルの波はあるので、そんな時は真正面から立ち向かわずに、乗りこなすイメージがいいです。波を抑え込むのは難しいし、無理して立ち向かうとおぼれるので、波に身を任せるように、今できることをすればオッケーです。

それと、「メンタルを強くする」ってのは、予防みたいなものです。

今まさにメンタルが弱っている場合は、メンタルを強くするのではなく、メンタルが弱ってしまった原因をなんとかする必要があります。

人間関係のトラブルがあるからイラつくし、お金の悩みがあるから不安になります。

人間関係やお金の問題がない場合、メンタルも自然に安定します。

今の状況や環境に左右されるので、問題が起きてからメンタルを強くするよりも、メンタルを弱らせている問題自体を解決するほうが手っ取り早いです。

「メンタルを強くする」ってのは、時間もかかるしうまくいくかわからないので、それなら身を置く環境を改善するほうが効果的ということです。

身も蓋もないけど、人生を充実させれば、メンタルも安定します。


とはいえ、充実した人生でも心の病になる場合もあります。

心の病は、心が弱いからなるのではありません。

メンタルを壊しやすい人は、優しすぎたり、気をつかいすぎたり、真面目すぎたりするけど、これらはすべて長所でもあります。

その特徴を持つあなたが悪いのではなく、そんなあなたを都合よく利用する環境や人間が悪いんです。だから、心の病になったとしても、自分を責めないでください。

それは、状況や環境が悪かったり、生きづらい世の中に原因があったりするので。

社会を変えることは難しいので、自分の考え方を変えて心を守ってください。


そして、「自分は弱い」と思い込む必要もないですからね。

「ネガティブ思考だから弱い」「落ち込むから弱い」とはなりません。

ぼくの考える「強さ」とは、「何度でも立ち上がること」です。

負けても落ち込んでもいい、そこから立ち上がって前を向くことが強さなんです。


人生がうまくいかないなんて当たり前です。誰だって、〝人生の初心者〟なんだから。

しかも、ゲームと違って予備ライフもないし、リセットもできない、困難だらけのハードモードなのが人生です。

だから、悩んだり迷ったり間違えてもいいんです！

前を向いて生きているだけで、あなたは立派です！

ストレスに耐える
〝強い心〟より…
ストレスを抱えないよう
受け流したり軽減する
〝スキル〟が大切だ!!

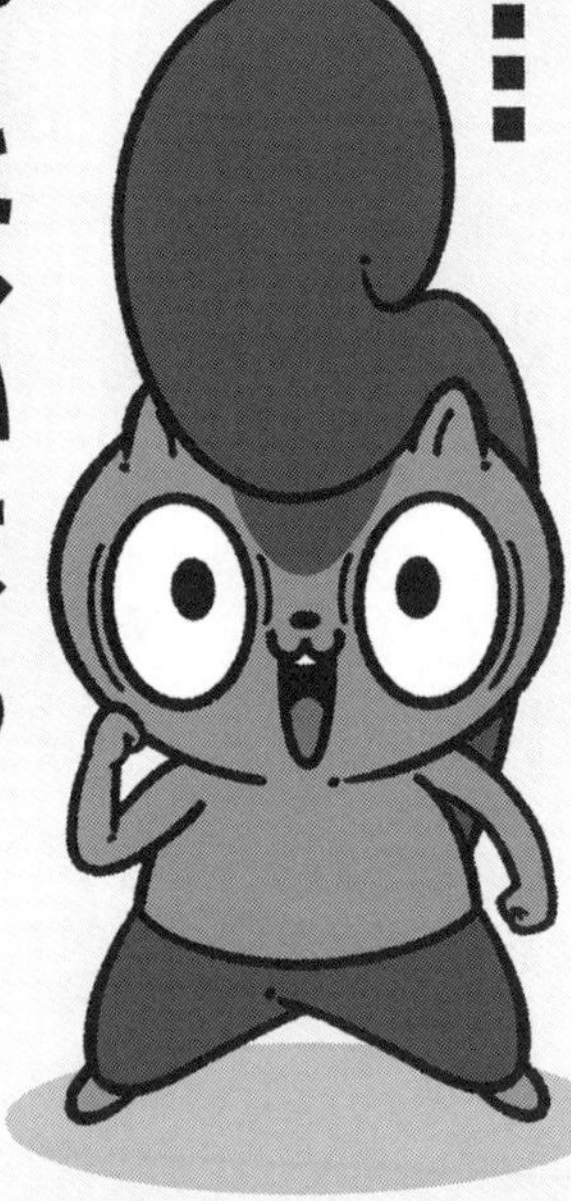

第2章

人間関係に悩む人へ

人間関係のストレスをなくしたい

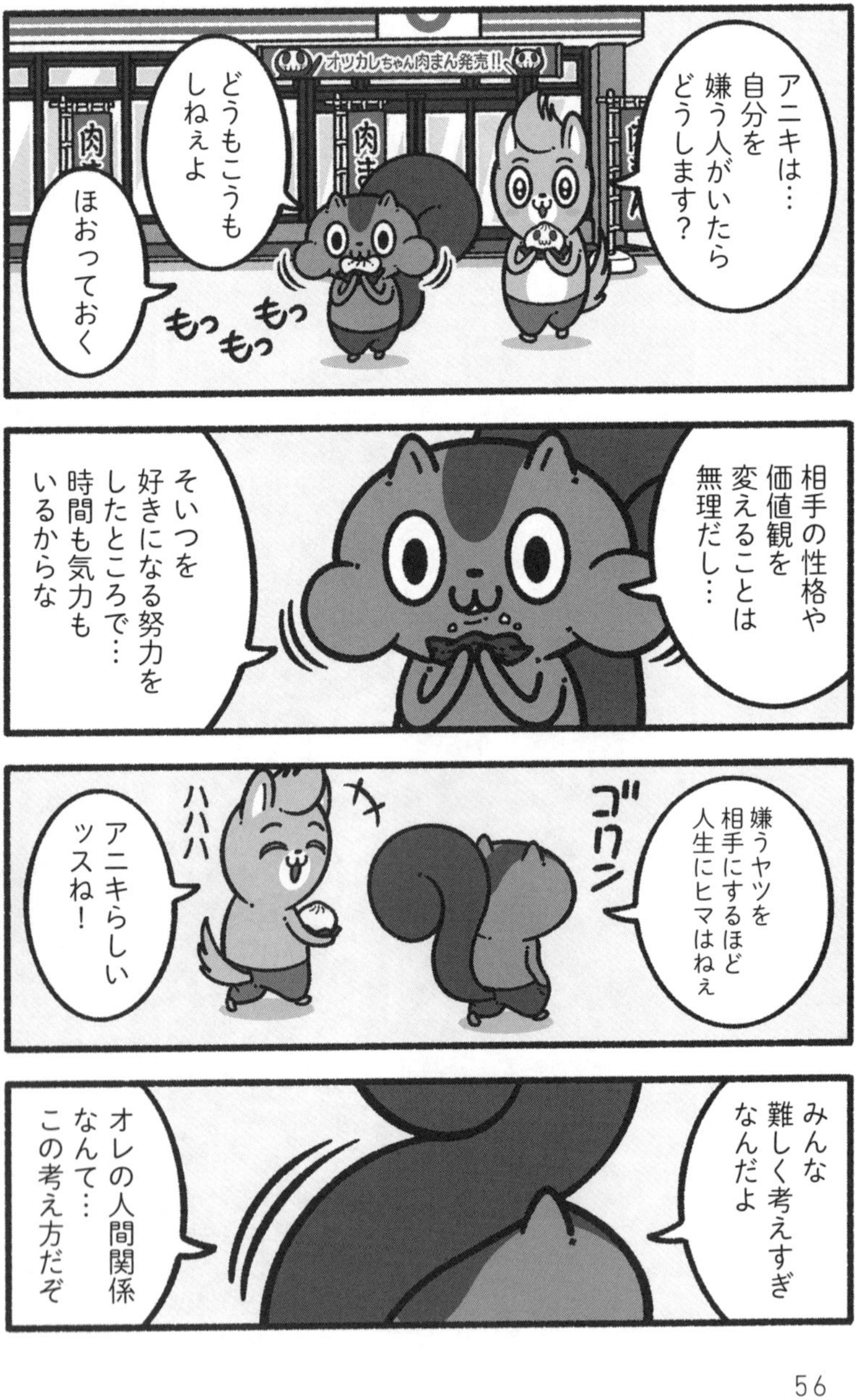
オツカレちゃん肉まん発売!!
アニキは…自分を嫌う人がいたらどうします？
どうもこうもしねぇよ
ほおっておく
もっもっもっ
相手の性格や価値観を変えることは無理だし…
そいつを好きになる努力をしたところで…時間も気力もいるからな
嫌うヤツを相手にするほど人生にヒマはねぇ
ゴワン
アニキらしいッスね！
ハハハ
みんな難しく考えすぎなんだよ
オレの人間関係なんて…この考え方だぞ

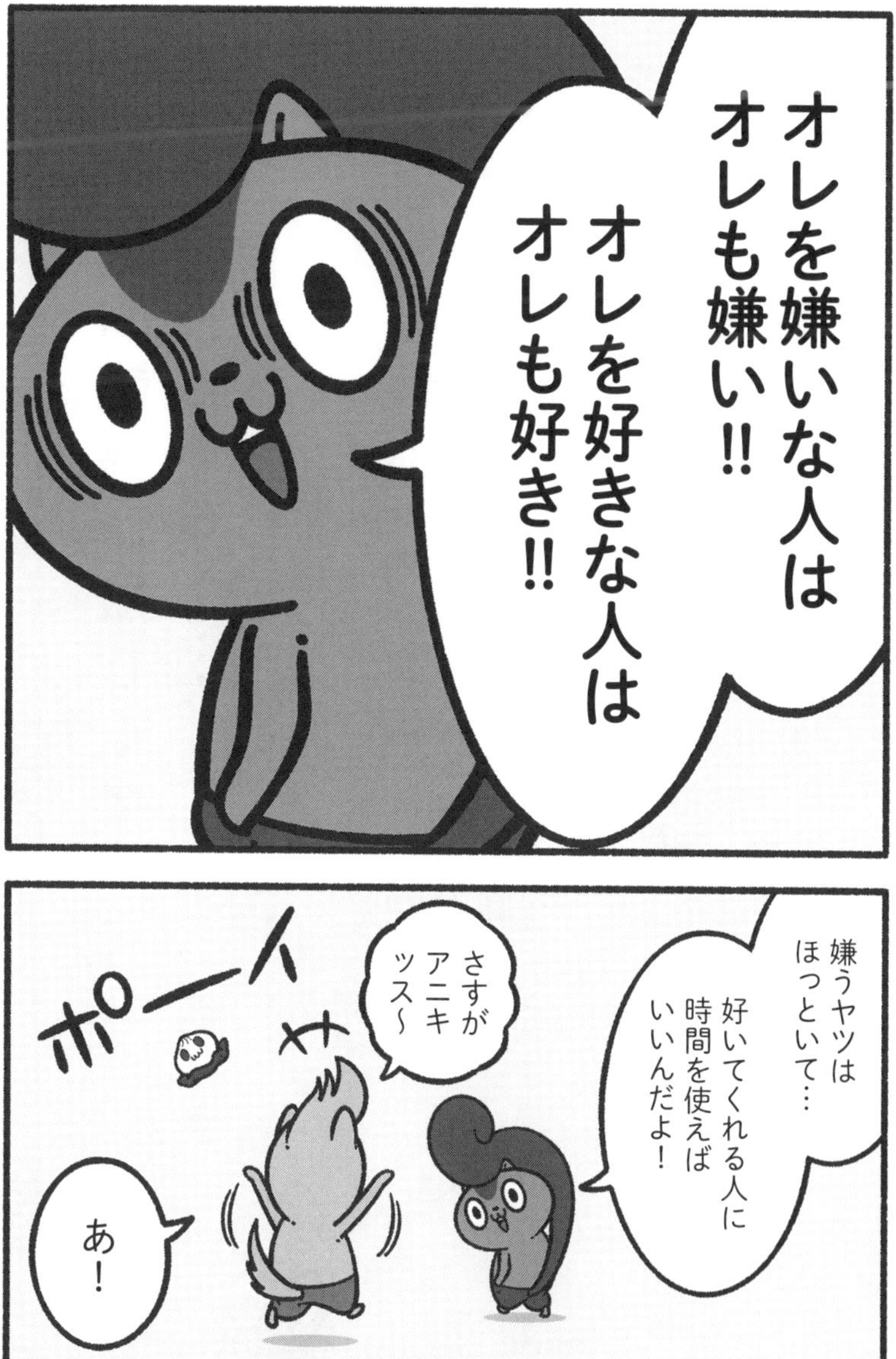
オレを嫌いな人は
オレも嫌い!!
オレを好きな人は
オレも好きき!!
嫌うヤツはほっといて…
好いてくれる人に時間を使えばいいんだよ!
さすがアニキッス～
ポーイ
あ!

01 人間関係が難しくて疲れちゃう……。

❶「来るもの拒まず、去るもの追わず」でいい！
❷「目の前にいる人を大切にするスタンス」で接する！
❸パートナーは、〝失うものが少ない人〟を選ぶのもアリ！

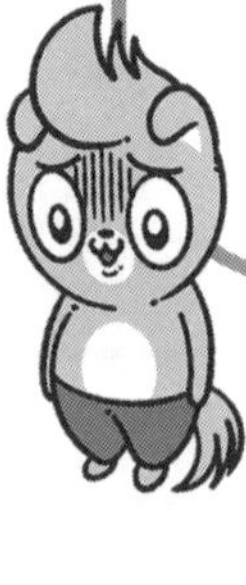

人間関係は、「来るもの拒まず、去るもの追わず」がストレスを抱えません。
「来るもの拒まず」は、誰かから興味を持たれるのを待つとか、好かれるまで何もしないワケでなく、積極的に自分から興味を持ち、相手の良いところを探します。
でも、「相手から興味を持たれてない」とわかると、興味を失うことがあります。

さらに、「雑に扱われた」と感じた瞬間に、関係を切ったりもします。

「関係を切る」といっても、「二度とかかわらない」って宣言しないし、興味がない人は自然に関係がフェードアウトしていくので、そのまま放置する感じですね。

これが「去るもの追わず」で、無理に関係を継続させないってことです。

我慢して自分を偽ったり、媚びたり下手に出てまで好かれようとせず、多くのコストをかけてまで関係を継続させなくていいんです。

自分を犠牲にしてまでかかわる人間関係はないし、余計なストレスや悩みを抱えてかかわっても良好な関係は築けないし、どのみち長続きもしないので。

それと、人間関係は心境や状況や環境によって変わります。

どんなに仲の良かった友だちでも、就職や結婚で環境が変わって疎遠になることもあるし、相性が悪いと思っていた相手と、何かをキッカケに仲良くなることもある。

それくらい簡単に人間関係は変わるので、相手に合わせて自分を偽るのではなく、今の自分を好いてくれる人とかかわりをもつスタンスでいいかなと思っています。

そうすると、依存も執着もしないので、人間関係のストレスがほぼないです。

「友だちを作らなきゃ」と強く意識したり、友だちと友だちじゃない人をハッキリ分ける必要もありません。便宜上「友だち」って言葉を使うことはあるけど、友だちは、明確な基準も資格もないですからね。

「友だち」と決めつけると、その相手に〝友だちだからこその言動〟を求めて期待するし、期待通りにならなかった時にストレスになるからです。

それよりも、「目の前にいる人を大切にするスタンス」で接することが大切です。それで結果的に、「仲良くなってた」みたいな関係になればいいかなと。

仲の良い友だちは、遊んだ回数とか会話する頻度の多さじゃなく、「久々に会っても、昨日の続きみたいに会話ができる関係」だったりしませんか？

あと、人間関係の1つに恋愛もありますね。

恋愛のパートナーは、「〝得るものが多い人〟より、〝失うものが少ない人〟を選ぶ」って考えも大切だと思っています。

恋愛に何を求めるかで変わってくるけど、良好な関係を長く続けるには、自尊心や気力などの自分の失うものが少ない相手を選ぶのもアリかなと。

もし、「根は良い人だから……」と自分に言い聞かせている場合は、その時点で無理をしているので、その関係は一度見直したほうがいいと思います。

不満のない完璧な人はいないし、価値観がすべて一致する人もいないです。

だからこそ、お互いの違いを受け入れて許し合い、価値観を尊重し合える関係がいいのかなと思います。

恋愛は、お互いを高め合って成長できるもので、それには〝失うものが少ない人〟も重要な要素ってことです。

「この人といる自分が好き」と思える相手だと素敵ですね。

人間関係はオーディションじゃないので、自分を犠牲にしたり、不要に気をつかってまで選ばれようとしなくていいってことです。

自分の人生なので、どんな時でも「自分が選ぶ側にもなれる」ってことを覚えておいてください。

嫌う人はほっといて、好いてくれる人を大切にしましょう！

「自分の一番の親友は自分」でもあるので、自分も大切にしてくださいね！

どんなにがんばっても
理解し合えない人はいる！

嫌われても…
「自分に原因がある」と
責めなくていい!!

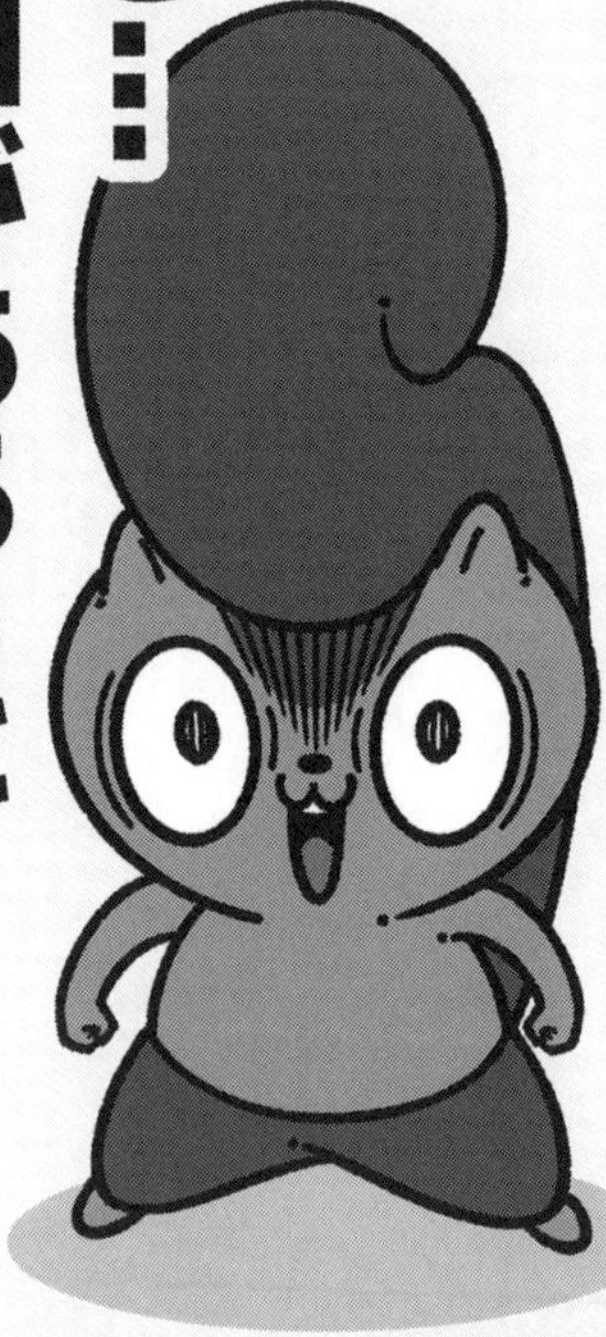

みんなに好かれたい

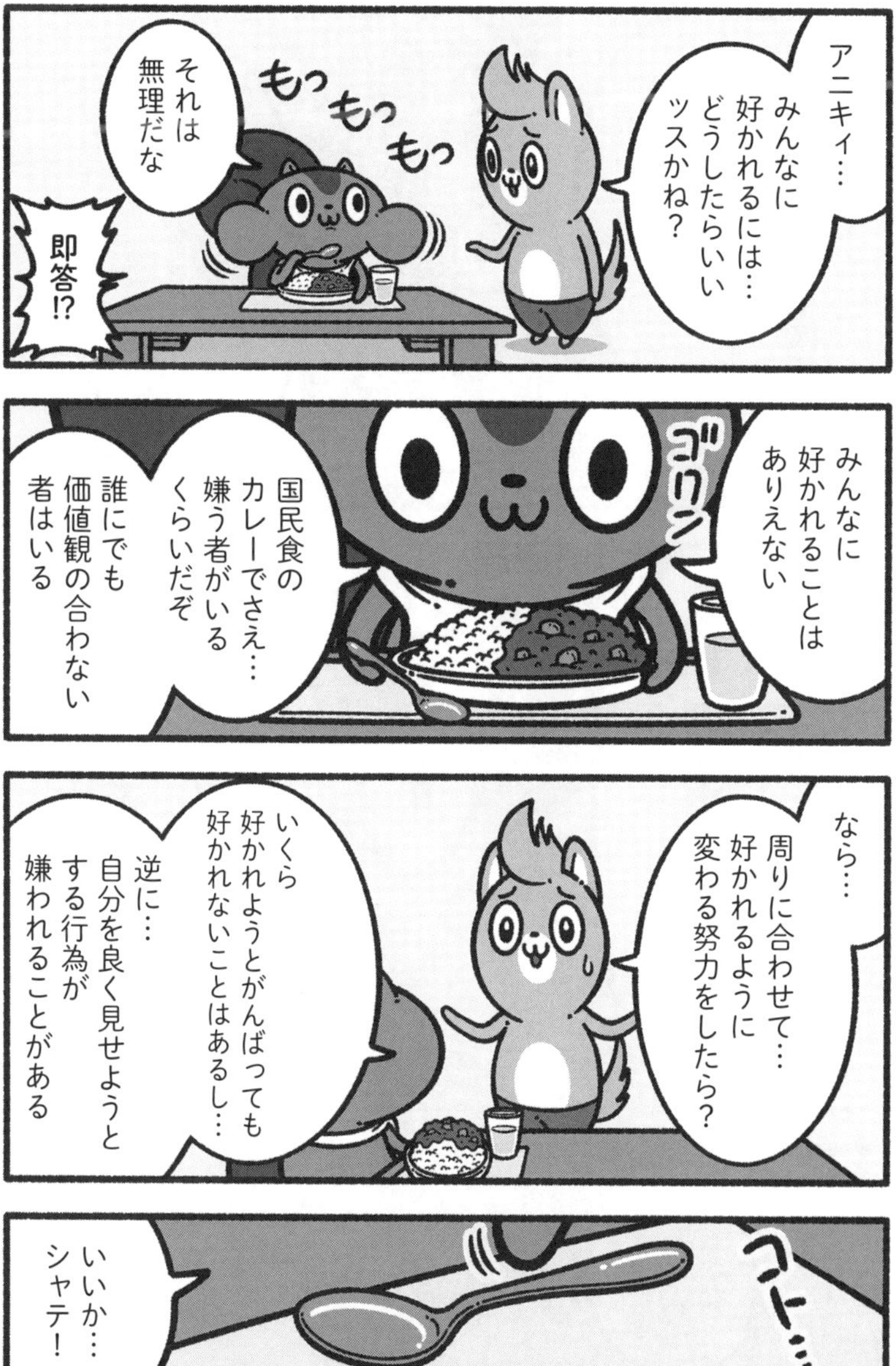
アニキィ…みんなに好かれるには…どうしたらいいッスかね？
もっ もっ もっ
それは無理だな
即答!?
みんなに好かれることはありえない
ゴクン
国民食のカレーでさえ…嫌う者がいるくらいだぞ
誰にでも価値観の合わない者はいる
なら…周りに合わせて…好かれるように変わる努力をしたら？
いくら好かれようとがんばっても好かれないことはあるし…
逆に…自分を良く見せようとする行為が嫌われることがある
コトッ…
いいか…シャテ！

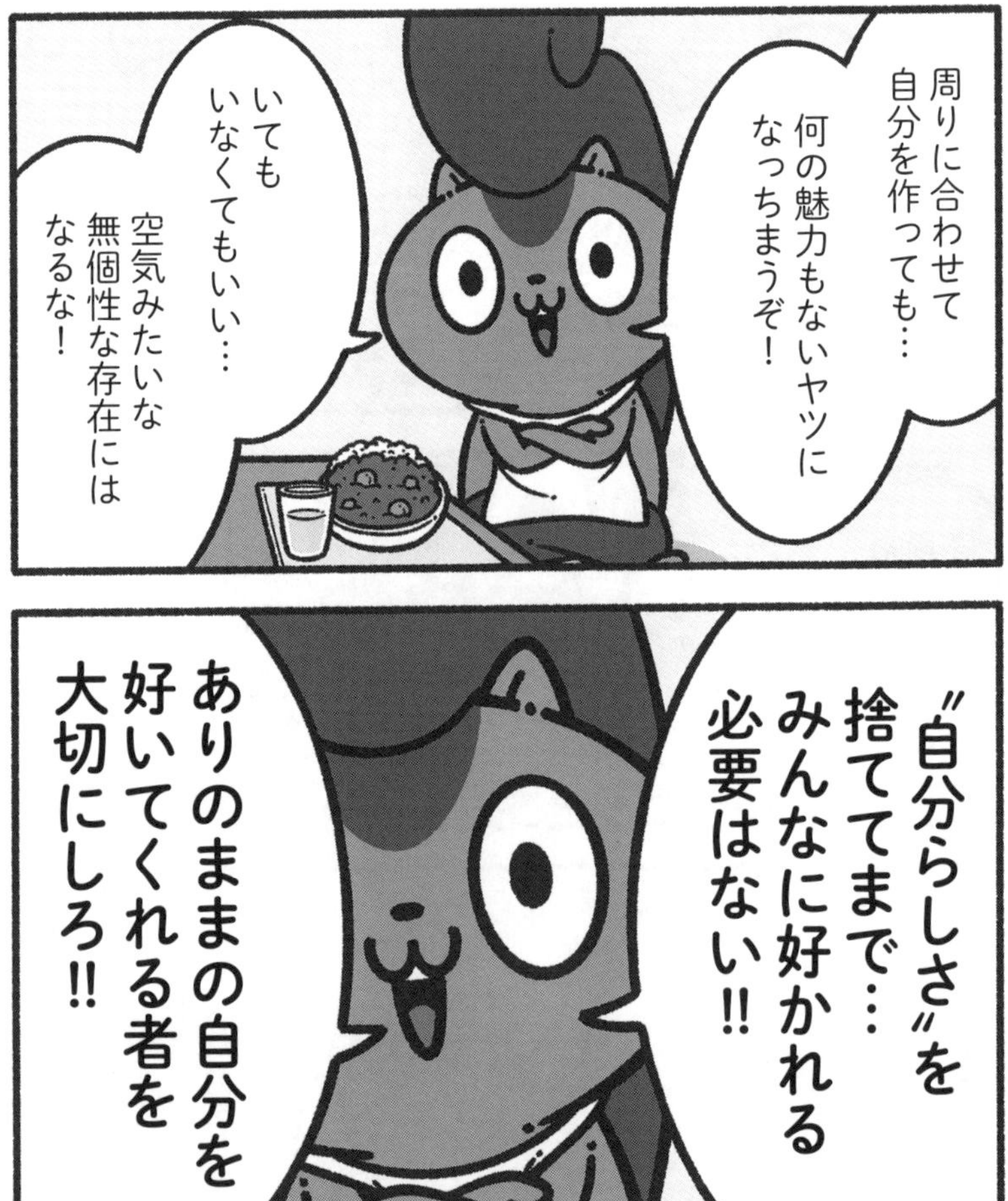
周りに合わせて自分を作っても…
何の魅力もないヤツになっちまうぞ！
いてもいなくてもいい…
空気みたいな無個性な存在にはなるな！
〝自分らしさ〟を捨ててまで…みんなに好かれる必要はない!!
ありのままの自分を好いてくれる者を大切にしろ!!
でも…
オイラに…そんな人がいるかな…
たわけ!!

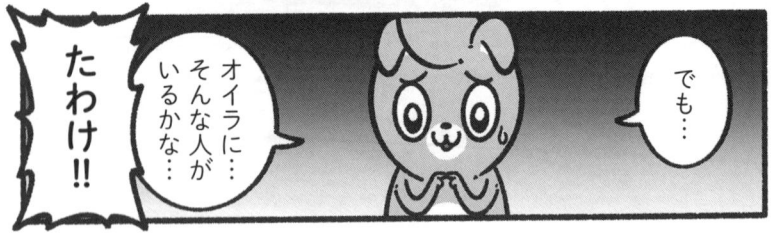

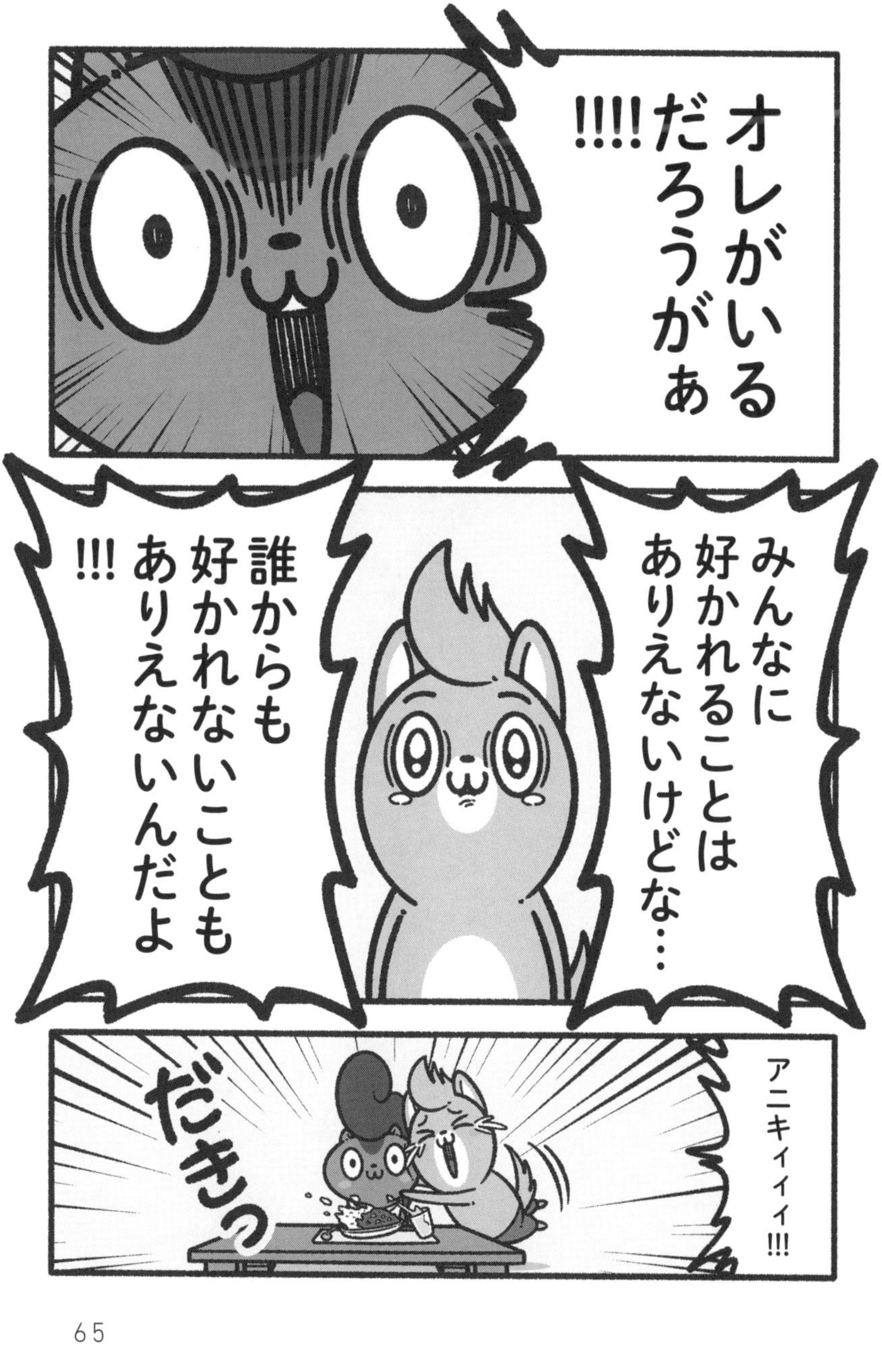
オレがいるだろうがぁ!!!!
みんなに好かれることはありえないけどな…
誰からも好かれないこともありえないんだよ!!!
アニキィィィ!!!
だきっ

02 みんなに好かれたいし、嫌われるのは嫌だ……。

❶「みんなに好かれることはありえない」と理解する！
❷好いてくれる人に時間を使う！

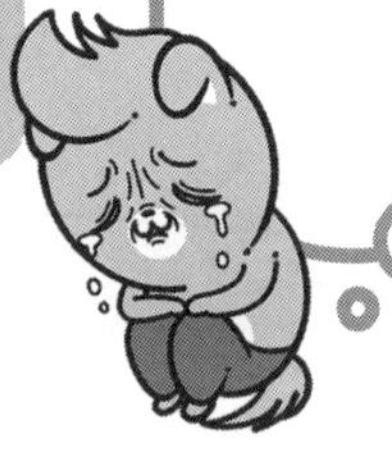

「みんなに好かれたい」「嫌われるのは嫌だ」と思う人は多いですよね。
できることなら、ぼくもそう思っています。
それでも、みんなに好かれることは不可能です。
熱心なファンが、突然応援をやめてしまうことも、好いてくれていた友人や恋人でも、時が経つにつれて疎遠になっていくこともあります。

尊敬も友情も愛情も、その時々で気持ちは変わるものです。

そう考えると、いかにみんなから好かれ続けることが難しいのかわかりますね。

でも、気持ちが変わるのなら、自分を嫌う人と話してみて、好きに変わることもあるかもしれません。実際に、嫌いから好きに変わることもあります。

しかし、絶対にそうなるとは限らないし、時間がかかる場合もあります。


「時間制限があるなら、みんなに好かれる必要はない」というのがぼくの考えです。

誰にでも、〝寿命〟という時間に限りがあります。

そうなると、世界中すべての人と交流して仲を深めることはできないし、嫌う人から好かれるのも待てません。

「限りがあるのなら、自分を好いてくれる人に時間を使おう」と思えると、人間関係の悩みは減ります。

その好いてくれる人も、その先離れていっちゃうかもしれないけど、その瞬間では好きでいてくれる気持ちを大切にしたいし、そうした体験が素敵な思い出になって、人生が豊かになっていきますからね。

今の学校教育では、「みんな仲良く」とか「話せばわかり合える」と教えられていると思います。それは素敵なことだし、ぼくもそうあれば最高だなと思ってもいます。

だけど、それを教える大人でさえできていないように、現実は難しいですよね。

その教えが〝縛り〟となって、人間関係がうまくいかない場合も多々あります。

「みんな仲良く」「話せばわかり合える」と信じ、「嫌いな人とも仲良くしなければ……」と無理をして、メンタルをすり減らしちゃう人もいますから。

だからこそ、「嫌いな人との距離の取り方」「価値観や考え方に絶対の正解はない」「わかり合えない人もいる」などの教えがあってもいいと思っています。

学校教育で教えるにはドライな考え方なので、難しいかもしれないけど、こうした考え方を学ぶことで、人間関係のストレスや悩みが減ればと願っています。

「人の悩みのほとんどは人間関係」というくらい、生きていくうえで切っても切れないのが人間関係だし、幸せを感じる要素もまた、人との繋がりです。

もし、孤独を感じていたら、これを覚えておいてください！

「誰からも好かれないこともありえない」ってことを！

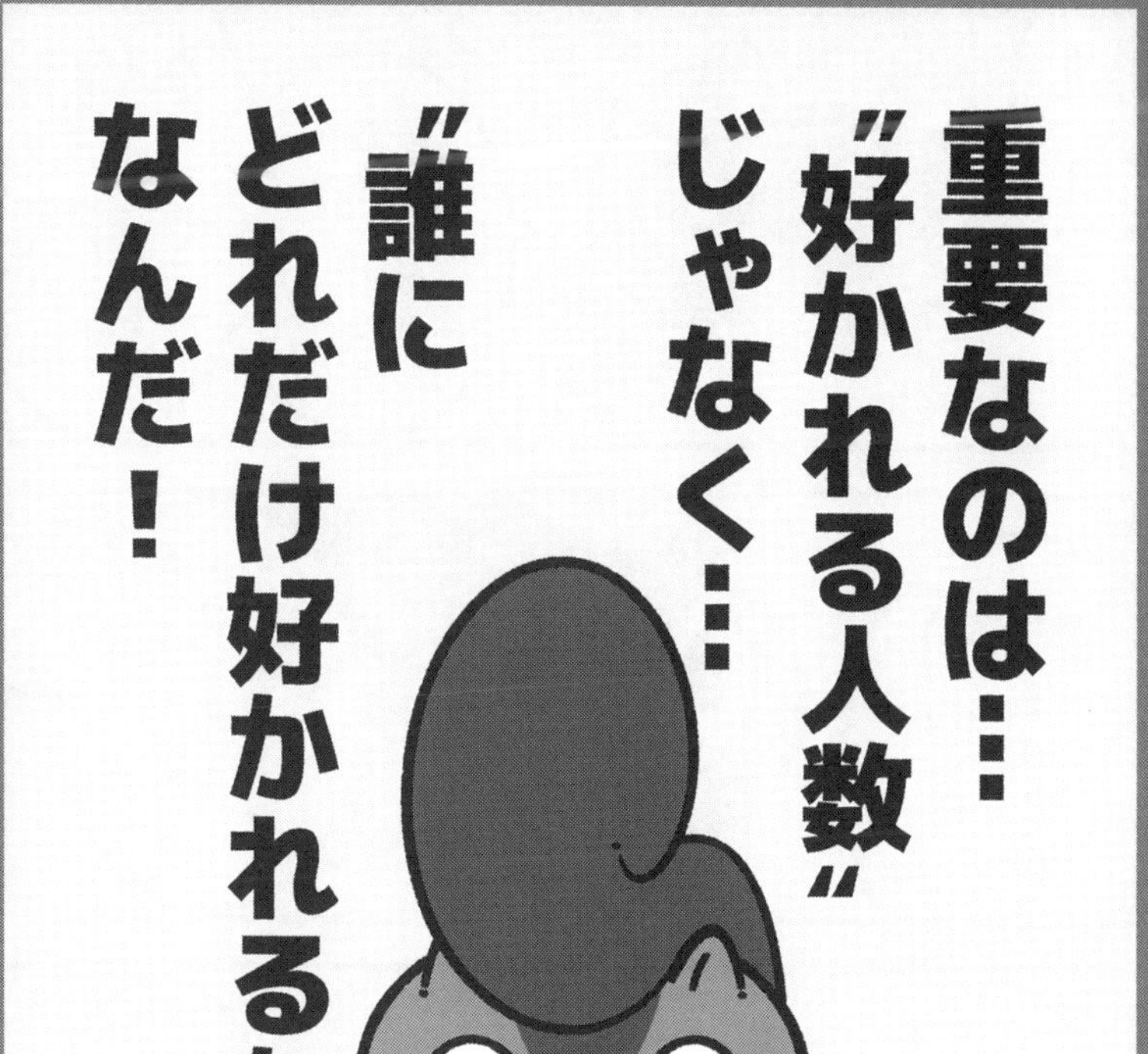
重要なのは…
〝好かれる人数〟
じゃなく…
〝誰に
どれだけ好かれるか〟
なんだ！

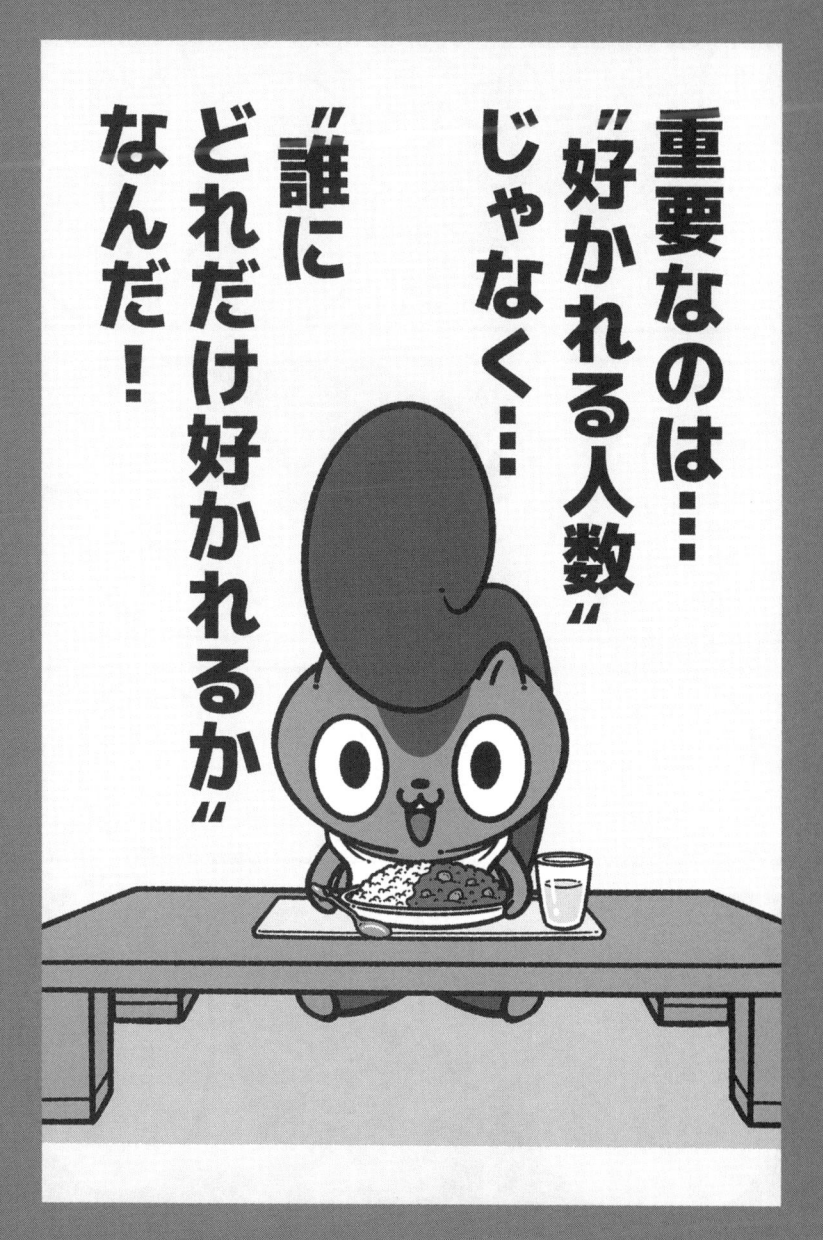

[人が離れていくのがつらい]

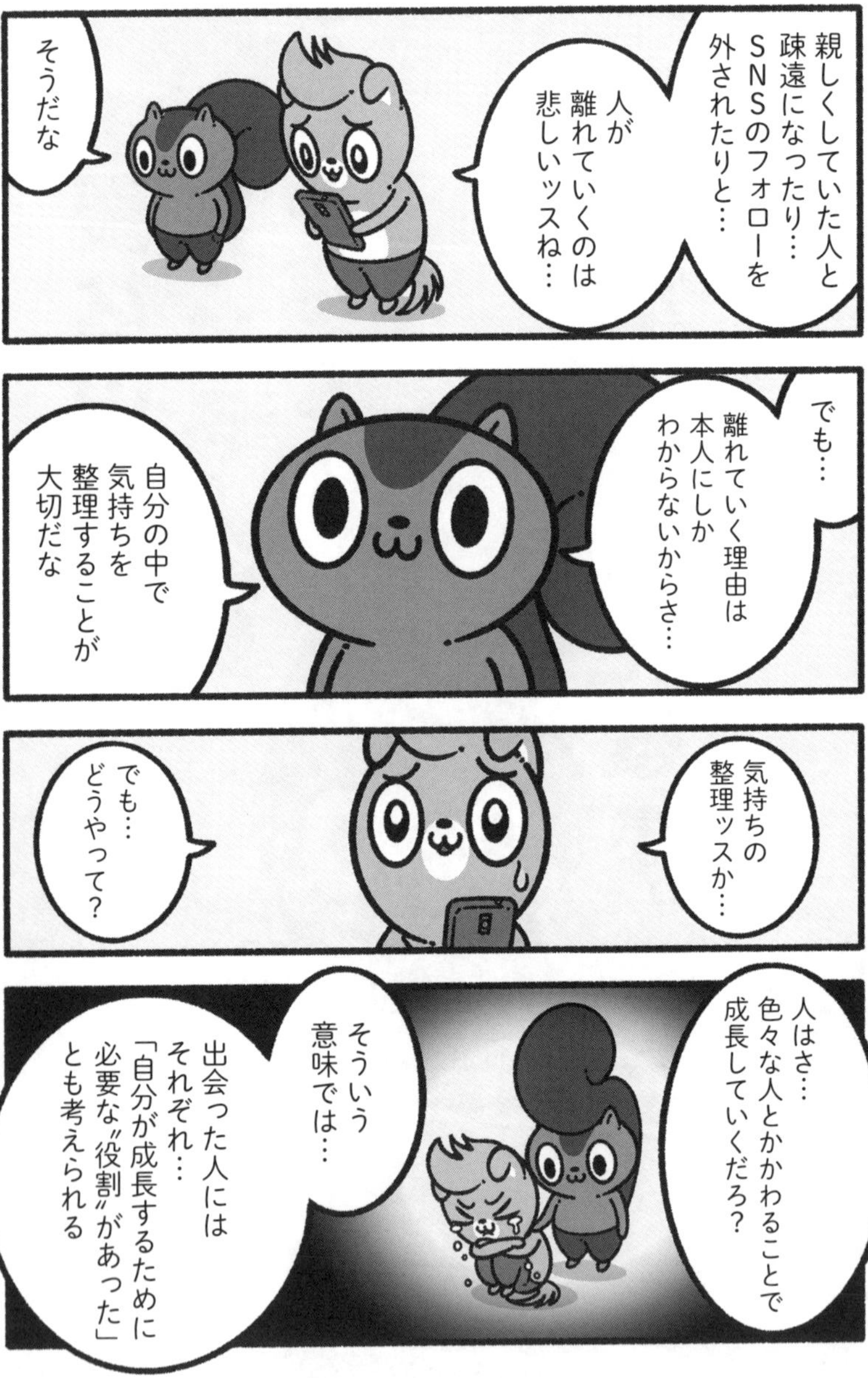
親しくしていた人と疎遠になったり…SNSのフォローを外されたりと…人が離れていくのは悲しいッスね…

そうだな
でも…離れていく理由は本人にしかわからないからさ…

自分の中で気持ちを整理することが大切だな
気持ちの整理ッスか…

でも…どうやって？

人はさ…色々な人とかかわることで成長していくだろ？

そういう意味では…出会った人にはそれぞれ…「自分が成長するために必要な〝役割〟があった」とも考えられる

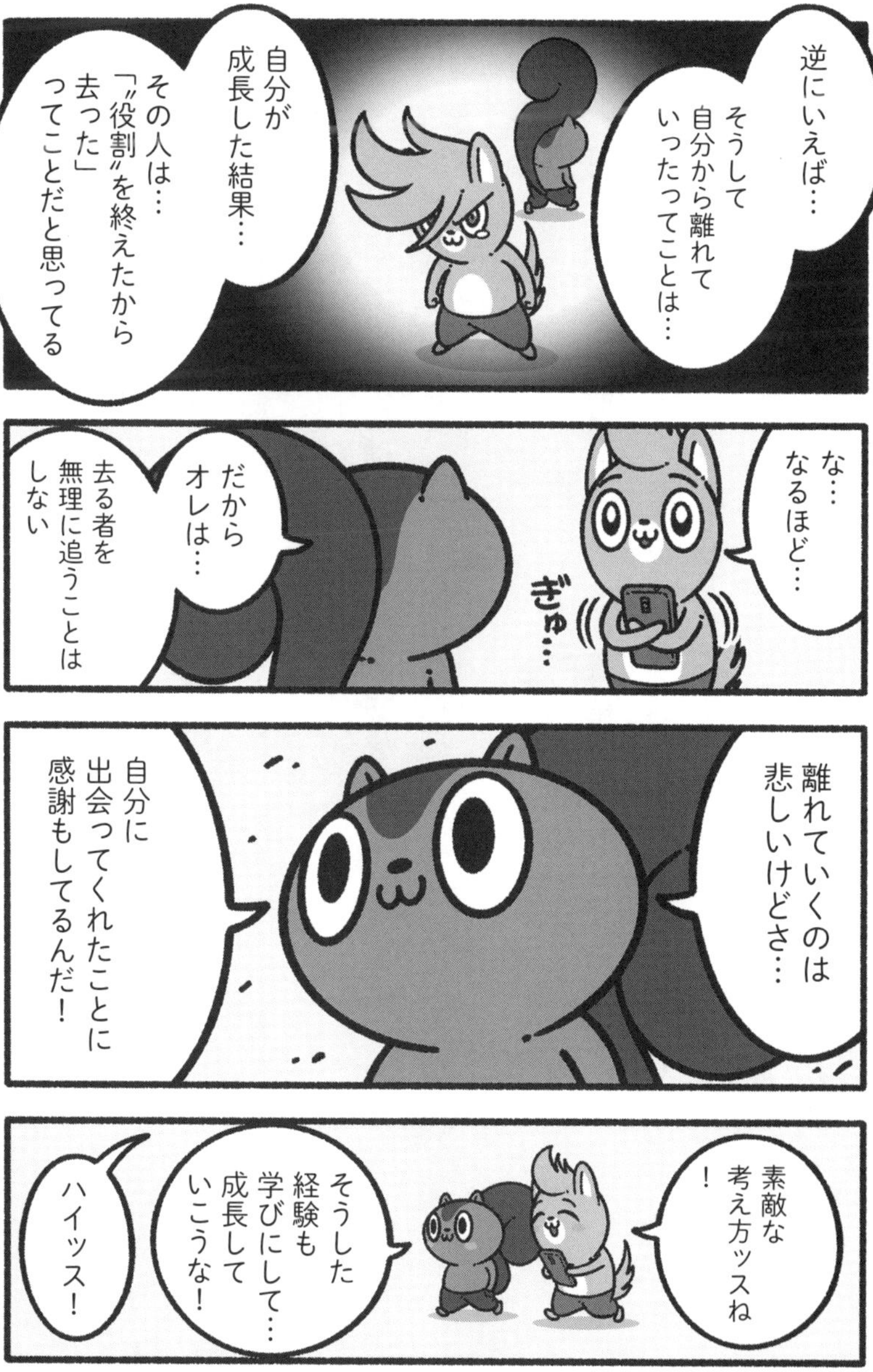

逆にいえば…
そうして自分から離れていったってことは…
自分が成長した結果…
その人は…「〝役割〟を終えたから去った」ってことだと思ってる
な…なるほど…
ぎゅ…
だからオレは…
去る者を無理に追うことはしない
離れていくのは悲しいけどさ…
自分に出会ってくれたことに感謝もしてるんだ！
素敵な考え方ッスね！
そうした経験も学びにして成長していこうな！
ハイッス！

03 「仲が良い」と思ってたのに、離れていってつらい……。

❶「出会った人には〝役割〟があった」ととらえる！
❷離れていった時は、「その人の〝役割〟が終わった」と切り替える！

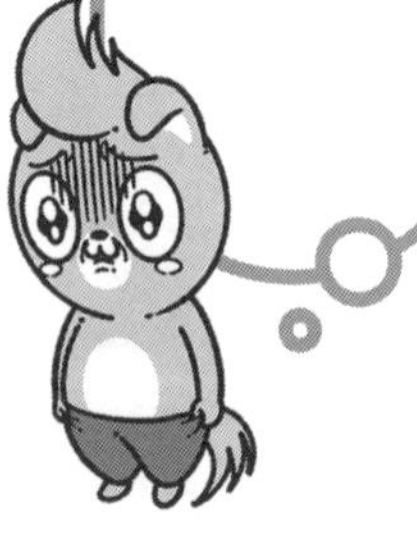

仕事と同様に、人間関係もまた、〝価値提供〟で成り立っています。
友情も「居心地の良さ」をお互いに提供できているので成り立っているし、恋愛も相手の求めるものを提供することで関係が深まったりします。
逆に、提供できる価値がなくなった瞬間に、関係が切れたりもします。
仲の良かった家族が、遺産問題でトラブルになるとかもよく聞きますね。

人は感情か利益で動くし、状況次第で裏切りもあるので、〝仲の良さ〟だけで関係は維持できないです。

だから、人が離れていきそうになっても、ぼくは何もしないです。

無理に仲良くしようとも思わないし、引き止めることもしません。

人間関係は常に変わるものなので、どんなに良好な関係でも切れることはあるし、再び繋がることもあるので焦らなくていいと思っています。

離れていく理由は相手にしかわからないので、考えても仕方がないですしね。

そうはいっても、人が離れてつらい気持ちになった時は、自分の中で区切りをつけるために、「出会った人には〝役割〟があった」ととらえるといいです。

ゲームでも、かかわるキャラクターにはそれぞれ役割があって、主人公である自分の成長にかかせない存在になっていますね。

現実世界でも、人とのかかわりで成長していくし、人格形成にも大きな影響を及ぼすので、出会ってくれた人は、「自分を成長させるために存在してくれた」と、その時々で〝役割〟があったと思うようにするんです。

離れていったり関係が切れた時は、「その人の〝役割〟が終わった」と切り替えることもできますね。

こうしたことは、創作活動をしていても感じます。

「一生応援します！」といってくれるファンが離れていくこともあるけど、この時に、『一生応援する』っていってたのに……」と落ち込むことはありません。

本気で応援してくれていたことは事実で、その時に応援してくれたおかげで活動ができていたので感謝しかないんです。

事情があって離れていったファンが、戻ってきて応援してくれることもあります。

そんな感じで、一度も途切れずに関係が続くことのほうが難しいし、再び繋がることもあるので、気楽に考えて生きたいですね。


このお話の「出会った人には〝役割〟があった」ってポイントは、それが事実かどうかはどうでも良くて、あくまで自分を納得させるための〝正当化〟です。

「頭では理解できるけど、心では納得できない」ってなるかもしれないけど、こうした考え方をしていくことで、自分に都合よくとらえられるようになっていきます。

自分も自分のために生きているように、他人も同じなので、「人間なんてそんなもの」みたいに割り切れるようになっていきます。

ドライだけど、これもストレスを抱えすぎないための1つの考え方です。

人間関係のストレスを抱えがちな人は、良くも悪くも1人に想いを込めすぎです。

人は1つしか選択肢がないと依存し、それを失わないように執着しちゃいます。

自分らしくない言動をし、身を亡ぼすことだってあります。

友情も恋愛も、特定の誰かに依存や執着をすると良いことはないです。


こういういい方をすると反感を受けるけど、「代わりは他にもいる」みたいに、他にも選択肢があるってことも覚えておいて損はないと思います。

そうした考え方を持っていると視野が狭くならずに、依存や執着を防げますから。

代わりはいるかもしれない。他にも選択肢があるかもしれない。

そんな中で出会えたことに価値があり、その関係は尊いんです。

この本でも、ぼくと出会ってくれたことに、感謝しかありません！

出会ってくれて、ありがとう！

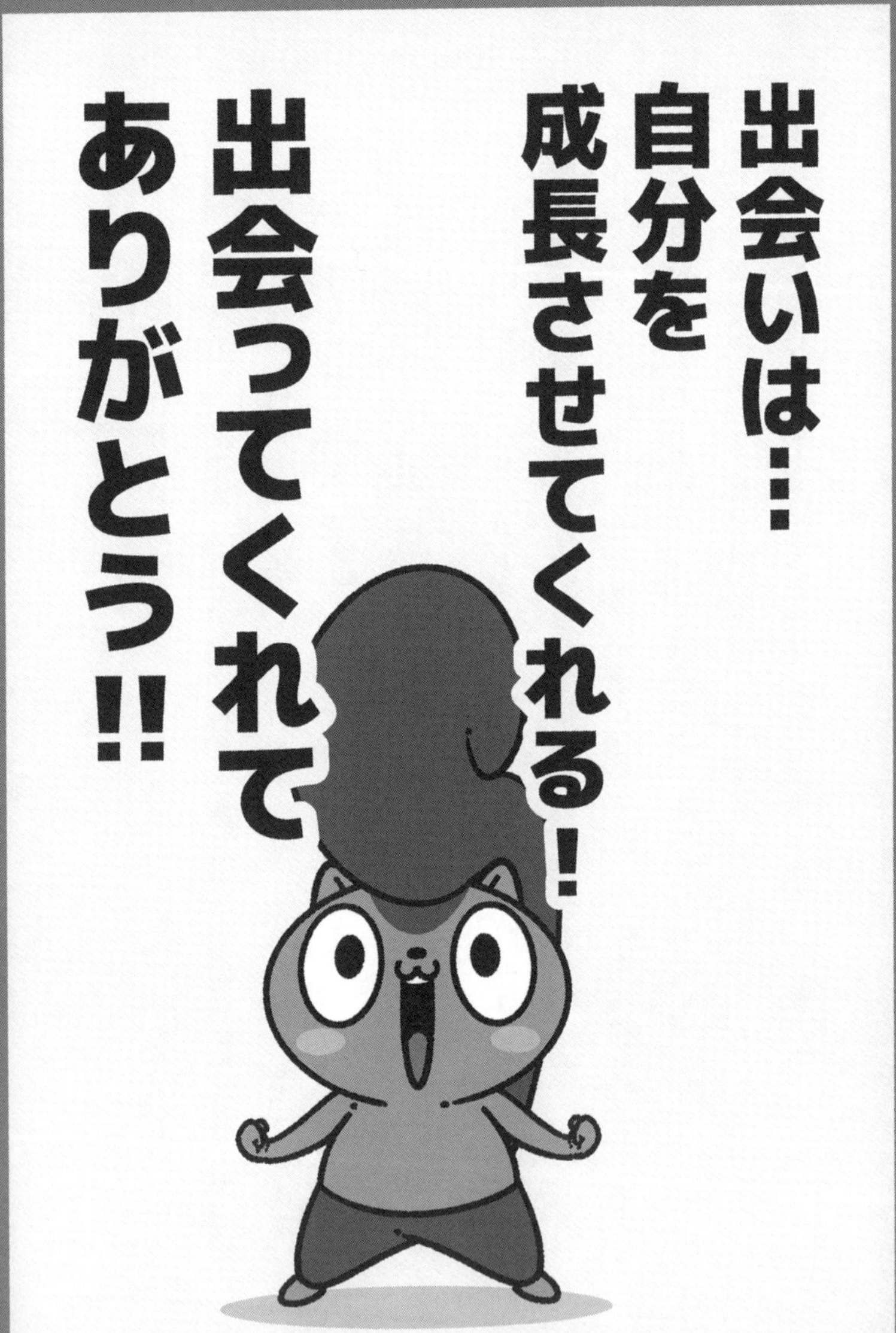

出会いは…
自分を
成長させてくれる!
出会ってくれて
ありがとう!!

[人目が気になる]

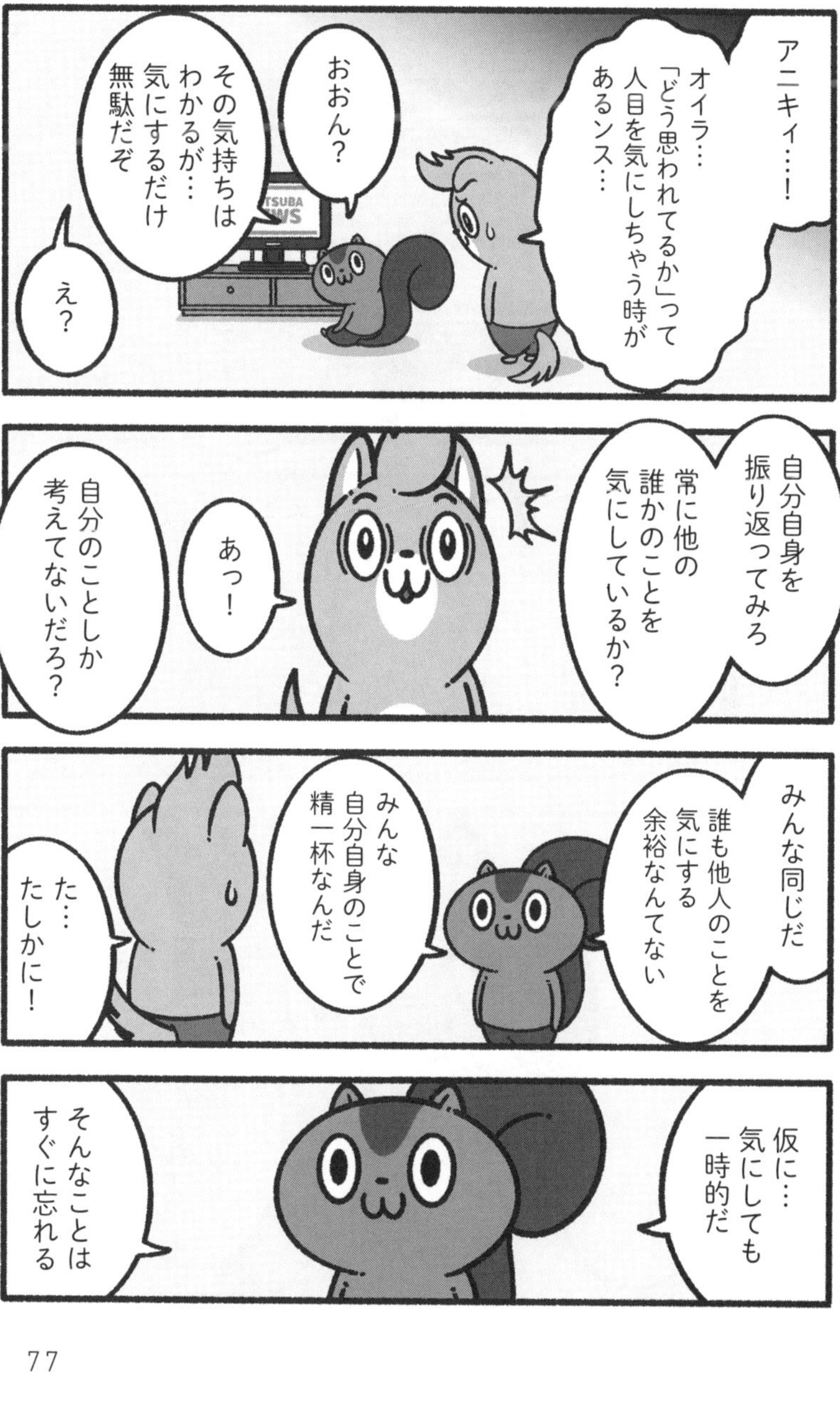
アニキィ…!
オイラ…「どう思われてるか」って人目を気にしちゃう時があるンス…
おおん?
その気持ちはわかるが…気にするだけ無駄だぞ
え?
自分自身を振り返ってみろ
常に他の誰かのことを気にしているか?
あっ!
自分のことしか考えてないだろ?
みんな同じだ
誰も他人のことを気にする余裕なんてない
みんな自分自身のことで精一杯なんだ
た…たしかに!
仮に…気にしても一時的だ
そんなことはすぐに忘れる

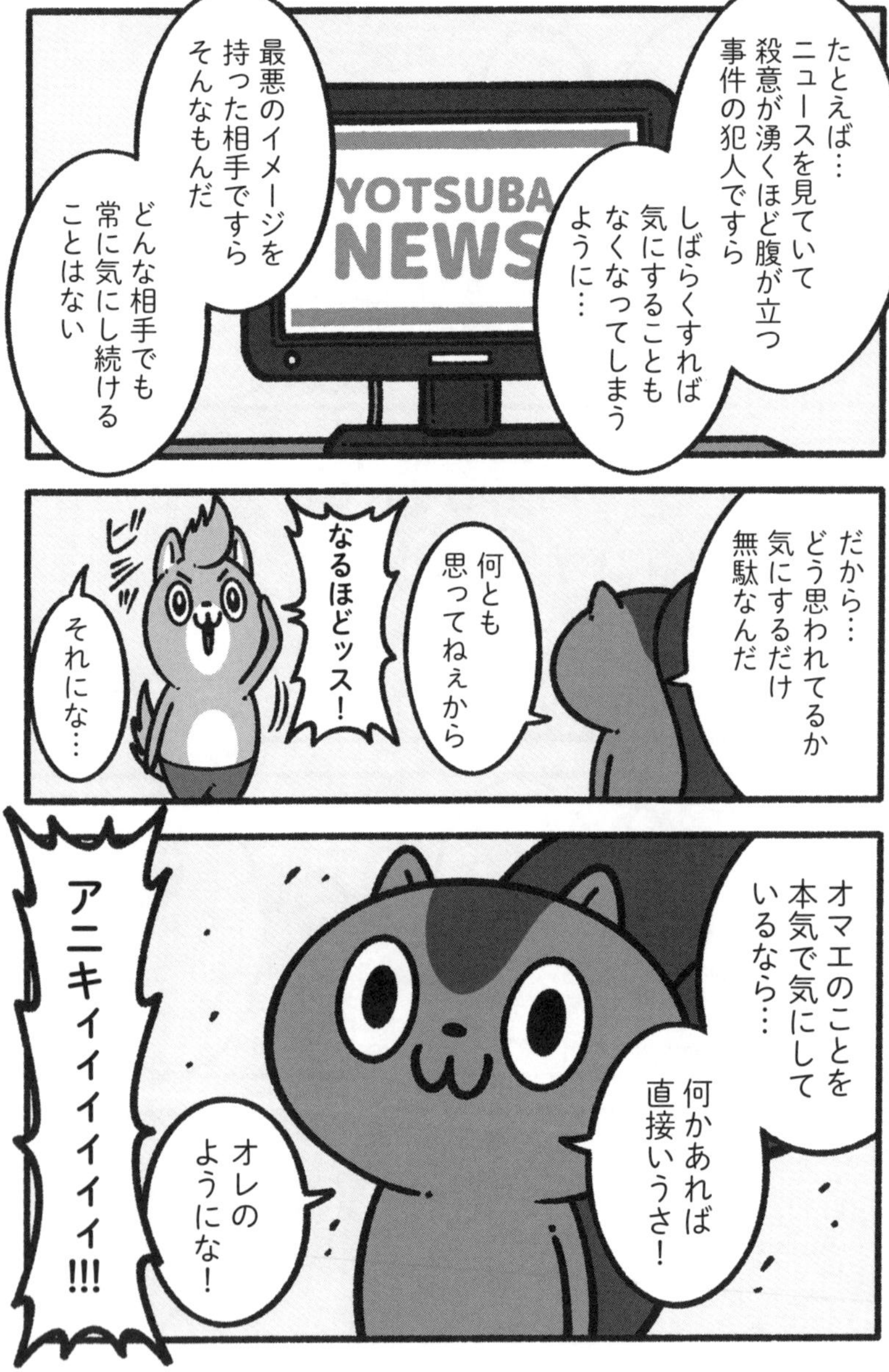

たとえば…
ニュースを見ていて
殺意が湧くほど腹が立つ
事件の犯人ですら
しばらくすれば
気にすることも
なくなってしまう
ように…
YOTSUBA NEWS
最悪のイメージを
持った相手ですら
そんなもんだ
どんな相手でも
常に気にし続ける
ことはない
だから…
どう思われてるか
気にするだけ
無駄なんだ
何とも
思ってねぇから
なるほどッス!
それにな…
オマエのことを
本気で気にして
いるなら…
何かあれば
直接いうさ!
オレの
ようにな!
アニキイイイイイイ!!!

04
どう思われてるか、〝人目〟を気にしちゃう……。

❶「〝理想の自分像〟を持っていないか？」を考えてみる！
❷「他人は、あなたに興味がない」と知る！

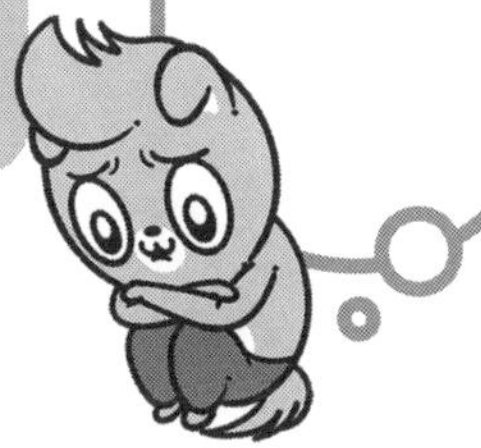

基本的に、人目を気にするのは、「良く思われたい」とか「嫌われたくない」という想いからきています。自分の価値を、他人で判断してしまっている状態ですね。

もっと具体的にいうと、「〝理想の自分像〟に関係ある事柄で人目を気にしている」ように感じます。

たとえば、体が小さく体力がないことがコンプレックスの人がいた場合……。

コンプレックスからくる憧れの気持ちから〝強い自分〟を理想とするので、特に身体や体力という事柄に対して「どう思われているか?」を気にしちゃいます。

「体が強い」とか「運動神経が良い」と思われたいんですね。

逆に、〝理想の自分像〟と関係ないことは、さほど気にしなかったりします。

こうした理想像は、その時々によって変化することもあり、〝賢い自分〟に憧れた場合は、「頭が良いと思われたい」とか「バカだと思われたくない」など、知力や学歴を気にすると思います。


人目を気にするから、良く思われたい一心で高い理想を求めてがんばれる一方で、他人の評価を気にして、求める評価じゃなかったら落ち込むこともあります。

そういう意味では、人目は、他人の目を気にしているのではなく、「自分の目を気にしている」ともいえますね。

それならば、自分自身のマインドを変えることで解決できそうです。

そこでまずは、「〝理想の自分像〟を持っていないか?」を、過去を振り返って考えてみてください。

理想を持つことは素敵だけど、その想いが強すぎるあまり、「他人からこう思われたい！」と人目を気にしちゃうので。

それを把握したうえで、他人軸ではなく自分軸で、「自分がいいならそれでいい！」というマインドを持つことが大事になってきます。

それはわかっていても難しいって時は、このことを覚えておいてください。

あなたが思っている以上に、「他人は、あなたに興味がない」ってことを。

髪を切りすぎて失敗したことを気にしていたとしても、他人からしたら髪を切ったことすら気づいてないです。あなたが自分のことで頭がいっぱいなように、他人も全員、自分のことしか考えていません。

誰かと会った後に、一人反省会しちゃう時もあるけど、きっとその相手も同じように一人反省会しちゃってます。

お互い、「相手にどう思われているか？」と、自分のことしか考えていないんです。

そんな時、仮に相手から良い印象を持たれてなかったとして、その相手と「二度と会えない」か「再び会える」のどちらになっても問題ないです。

なぜなら、「二度と会えないなら、どう思われても関係ない」だし、「再び会えるなら、挽回することもできる」ってことになるので。どちらになっても良いですね。

それに、どんなに自分を磨いても、みんなに好かれることはありません。

「10人いて、自分を好いてくれる人は2人、好きでも嫌いでもない人が6人、嫌いな人が2人」という割合で、世の中の人間関係は成り立っているみたいです。

「ホントかよ?」って思うけど、そう思っておけば気がラクになりますね。

どんなにがんばっても理解し合えない人はいるので、割り切ることも大事です。

だから、人間関係でトラブルになった時に、「嫌われた原因は自分にある」と責める必要もないですからね。仮にそうだったとしても、改善していけばいいですから。

反省は、落ち込むことじゃなく、考え方や生き方をあらためることなので、必要以上に自分を責めなくて大丈夫です。

あなたは、あなたの一番の味方でいてあげてください!

自分だけは、嫌いにならないであげてください!

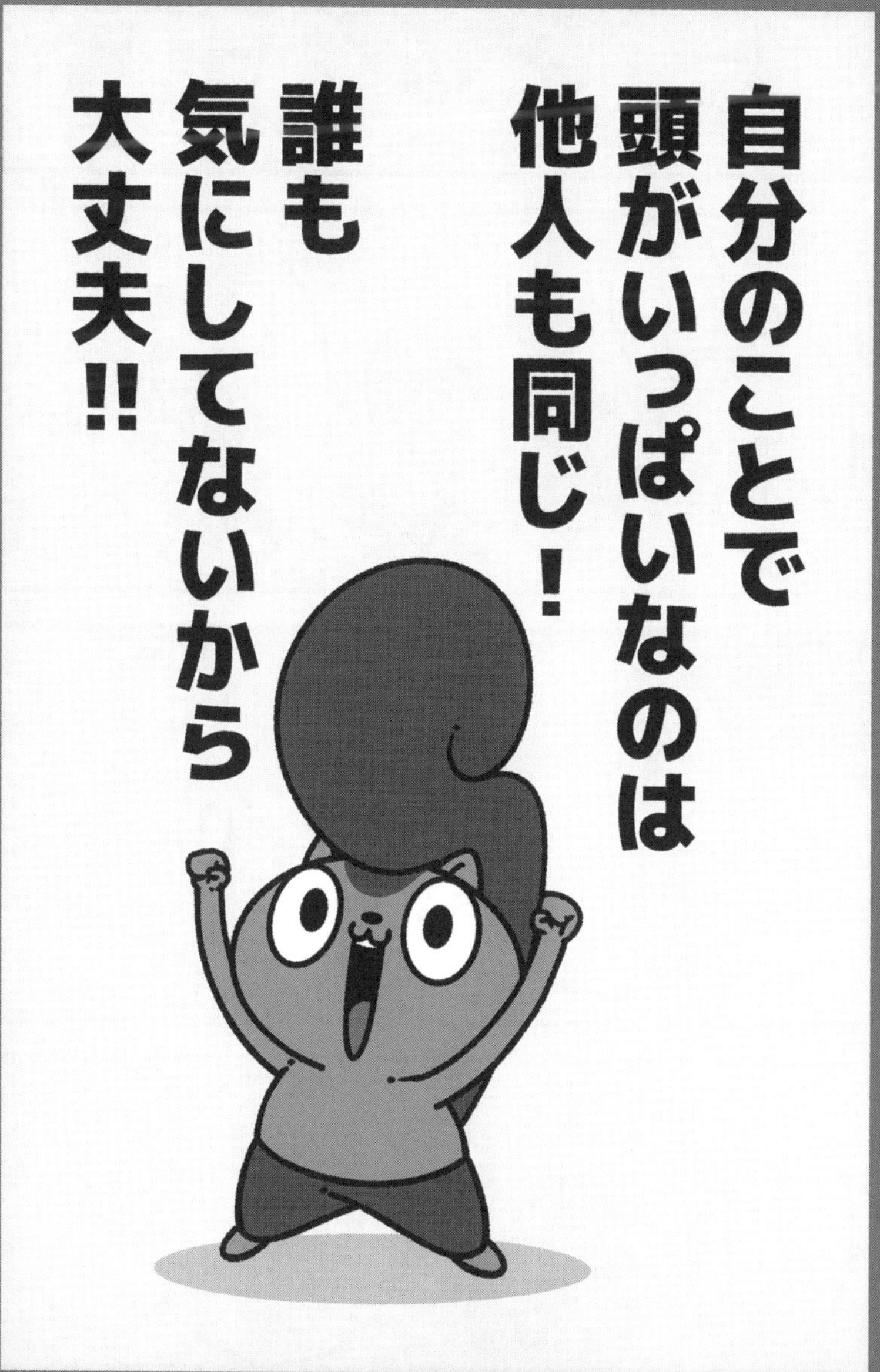
自分のことで
頭がいっぱいなのは
他人も同じ！
誰も
気にしてないから
大丈夫!!

一人反省会をして落ち込む

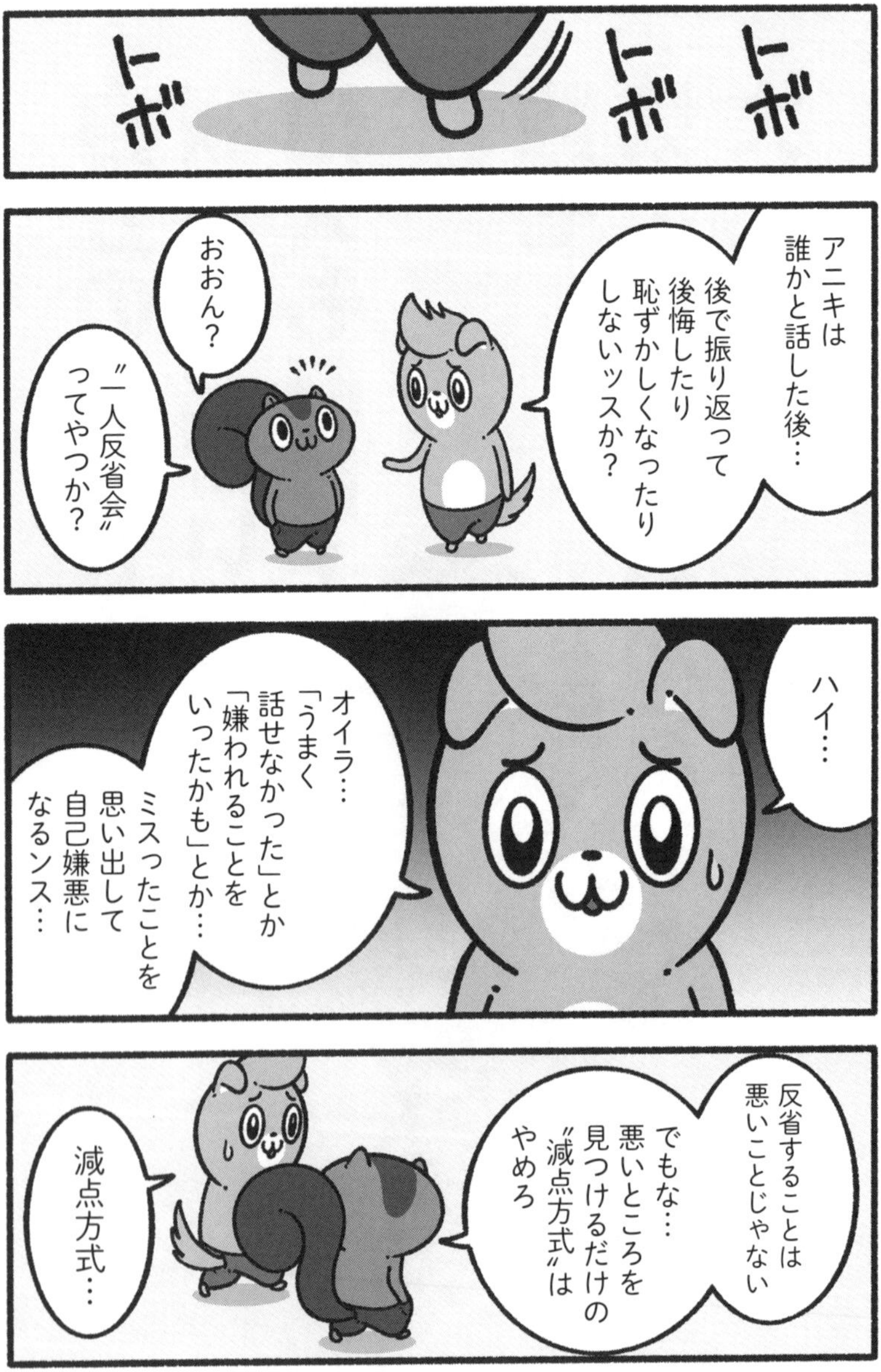
トボ
トボ
トボ
アニキは誰かと話した後…
後で振り返って後悔したり恥ずかしくなったりしないッスか？
おおん？
〝一人反省会〟ってやつか？
ハイ…
オイラ…「うまく話せなかった」とか「嫌われることをいったかも」とか…
ミスったことを思い出して自己嫌悪になるンス…
反省することは悪いことじゃない
でもな…悪いところを見つけるだけの〝減点方式〟はやめろ
減点方式…

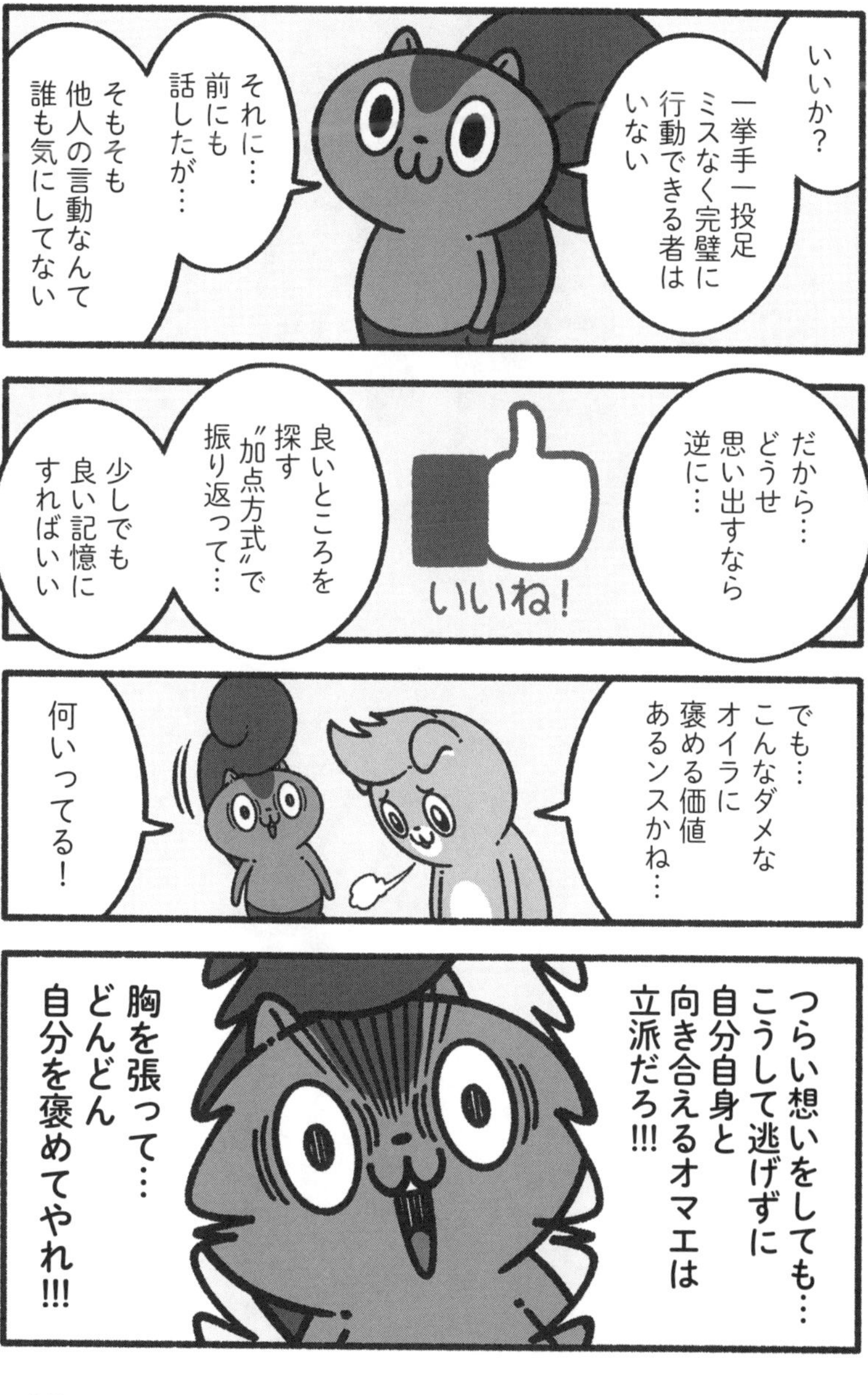
いいか？ 一挙手一投足 ミスなく完璧に 行動できる者は いない
それに… 前にも 話したが…

そもそも 他人の言動なんて 誰も気にしてない
だから… どうせ 思い出すなら 逆に…

いいね！

良いところを 探す〝加点方式〟で 振り返って…

少しでも 良い記憶に すればいい
でも… こんなダメな オイラに 褒める価値 あるンスかね…

何いってる！

つらい想いをしても… こうして逃げずに 自分自身と 向き合えるオマエは 立派だろ!!!

胸を張って… どんどん 自分を褒めてやれ!!!

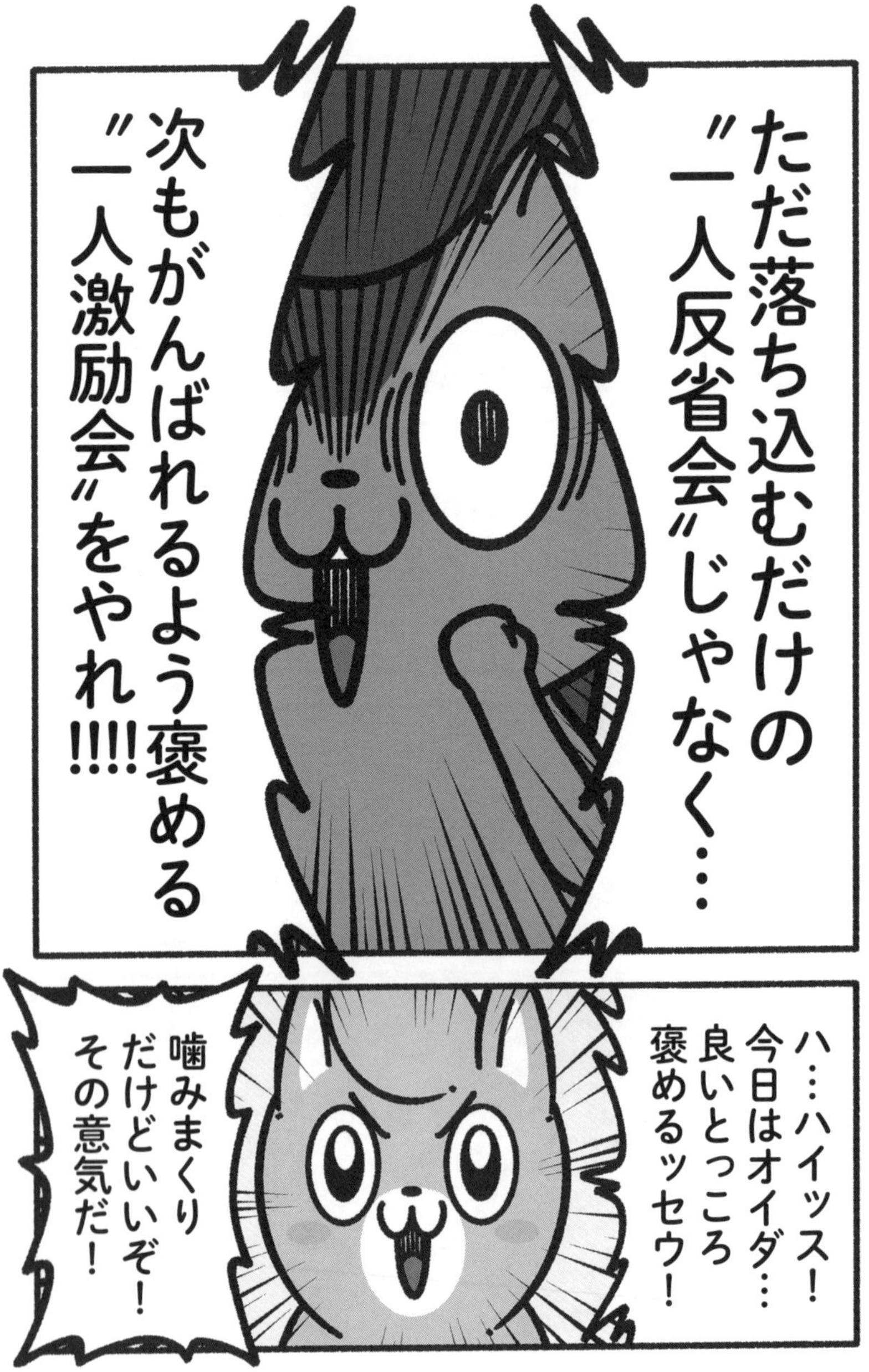

ただ落ち込むだけの〝一人反省会〟じゃなく…
次もがんばれるよう褒める〝一人激励会〟をやれ!!!!
ハ…ハイッス! 今日はオイダ…良いとっころ褒めるッセウ!
噛みまくりだけどいいぞ! その意気だ!

05 人と会った後に、一人反省会をして落ち込んじゃう……。

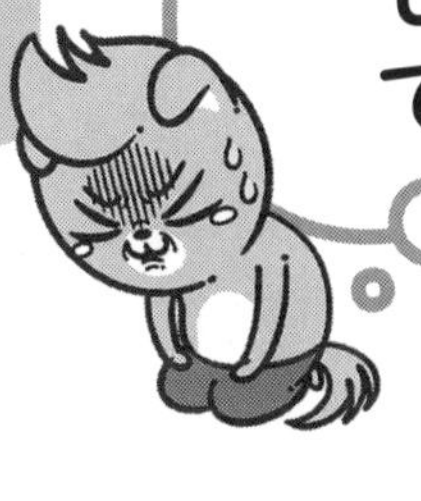

1. 一人反省会は、良いところを探す〝加点方式〟でやる！
2. 良いところに意識を向けて、嫌な記憶を定着させない！
3. 一人反省会をする時間を決める！

一人反省会も、「どう思われているか？」の人目を気にしている状態が多いです。

でも、自分が自分のことしか考えていないように、他人も同じです。

そのことを踏まえて大切なのが、「一人反省会で、嫌な記憶を定着させないために良いところを探す」ってことです。

反省自体は悪いことじゃないです。

原因を突き止めて、対策や解決策を考えて、次に活かすことは重要ですから。

ただ、その時に失敗した負の感情や嫌な記憶は忘れてもいいんです。

いつまでもその感情を引きずるとつらいし、時間や思考を無駄に使っちゃうので。

ここで重要なのは、「良いところを探して良い記憶にしよう」とか、「自分を褒めて自己肯定感を上げよう」ってことではないです。本質は、そこじゃないです。

たしかに、受け取り方を変えて良い記憶にしたり、良いところに注目して自己肯定感が上がれば、それに越したことはないけど、実際はそんなにうまくいかないです。

「リンゴを想像しない！」と意識した瞬間にリンゴを想像するように、「嫌な記憶を思い出さない！」と意識すると逆に意識するので、〝禁止〟するのは難しいですね。

さらに、嫌な記憶を何度も思い出すから記憶に定着し、どんどん忘れることができずに、いつまでも引きずっちゃいます。

この解決策が、「良いところに意識を向ける」ってことです。

人は同時に2つのことを意識できないので、良いところに意識を向け続けることで、嫌な記憶を思い出さないようにする作戦です。

どうでもいいことほど忘れちゃうので、良いところに意識を向け続けることで、いつの間にかその出来事自体を忘れることができます。

ヒマな時って、過去を振り返りませんか？

忙しい時はそんなヒマもないので、常に〝今〟に意識を向けていますよね。

そういう意味では、一人反省会をする時って、ヒマな時なのかもしれないですね。

めちゃくちゃ忙しくしてたら一人反省会をするヒマもないので、乱暴な方法だけど、「たくさん予定を詰め込む」のも、忘れることにはアリなのかもしれないです。

無理矢理感はあるけど、ぼくはそれで嫌な記憶を忘れています。

思い出そうとすれば思い出せるかもだけど、それをする必要はないですからね。

全力疾走している間は何も考える余裕がなくなるように、普段の生活でも、目標に向かって全力で生きれば、嫌な記憶を思い出さなくなるかもしれません。

そんな感じで、ぼくは去年の一人反省会の内容を全然覚えてないんですよね。

当時はそれなりに反省したと思うんだけど、大体そんなもんです。

その時は苦しいかもしれないけど、1年もすれば忘れちゃってます。

1年あれば色々な出来事が起きるし、どんどん新しい記憶もできますからね。


一人反省会がやめられない人は、一人反省会をする時間を決めるのもオススメです。


「1時間だけ一人反省会をする」って決めて、それ以外は考えないようにする。

悩んだところで解決しないとわかっていても悩むのは、悩むことで前に進んでいると錯覚したり、悩むこと自体が好きだったりするんです。

そう考えると、一人反省会する人ってすごいですよね。

本来、人は考えることは面倒くさくて嫌いなんです。

それにもかかわらず、一人反省会で、自分と長時間向き合える精神力や思考力はすごいと思いませんか？　ある意味、特技や能力ですよ！

それを、〝武器〟として、その力を別のことに発揮したら素晴らしいです！

そうして自分を褒めて奮い立たせ、一人反省会を〝一人激励会〟に変えましょう！

落ち込むだけの
〝一人反省会〟
じゃなく…

次もがんばれる
〝一人激励会〟をしよう!!!

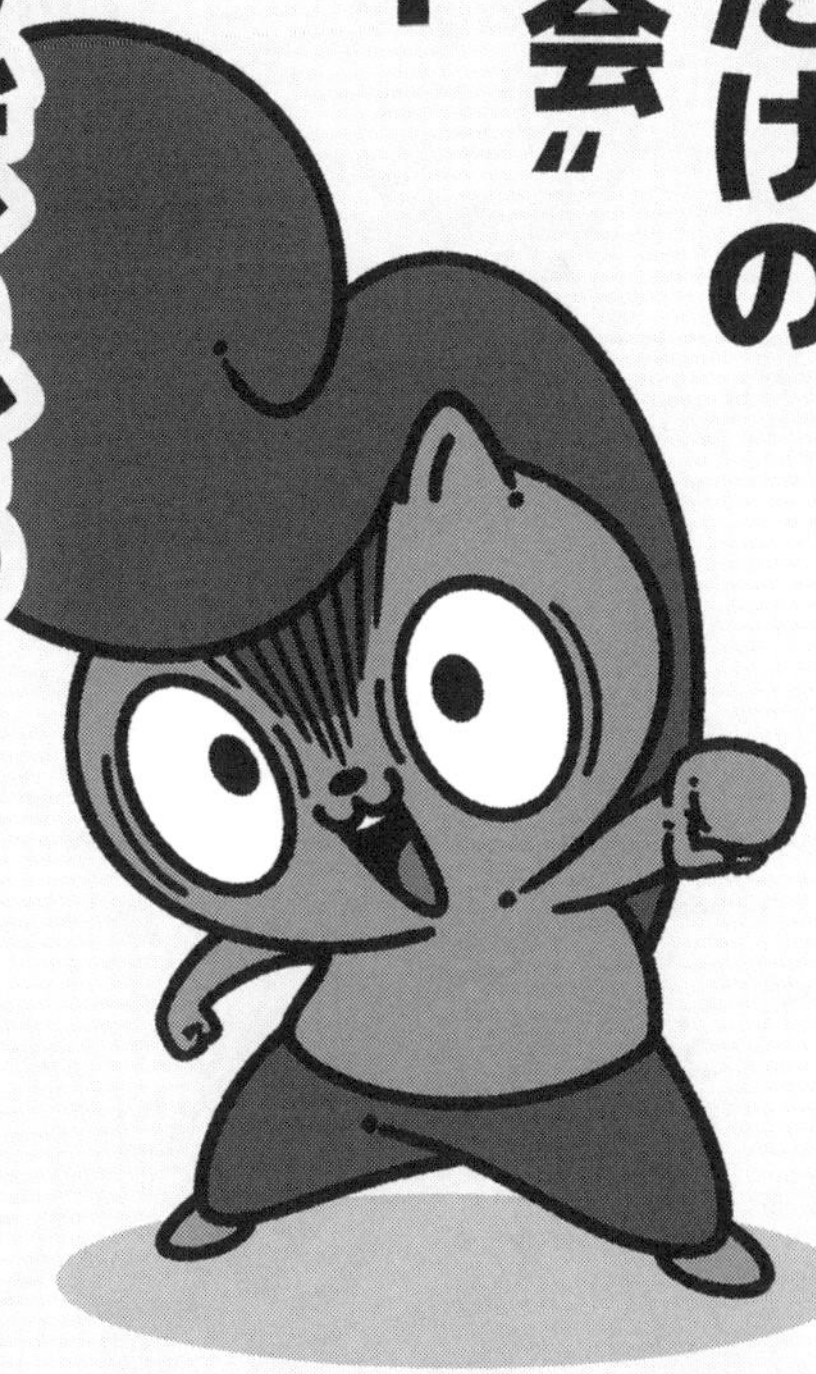

嫌いな人との接し方がわからない

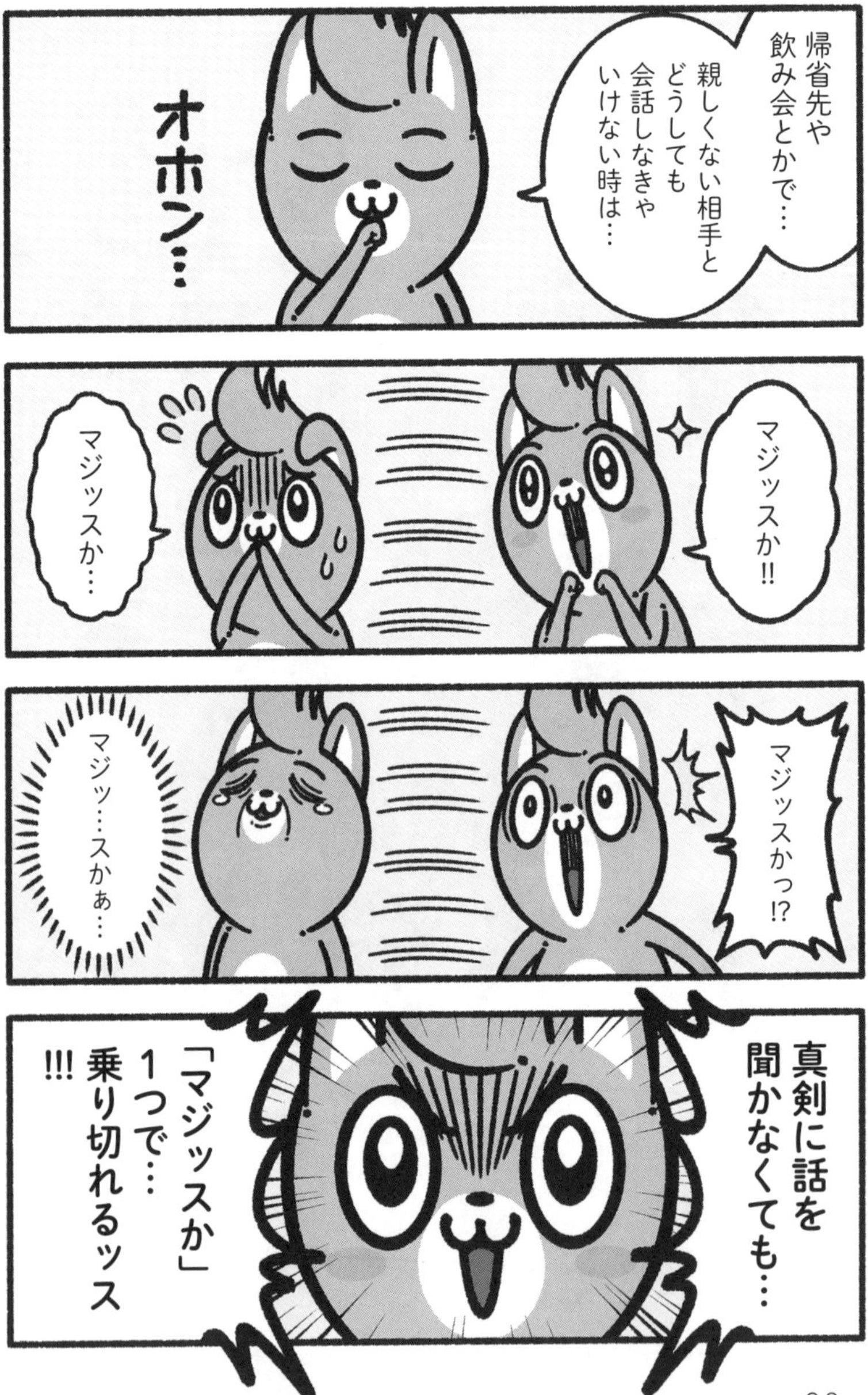
帰省先や
飲み会とかで…
親しくない相手と
どうしても
会話しなきゃ
いけない時は…
オホン…
マジッスか!!
マジッスか…
マジッスかっ!?
マジッ…スかぁ…
真剣に話を
聞かなくても…
「マジッスか」
1つで…
乗り切れるッス
!!!

06 嫌いな人と、どうやって接すればいいのかわからない……。

❶ 向き合う！
❷ 物理的に距離をとる！
❸ 精神的に距離をとる！

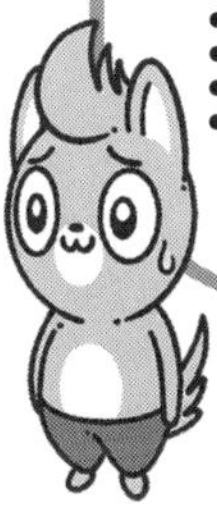

「マジッスか」の話は半分冗談だけど、半分本気で描いています。

特に職場の人間関係では、こうした〝形だけの対応〟が、時に役立つと思います。

職場に嫌いな人がいるとして、その相手自身を変えることは不可能です。

そこで対策としては、その相手と「向き合う」か「距離をとる」かになります。

❶ 向き合う

相手と積極的にかかわり、良いところを見つけて好きになる努力をする方法ですね。次第に相手も、味方だと思って好意的に接してくれる可能性もあります。ただし、それには労力と時間がかかるし、がんばった割に良い結果になるかはわからないです。

「そこまでして向き合う価値がある相手か？」っていうのも考える要素です。

「そうでもないな」と思ったら、２つ目。

❷ 物理的に距離をとる

物理的に距離をとる場合は、会社を辞めるか部署を移動するかみたいな感じです。嫌いな相手とは確実に離れられるけど、これはこれで難しい部分もあります。事情があって会社を辞められなかったり、辞めたとしても次の職場でも同じようなことが起きる可能性があるからです。

職場の人間関係は運なので、そこはコントロールできないですから。

物理的に距離をとるのも限度がある場合は、３つ目。

❸ 精神的に距離をとる

これが、今回の「マジックスか」の内容で、表面上は聞いてるフリをして、真剣には向き合わない対応の仕方です。

心のシャッターを閉めたままで、事務的にかかわる感じですね。

その時には、褒めの「さしすせそ」も使えます。

「さすが！」「知らなかった！」「すごい！」「センスがいい！」「そうなんだ！」というサ行で始まる5つのキーワードでできています。

それっぽいテンションで表情を作りつつ、心を閉ざして機械的にいうだけです。

「仲良くならなきゃ」「好かれなきゃ」みたいに思うから苦しくなるので、「この人は嫌い」という嫌いや苦手の感情を受け入れることで、少しラクになります。

持ってはいけない感情はないので、人を嫌いになってもいいんです。

そのうえで、どう対処するかが重要で、それがこの〝形だけの対応〟です。

そもそも、職場での良好な人間関係は、プライベートでも遊べるほどの仲良しじゃなくて、仕事がスムーズに進む関係だったりします。

友だちを作りに来ている場ではないので、「お金を稼ぐ場」や「自己成長の場」と割り切ってもいいと思います。一生その会社に居続けるワケもないですからね。

「お互いに仕事がしやすいなら仲良くなる必要はなく、表面上の付き合いでもいい」ってことを伝えたくてこの話をしました。

ある種の〝処世術〟といった感じでしょうか。

今回の対策は、良いか悪いかは別にして、自分のメンタルを守るための方法です。

運転中も、車間距離が大事じゃないですか？

人間関係も同じで、相手と一定の距離を保っていれば衝突を避けられます。

好意や期待を持つと相手に近づきすぎて、衝突したり思わぬ事故に巻き込まれたりするので、それらをやめて一定の距離をとれば大丈夫です。

相手はコントロールできないので、距離感をコントロールするしかないです。

運転と同じで人間関係もスキルなので、経験しながら上達していくと思います。

実践でしか磨けないスキルでもあるけど、いつかは慣れます！

なんやかんやでそうやって生きていけるので、マジッス！

〝話す内容〟よりも
〝聞く態度〟のほうが
印象に残る！

会話が苦手なら…
〝聞き上手〟に
なればいい！

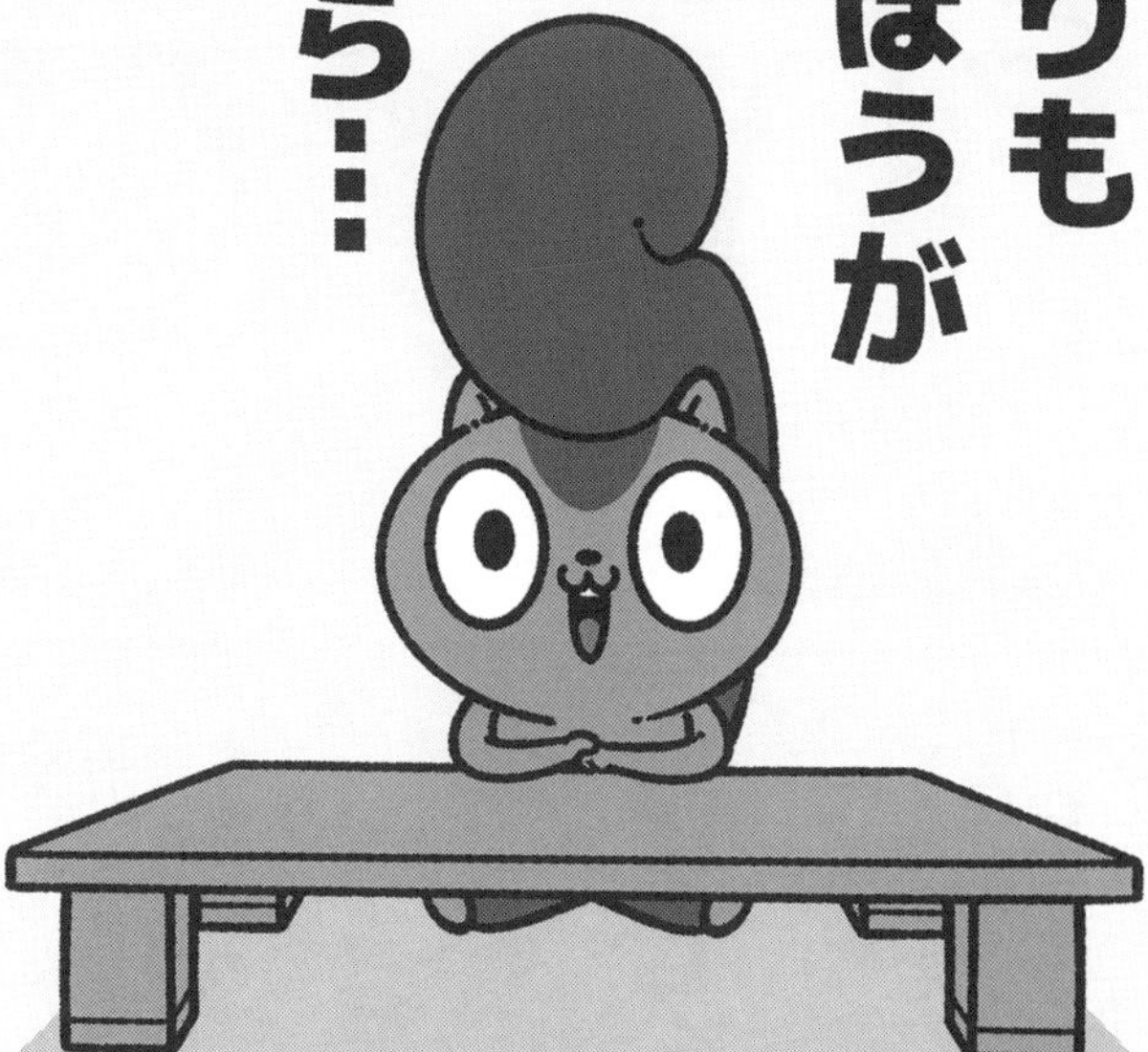

[いじられた時の返しに困る]

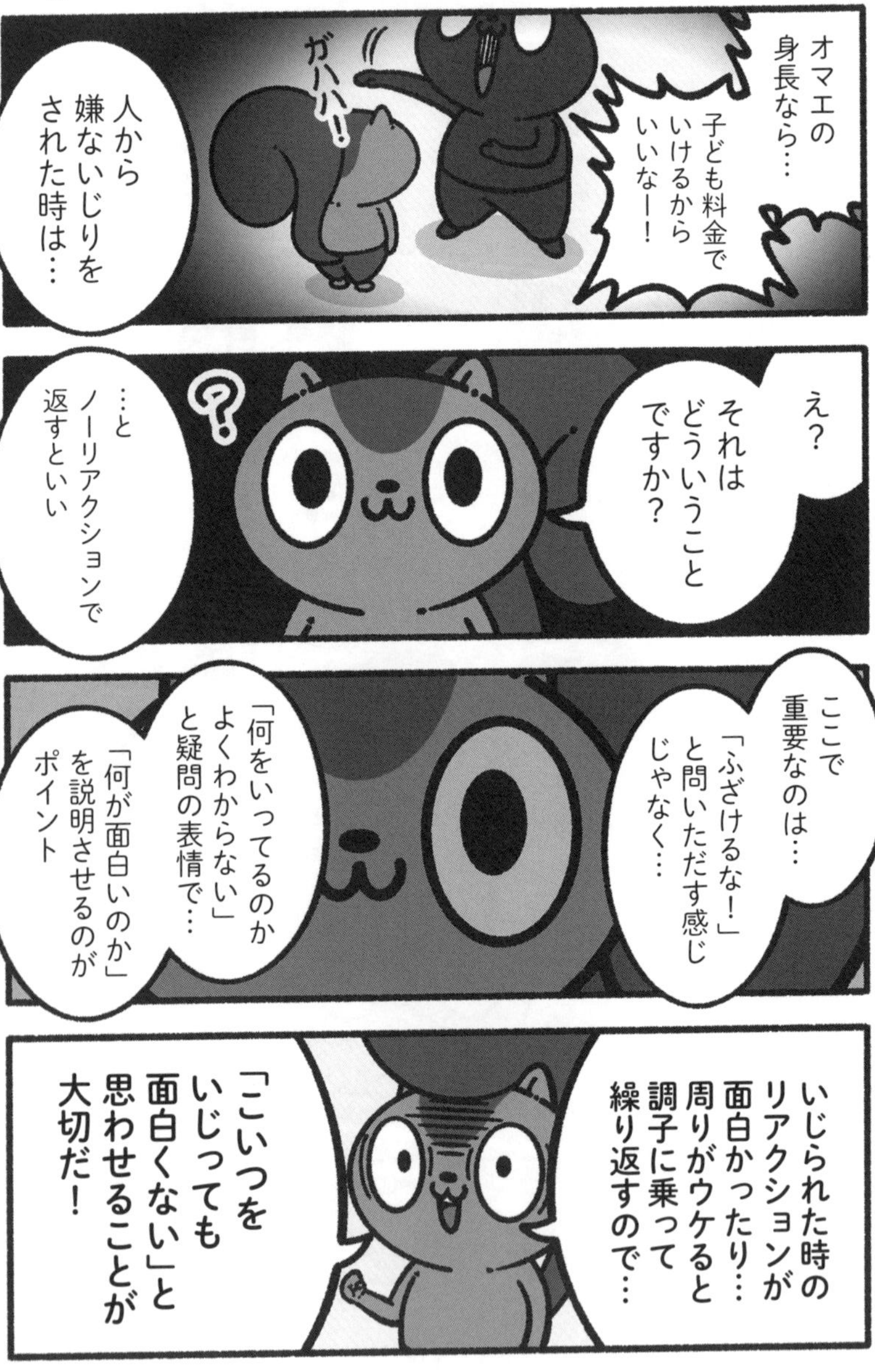

オマエの身長なら…

子ども料金でいけるからいいなー!

ガハハ!

人から嫌ないじりをされた時は…

え?それはどういうことですか?

…とノーリアクションで返すといい
ここで重要なのは…

「ふざけるな!」と問いただす感じじゃなく…

「何をいってるのかよくわからない」と疑問の表情で…

「何が面白いのか」を説明させるのがポイント
いじられた時のリアクションが面白かったり…周りがウケると調子に乗って繰り返すので…

「こいつをいじっても面白くない」と思わせることが大切だ!

07
嫌ないじりをされた時は、どう返せばいいの……？

❶嫌ないじりをされた時は、笑ってゆるさない！
❷関係ができてない時に〝自虐ネタ〟をいわない！
❸「それは、どういうことですか？」と言い返す！

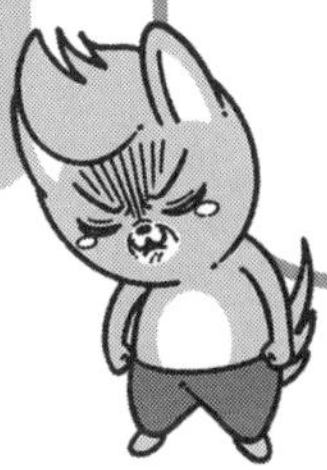

嫌ないじりをされた時に、優しさで笑ってゆるすのもよくないです。

人をバカにするヤツは、「ゆるす優しさ」を「弱さ」と勘違いするので、「この人はいじってもいいんだ」という認識になり、さらに酷い扱いをするようになるからです。

嫌ないじりをされた時に、笑って受け流す人や、ツッコミで返す人もいますね。

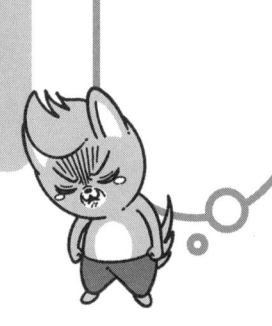

だからといって、その人が傷ついてないワケではないです。

それは、自分を犠牲にすることで、その場の空気や相手との関係性を壊さないようにするために身につけた精一杯の対応策だったりします。

その1つに、「笑われるくらいなら、笑わせたほうがマシ」ということで、自分を卑下するような〝自虐ネタ〟をいう人もいます。

自分を守るための防衛反応かもしれないけれど、自虐ネタも裏目に出たりします。

最初はネタのつもりだったとしても、それを続けていくうちに、〝いじられキャラ〟と認知され、雑に扱われるようになるからです。

一度、そのキャラクターで固定されたら、そこからイメージを払拭し、そのポジションから抜け出すことはかなり難しいです。

信頼関係ができていない時に、「笑ってゆるす」や「自虐ネタにする」は悪手になるので要注意なんです。

〝自分の価値〟を守れるのは自分だけなので、違うポジションで優位に立てる長所や特技を身につけることをオススメします。

それがない場合に、今回の漫画で紹介した方法も1つの手段として描きました。

「自分に危害を加えてこない」と思っているから相手は調子に乗るので、「いじったら損する」と思わせる必要があるんです。

それが、「それは、どういうことですか？」と言い返す戦法です。

いじられたら、それの何が面白いのかを相手に説明をさせましょう。

それによって場の空気が悪くなるなら、それでもいいんです。

「いじりで場の空気が悪くなった」という認識に周りがなるし、相手がその場の空気を立て直そうにも、トーク力のなさがバレて恥をかく可能性もあるので。


「いじったら損する」と思わせるくらいしないと、その関係性は崩せないんです。

最初に構築した関係を後からくつがえすのは難しく、上下関係ができた後の理不尽な行為は、どこかで止めない限り暴走します。

雑に扱われたら続くし、悪化していきます。

だからこそ、我慢の限界を超えたら、きちんと態度で示す必要があるんですね。

それもあって、ぼくは仲の良い相手にしか自虐ネタをいわないです。

それは、信頼関係ができているから成り立つことで、他人にそれをやると、間違ったとらえ方をして扱いが雑になるからです。

自己開示で弱点をさらすのは親近感が湧くからいいけど、それを笑いのネタにすると、「笑わす」ではなく「笑われる」という下に見られるので注意してください。

いじられた時に、その反応に困って黙っていると、「ノリが悪い」とか「冗談が通じない」と、いわれた側のせいにされることがあるけど、傷つく必要はありません。

「ノリが悪い」いうヤツは、距離感も考えずに無茶ぶりするほど〝フリ〟が悪いし、「冗談が通じない」というヤツは、冗談に失敗した時点で〝失言〟だから。

人それぞれ感性も距離感も違うから、相手によって適切なコミュニケーションを変えるものなのに、それができていないってことは、相手に問題があるんですね。

「ノリが悪い」とか「冗談が通じない」っていうヤツは、「コミュニケーション能力と笑いのセンスがないんだから、鍛えて出直してこい！」って話です。

いじられたら、ノーリアクションで質問してみましょう！

「それは、どういうことですか？」って！

自分を捨ててまで
人から選ばれようと
しなくていい!!

自分が〝選ぶ側〟にも
なれるんだ!!!

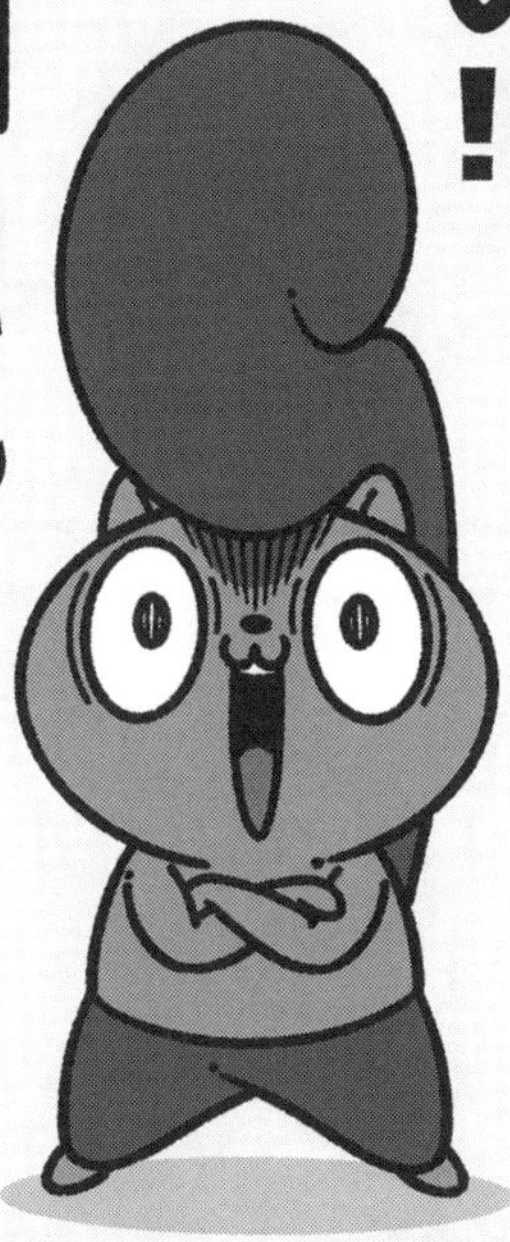

嫌なことをいわれたらどうしよう

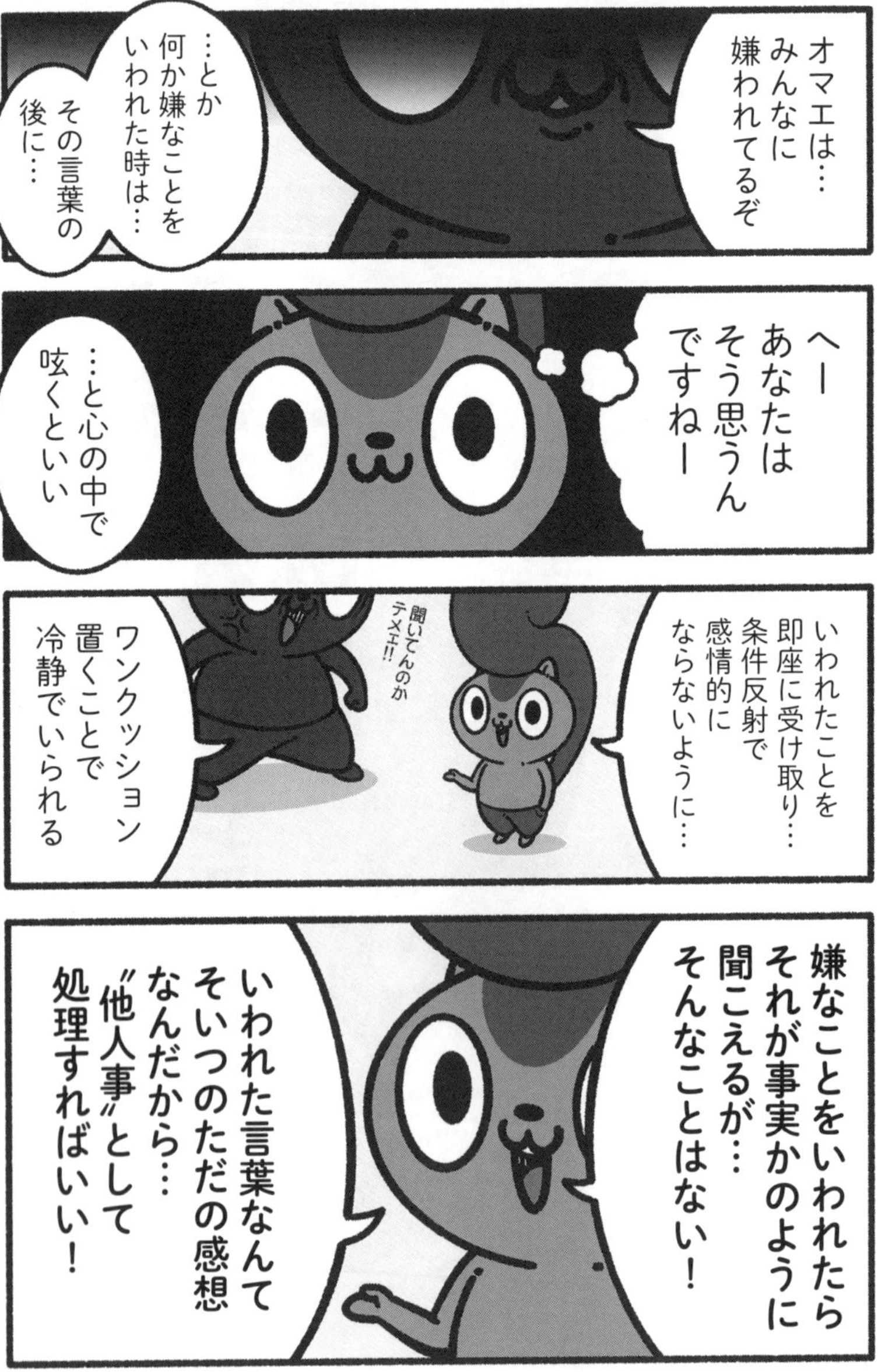

オマエは…みんなに嫌われてるぞ
…とか何か嫌なことをいわれた時は…その言葉の後に…
へーあなたはそう思うんですねー
…と心の中で呟くといい
いわれたことを即座に受け取り…条件反射で感情的にならないように…
聞いてんのかテメェ!!
ワンクッション置くことで冷静でいられる
嫌なことをいわれたらそれが事実かのように聞こえるが…そんなことはない!
いわれた言葉なんてそいつのただの感想なんだから…〝他人事〟として処理すればいい!

08 嫌なことをいわれた時は、どうすればいいの……？

❶「あなたは、そう思うんですね」と心の中で呟く！
❷悪口をデリバリーする人からも離れる！

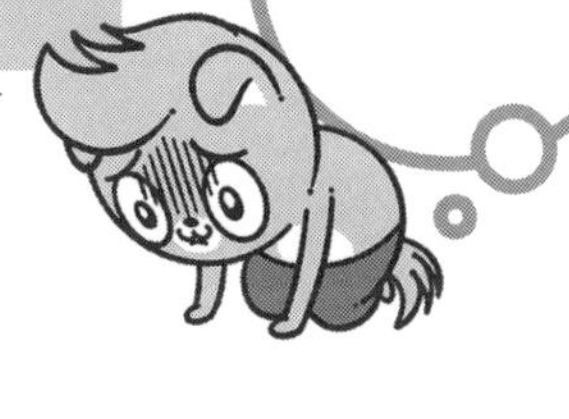

この話で重要なのは、「ワンクッション置いて冷静に判断しよう」ってことです。
いわれたことを真に受けて、他に悪影響が出るのは損でしかないです。
いわれた瞬間にカッとなって、暴力をふるってしまうのも大きな損です。
そうした条件反射で感情的にならないための方法で、「あなたは、そう思うんですね」と心の中で呟くんです。

「怒りも数秒待てばマシになる」みたいなのと同じで、ワンクッション置きます。冷静な状態なら物事の判断もしやすいので、相手のいっていることが「一理ある」と思えば受け入れればいいです。そうでないなら聞き流す。

嫌味や悪口をいわれても、「あなたは、そう思うんですね」と心の中で呟きます。


悪口をいわれた時は、それが事実かのように聞こえたり、みんなもそう思っているように感じるけど、全然そんなことはないです。

あくまで、「サンプル数1」の個人の感想でしかないです。

感想どころか、無理矢理ひねり出したようなウソや暴言ですらあります。

真剣に聞き入れるだけ損だし、取るに足りないものなので、「へー」とか「ふーん」で聞き流して大丈夫です。

努力で解決できないことをバカにするヤツや、危害を加えてくるヤツは、注意するだけでは直らないので、「かかわらない」が一番手っ取り早いです。

そして、自分を嫌うヤツは何をいっても悪く受け取るので、「話せばわかり合える」という考えは捨てましょう。

それと、悪口をいう人はもちろん、「○○が悪口をいってた」と悪口をデリバリーする人からも離れるのが賢明です。

悪意があってもなくても、わざわざ嫌なことを伝えてくるなんて、気分が悪くなるだけですからね。

たとえば、飲み会などの人が集まる場では、悪口で盛り上がりやすいので、そこに自分が参加していなかった時に、悪口の標的にされることがあります。

それを知ったら気分が悪くなること確実なので、絶対に知りたくないけど、「○○が悪口をいってたよ」とデリバリーしてくる人が時々いるんです。

受け取り拒否したいところだけど、伝えられた瞬間に詰むのでどうしようもない。

だから、なるべくそうした人とはかかわらないようにしたいものです。

一度やったら二度三度とやるので、早いうちにかかわらないほうがいいです。

どうせデリバリーするなら、ポジティブなものをお願いしたいです！

これはもう、ぼくから注文したいくらいです！

この本の素敵な感想もデリバリーしていただけたら、めちゃくちゃ嬉しいです！

「失望した」は…
思い通りに
ならなかった不満の
八つ当たり！
キミが責任を感じる
必要はない!!

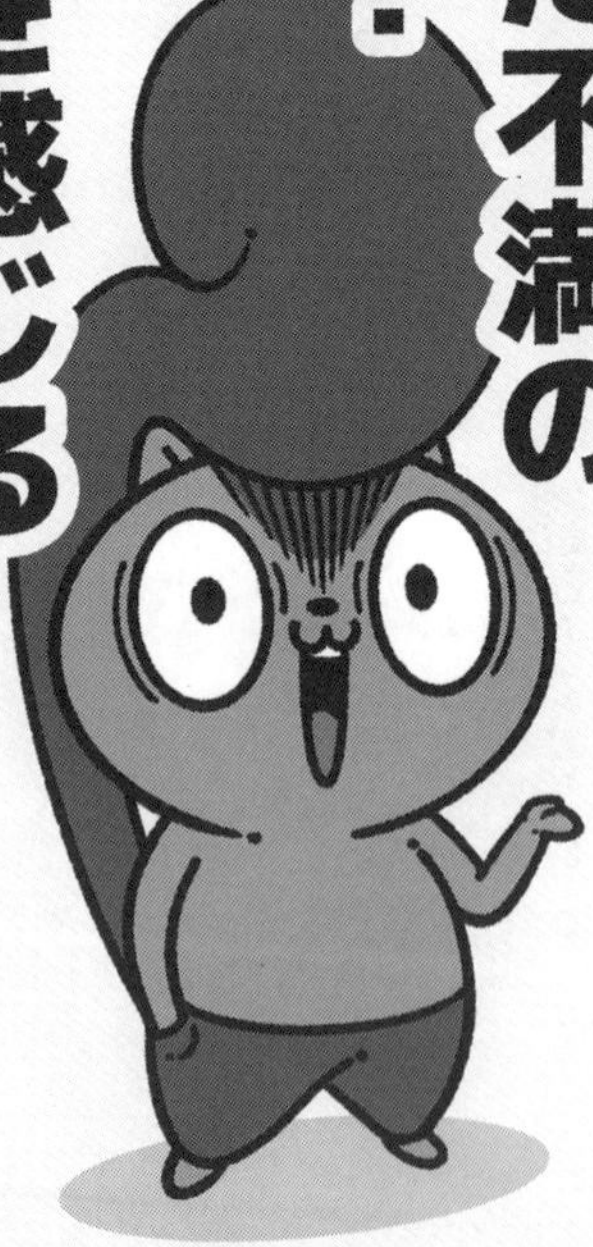

悪口をいわれてつらい

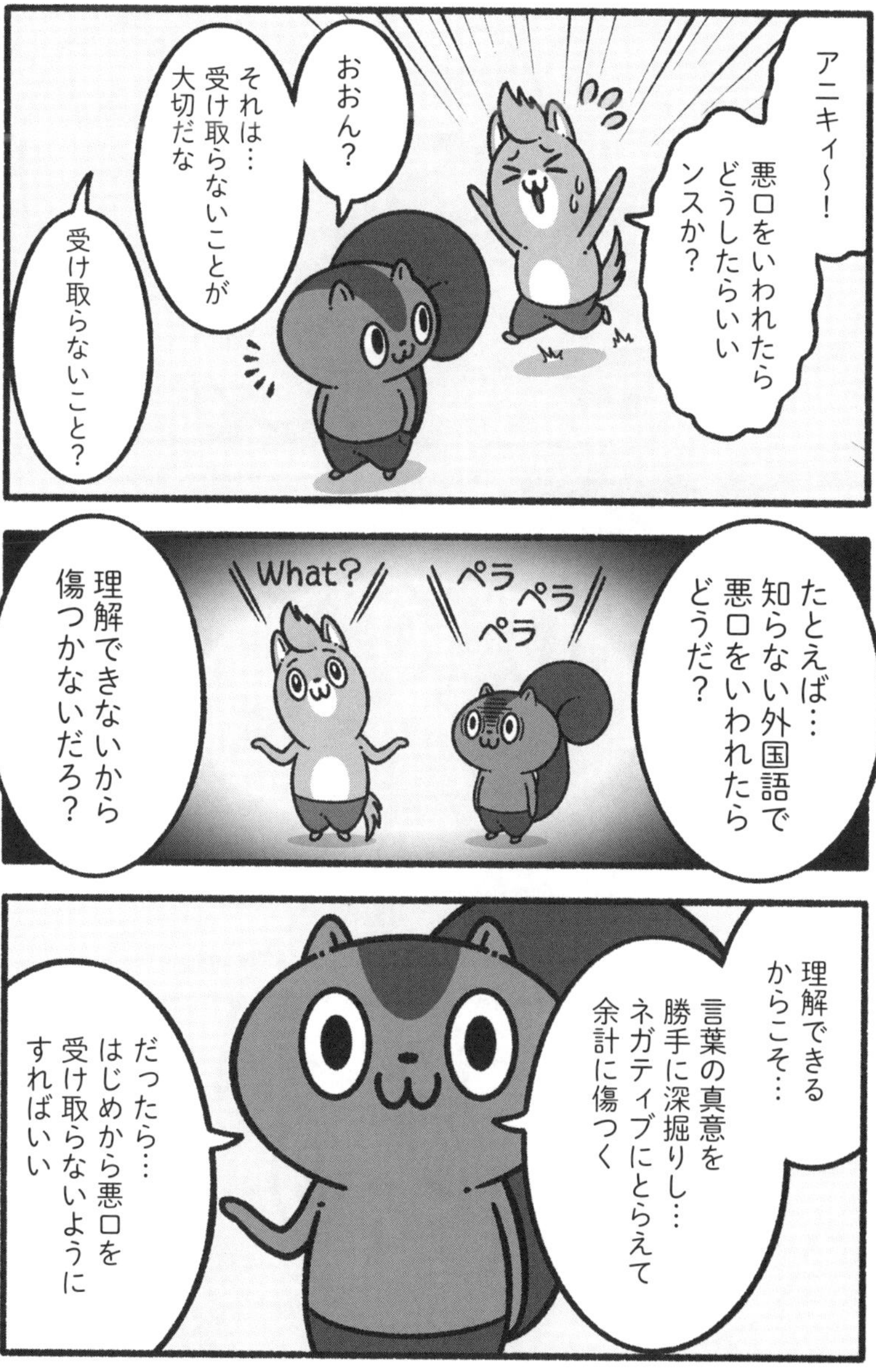
アニキィ〜！
悪口をいわれたらどうしたらいいンスか？
おおん？
それは…受け取らないことが大切だな
受け取らないこと？
たとえば…知らない外国語で悪口をいわれたらどうだ？
ペラ
ペラ
ペラ
What?
理解できないから傷つかないだろ？
理解できるからこそ…言葉の真意を勝手に深掘りし…ネガティブにとらえて余計に傷つく
だったら…はじめから悪口を受け取らないようにすればいい

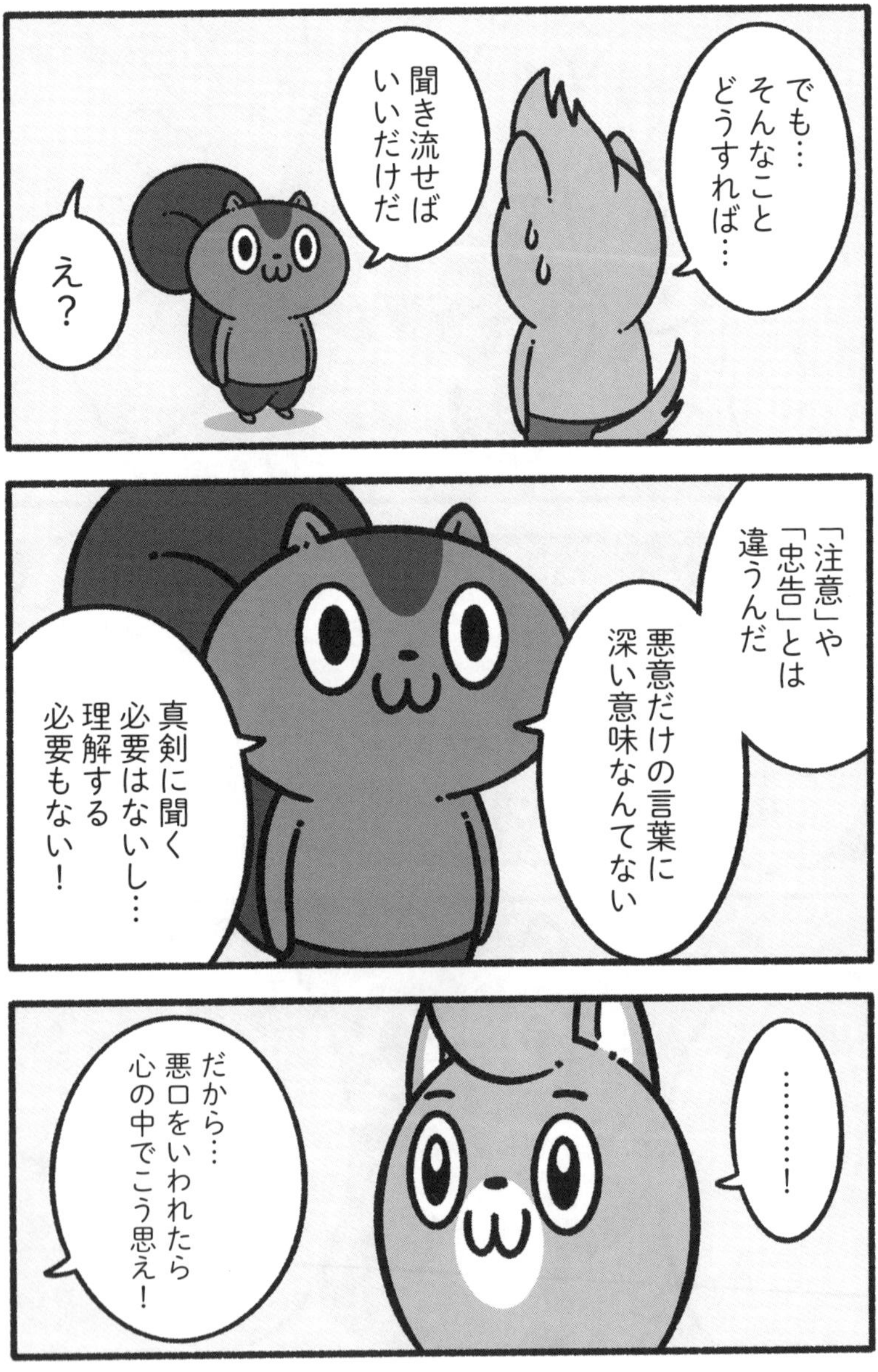
でも…
そんなこと
どうすれば…
聞き流せば
いいだけだ
え？
「注意」や
「忠告」とは
違うんだ
悪意だけの言葉に
深い意味なんてない
真剣に聞く
必要はないし…
理解する
必要もない！
……！
だから…
悪口をいわれたら
心の中でこう思え！

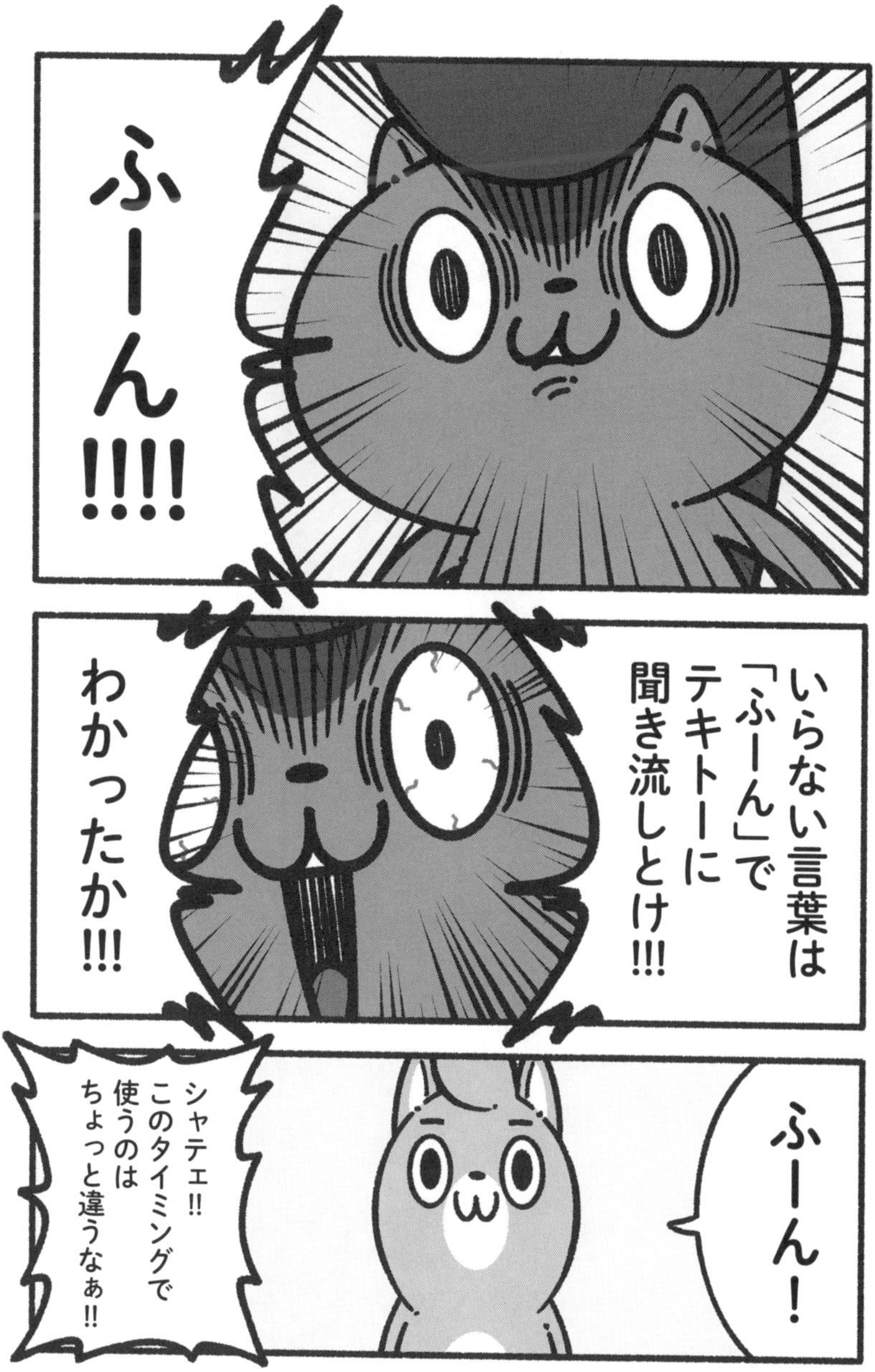
ふーーん!!!!
いらない言葉は「ふーん」でテキトーに聞き流しとけ!!!
わかったか!!!
ふーん!
シャテエ!!このタイミングで使うのはちょっと違うなぁ!!

09 悪口をいわれたら、どうしたらいいの……？

❶自分を守る〝5つのない〟を覚えとく！
❷悪口の価値を下げる！
❸法的措置も頭に入れておく！

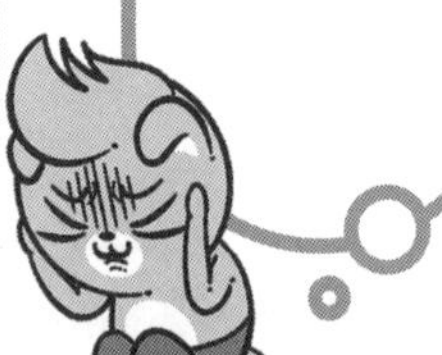

悪口は相手始動なので予防できないです。
文字なら見なければ済むけど、言葉は防ぎようがありません。
だから、少しでも被害を抑える〝ダメージコントロール〟をする必要があるので、
自分を守る〝5つのない〟を覚えておいてください。

①悪口は役立つアドバイスじゃないので、〝まともに聞かない〟
②悪口は意味も価値もないので、〝真剣に考えない〟
③悪口は一個人の感想でしかないので、〝事実とは限らない〟
④悪口は相手の不満や劣等感が生むので、〝自分は悪くない〟
⑤悪口ばかりいう人とは、〝深くかかわらない〟

すべての悪口に当てはまらないかもしれないけど、この〝5つのない〟を頭に入れておくことで、少しはダメージを減らせると思います。

悪口に価値はないので、いわれても「ふーん」で終わりです。

受け取らないように、〝スルースキル〟が大切ってことですね。

ぼくは、悪口を「蚊みたいなもの」と思っていて、刺された時はムカつくけど、その後しばらくしたら、刺されたことを忘れてます。

あなたも、今までどんな蚊に何度刺されたなんて覚えていないでしょ？

それと同じで、悪口なんていちいち覚えてないです。

どうでもいいことや興味がないことはすぐに忘れるのに、悪口は気にして何度も思い返して記憶に刻んでしまう。

自分で悪口の存在を大きくしているから、忘れられないんですよね。

だから、悪口をいわれても、蚊に刺された程度に思って価値を低くするんです。

悪口に価値はないし、それを吐く小物は見下すくらいがちょうどいいんです。

ちなみに、悪口は、相手を傷つけたいから、自分がいわれて傷つくことをいいます。

「みんなに嫌われてるぞ」と悪口をいうヤツは、嫌われることを恐れているんです。

自分の弱点を暴露しているようなものですね。

そもそも、自分の人生に満足していたら、悪口をいわないんですよね。

人生がうまくいかない時に、ねたんだりムカついたりして、「ストレス発散したい」「相手を不幸に引きずり込みたい」って思うみたいです。

ただし、度がすぎる誹謗中傷などのように、悪口をスルーするにも限度はあるので、その場合は警察や弁護士に相談することも検討してください。

それには、お金や労力や時間のコストがかかるので、反撃できたとしても、それ以上の大切なものを失う場合もあり、それらを天秤にかけて判断する必要もあります。

それでも「訴える価値がある」と判断した場合に行動に移すといいと思います。

心に負った傷なのに、「訴えずに我慢する」という結果になった場合は悔しいけど、自分の幸せのために最善の手を選んでほしいと思います。


こうして対処や考え方を知って頭で理解していても、実際に悪口や誹謗中傷を受けた時には冷静に実践することが難しかったりします。

メンタルには波があるので、前向きな時は乗り切ることもできるけど、落ちている時はそれができず、悪いほうにどんどん沈んでいってしまうこともあります。

「大人だから我慢しなきゃ」と思い込んで、感情を押し殺して我慢し続けなくてもいいですからね。

〝大人〟の前に、一人の〝人間〟です！

つらい時は、一人で抱え込まずに誰かを頼ってください！

法的措置をとる時には、証拠を残しておくことを忘れずに！

人間の体の
ほとんどは水！
悪口をいわれたら…
「〝人の形をした水〟が
何かいってる」
って思えばいいな！

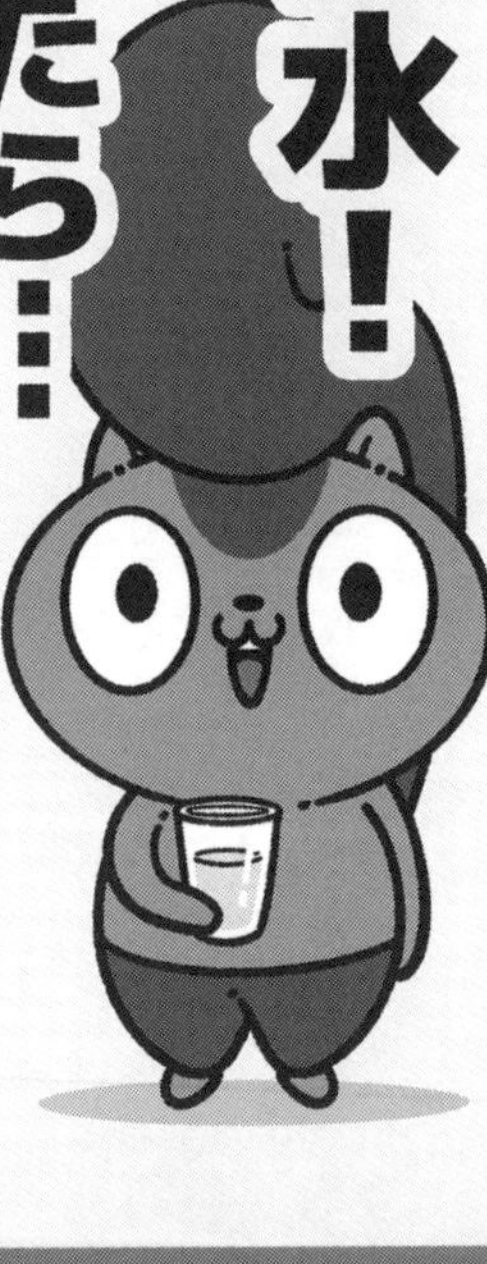

第3章

目標に向かってがんばる人へ

失敗が怖い

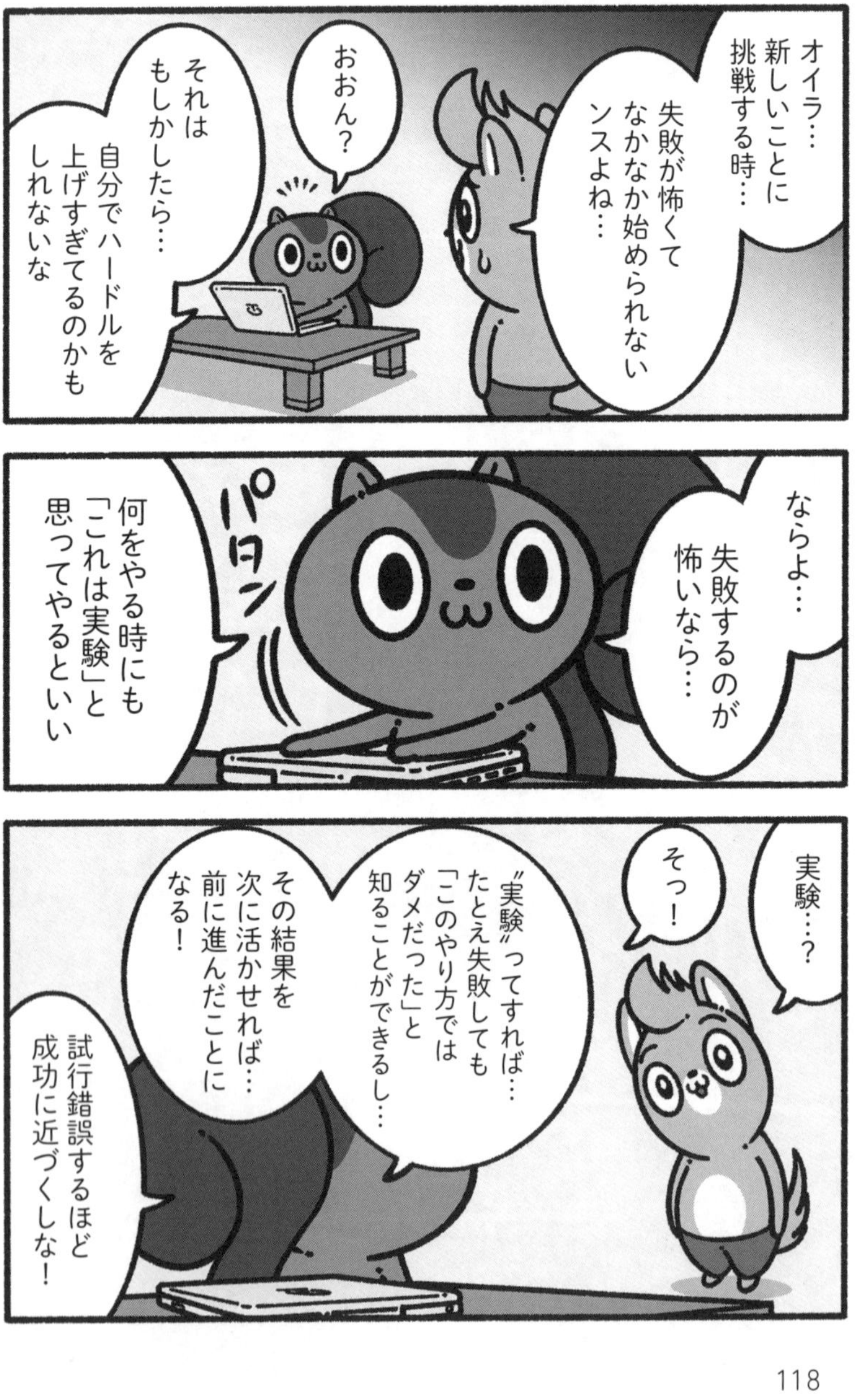

オイラ…新しいことに挑戦する時…

失敗が怖くてなかなか始められないンスよね…

おおん？

それはもしかしたら…

自分でハードルを上げすぎてるのかもしれないいな
パタン
ならよ…

失敗するのが怖いなら…

何をやる時にも「これは実験」と思ってやるといい
実験…？

そっ！

〝実験〟ってすれば…たとえ失敗しても「このやり方ではダメだった」と知ることができるし…

その結果を次に活かせれば…前に進んだことになる！

試行錯誤するほど成功に近づくしな！

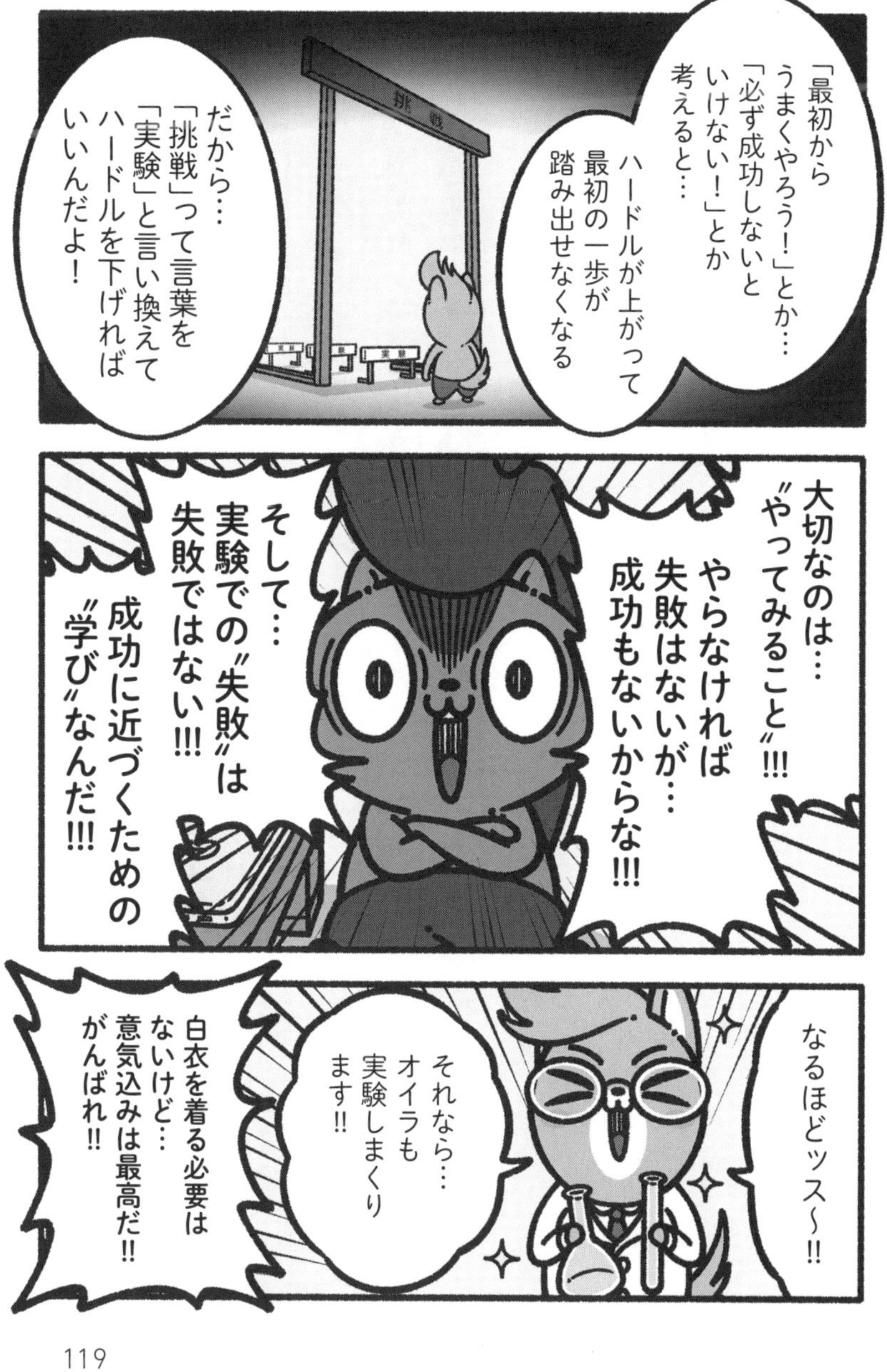
「最初からうまくやろう!」とか…「必ず成功しないといけない!」とか考えると…
ハードルが上がって最初の一歩が踏み出せなくなる
挑戦
だから…「挑戦」って言葉を「実験」と言い換えてハードルを下げればいいんだよ!
大切なのは…〝やってみること〟!!!
やらなければ失敗はないが…成功もないからな!!!
そして…実験での〝失敗〟は失敗ではない!!!
成功に近づくための〝学び〟なんだ!!!
なるほどッス〜!!
それなら…オイラも実験しまくります!!
白衣を着る必要はないけど…意気込みは最高だ!!
がんばれ!!

01 失敗が怖くて挑戦できない……。

❶ 失敗が嫌だと思う原因を知る！
❷ 言い換えて心理的ハードルを下げる！

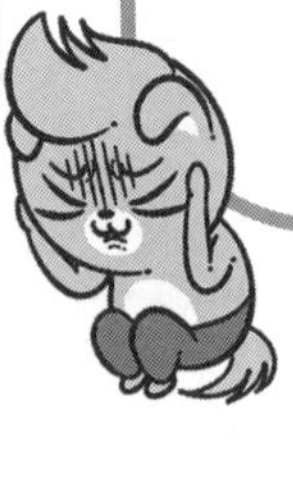

失敗が嫌だと思う原因は人によるけれど、大きく分けて5つあると思います。

❶ 人目が気になる

失敗した時に、人に笑われたり、バカにされるのが嫌だからというものです。
「失敗したら恥ずかしい」という恐怖があるから、気にしちゃうってことですね。

❷ 物理的な被害がある

お金が減ったり、ケガをする可能性があると、尻込みしちゃいますね。「お金が減るような損をしたくない」という心理は強く働くし、ケガをするようなリスクは負いたくないので。

❸ 費用対効果を気にする

「かけた時間と労力に見合わない結果になるのが嫌」ということですね。失敗して何も得られなかったら無駄と感じちゃうので、これも「損をしたくない」という心理かもです。

❹ 完璧主義だから

自分の能力的に完璧にやることが無理だとわかるから、最初から「やらない選択をする」というものです。0か100かの思考になりがちな、完璧主義的な理由です。「やって、できなかった」となるよりも、「やらないで、できなかったほうがマシ」と思っちゃうんですね。

❺ 変化が怖い

変化することを恐れたり、面倒に感じたりすることもあります。変化を避けて現状維持を求める、「現状維持バイアス」ともいわれます。

失敗を恐れる時、「なぜそう思うのか？」の原因を探るといいかもしれないです。①の人目を気にしている場合が多いけど、今回の話は、③の費用対効果を気にして行動できない時の考え方になります。

このお話で行動できない原因は、「時間と労力をかけたのに何も得られないのが嫌」ってところで、逆にいえば、何かしらの成果が得られれば行動できそうです。

ならば、「挑戦」を「実験」と言い換えてみるのはどうでしょうか？「実験」なので、「失敗して当たり前」と期待値が下がるし、「失敗は成功のもと」と、どんな結果も〝次〟につながるイメージが湧いてきます。

発明王エジソンの言葉で、「私は失敗したことがない。1万通りのうまくいかない方法を見つけただけだ」とあるように、失敗もまた〝1つの成果〟です。

「失敗は、成功に近づくための学び」とも言い換えられます。

成功か失敗かの2つの道に別れているのではなく、成功まで地続きで、その過程に失敗があるイメージですね。学びやデータを得られたのなら、〝無意味な失敗〟はなく、「すべては、自分を成長させるためにある」ってことです。


そして、これに関することで、ぼくは「努力」を「工夫」と言い換えています。

「努力」と聞くと精神論っぽくて、「努力する」といっても何をすべきかぼやけるんですよね。気合で成功することはそんなになくて、仮説と検証を繰り返しての地道な積み重ねだったりするので。

「工夫する」と言い換えるだけでも、試行錯誤するイメージが湧いてくるし、クリエイティブに考えるスイッチが入るので、やるべきことが見えてきます。

ただ言葉を換えただけの単純なことだけど、しかし、言葉の力は大きいです。いわれた言葉や使う言葉で、自分の性格が変わる力もあるくらいですから。

どうせ使うなら、自分にとって良い影響がある言葉を使いたいですね！

あなたならできます！　どんどん、〝実験〟していきましょう！

失敗はするものだから…
〝挽回力〟が大事！
失敗したら…
「どうしよう」じゃなく
「こうしよう」って考えよう!!

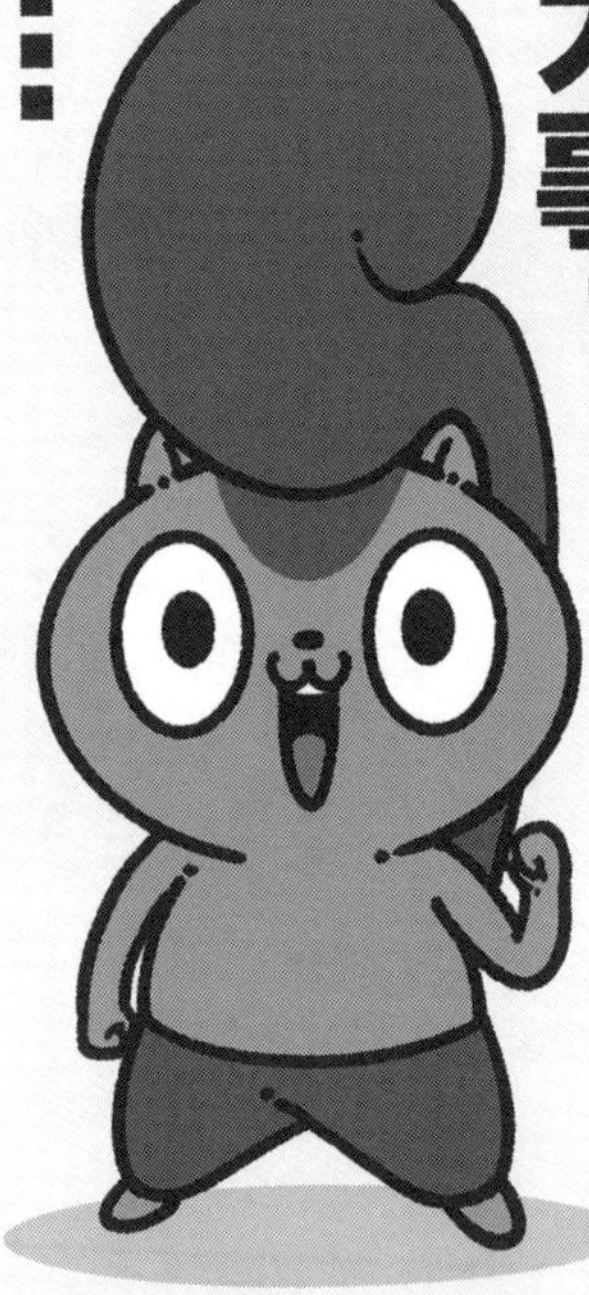

失敗してバカにされたくない

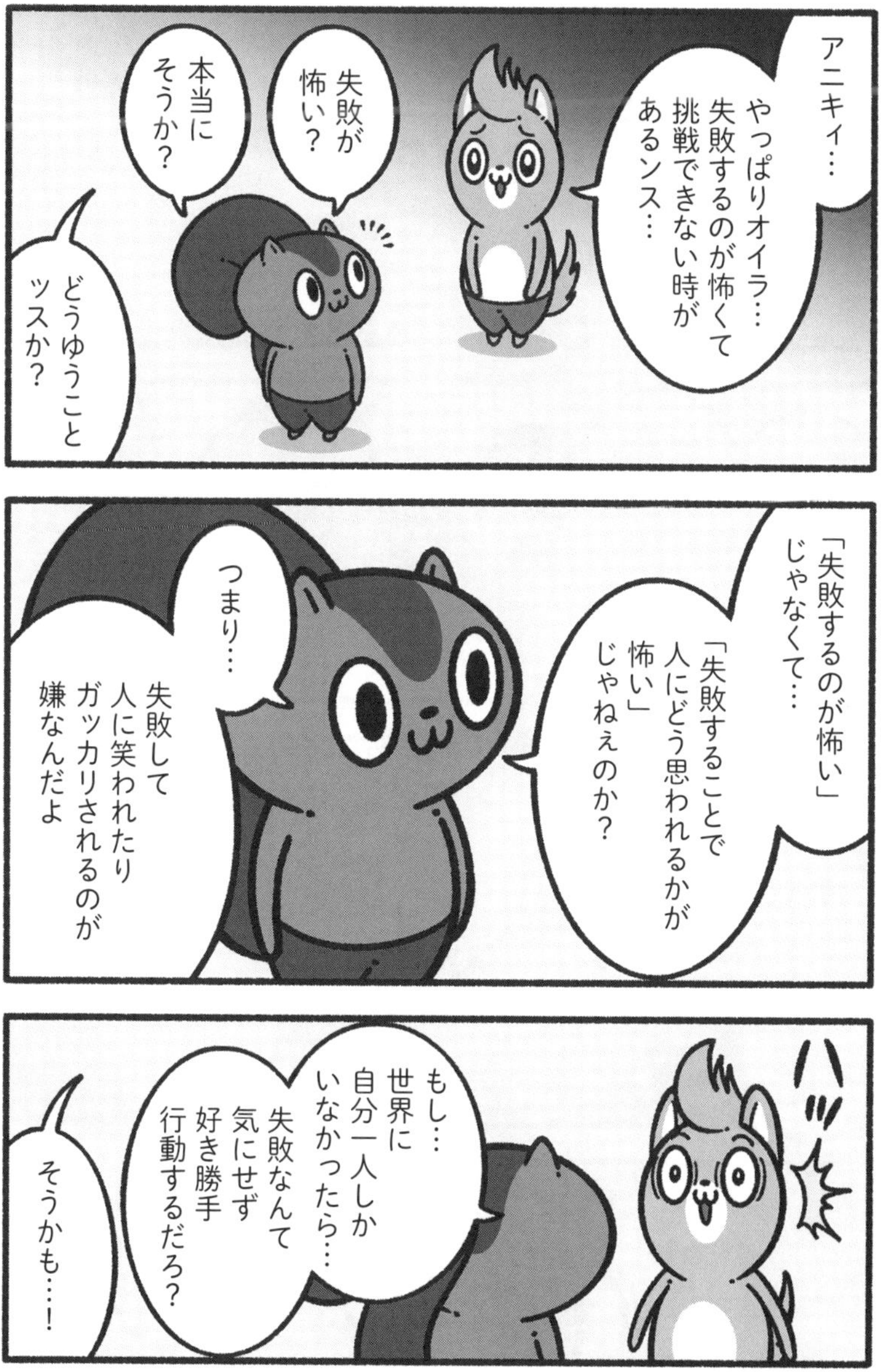

アニキィ…
やっぱりオイラ…失敗するのが怖くて挑戦できない時があるンス…
失敗が怖い？
本当にそうか？
どうゆうことッスか？
「失敗するのが怖い」じゃなくて…
「失敗することで人にどう思われるかが怖い」じゃねぇのか？
つまり…
失敗して人に笑われたりガッカリされるのが嫌なんだよ
ハッ
もし…世界に自分一人しかいなかったら…
失敗なんて気にせず好き勝手行動するだろ？
そうかも…！

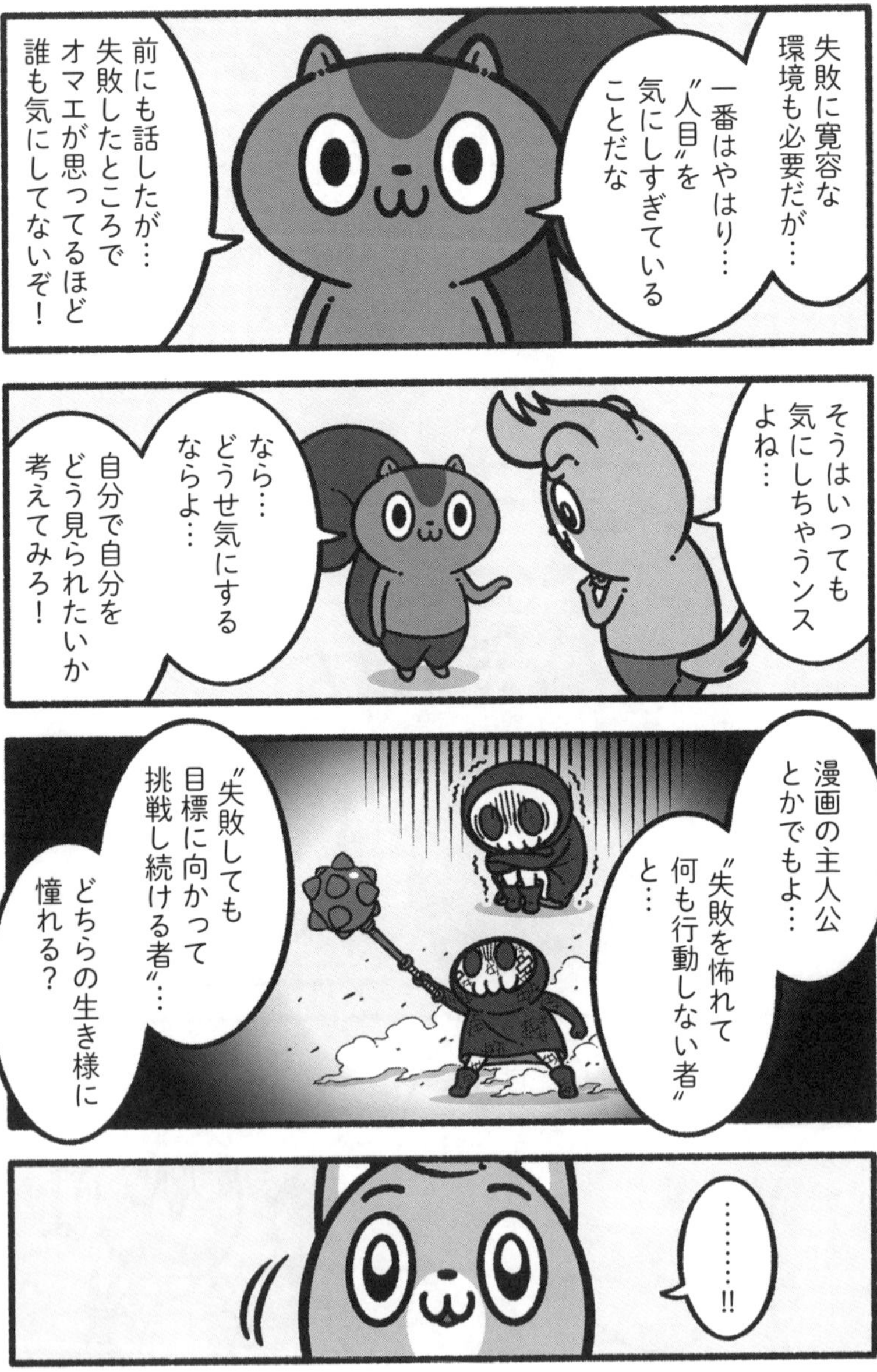
失敗に寛容な環境も必要だが…
一番はやはり…〝人目〟を気にしすぎていることだな
前にも話したが…失敗したところでオマエが思ってるほど誰も気にしてないぞ！
そうはいっても気にしちゃうンスよね…
なら…どうせ気にするならよ…
自分で自分をどう見られたいか考えてみろ！
漫画の主人公とかでもよ…
〝失敗を怖れて何も行動しない者〟と…
〝失敗しても目標に向かって挑戦し続ける者〟…
どちらの生き様に憧れる？
………‼

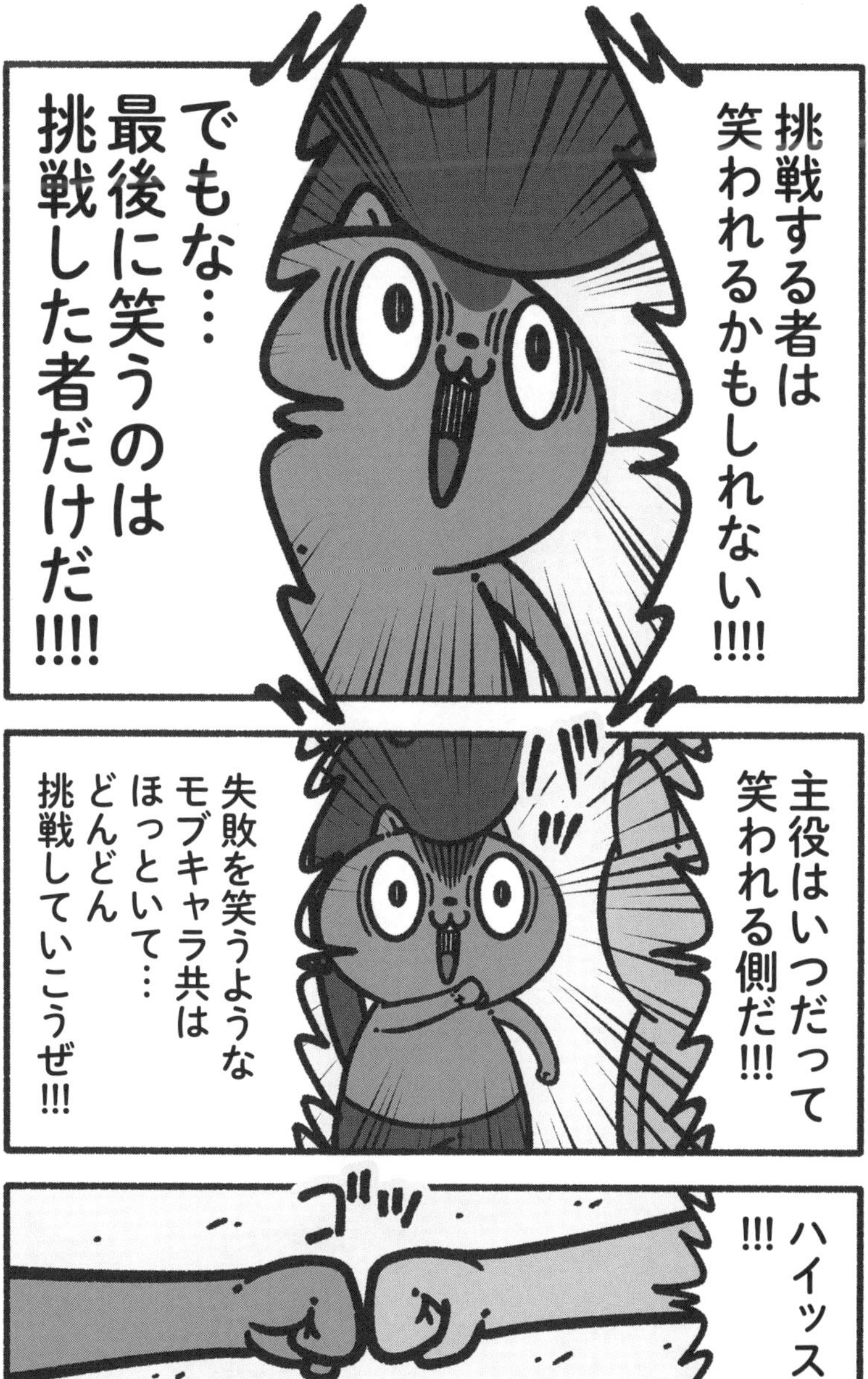

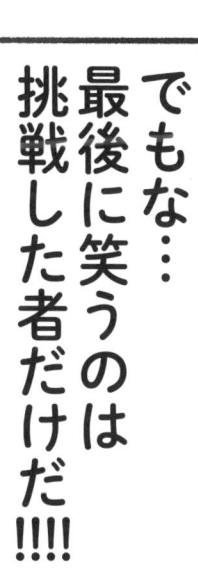

挑戦する者は笑われるかもしれない!!!!
でもな…最後に笑うのは挑戦した者だけだ!!!!
主役はいつだって笑われる側だ!!!
失敗を笑うようなモブキャラ共はほっといてどんどん挑戦していこうぜ!!!
ハイッス!!!
ゴッ

02 失敗したら、人からバカにされそう……。

❶「その失敗は、死ぬ間際でも思い出すことか？」を想像する！
❷常に〝次〟を用意しておく！

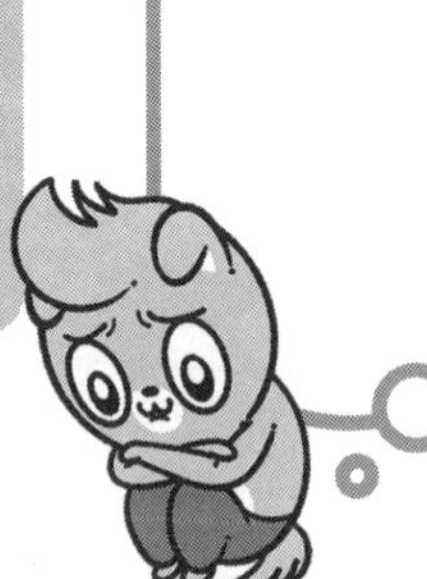

失敗が嫌だと思う原因の1つに、「人目が気になる」というのがあります。失敗した時に、「人から笑われたり、バカにされるのが嫌」というもので、「失敗したら恥ずかしい」という恐怖があるから気にしちゃうってことですね。

でも、自分が自分のことしか気にしていないように、他人からは何とも思われていないのが実情だったりします。

それも踏まえて、失敗した時に、自分を納得させるために想像してみてください。

「その失敗は、自分が寿命を迎えて死ぬ間際でも思い出すようなことか？」って。

それで、「死ぬまで脳裏に焼きつく失敗じゃないなら大丈夫」ってことです。

そこまでの印象に残らなそうなら、忘れることもできるハズなので。

だいたい、去年失敗したことすら覚えていないので、この先も大丈夫です。


そんな失敗の恐怖心を下げたうえで伝えたいのが「〝次〟を用意しておくといい」ってことです。

目標を達成するために、「常に〝次〟がある」という心理状態を保っていることで、失敗してもめげずに前を向けます。

たとえば、作品を応募して結果が悪かったら、モチベーションが下がります。

時間と労力をかけて作ったものほど、ダメだった時のショックもデカいですね。

こうした時、結果を待つ間に、次に応募する作品の制作を進めておくことで、今の結果が悪かった時、「まだ次に応募する作品があるから大丈夫！」と思えます。

要するに、〝予備〟や〝保険〟です。これは、受験や就活でも同じですね。

「これがダメでも次がある」という予備や保険があると、心が軽くなります。

常に〝次〟を用意しておくことで、〝今〟にかける想いを軽くしているのです。

そもそも、「なぜ落ち込むのか？」「なぜやる気がなくなるのか？」というのは、結果を期待しすぎているからです。

それを「期待しない」という意気込みだけでどうにかするのは無理なので、予備や保険のストックを用意して、期待を分散させる作戦です。

〝気持ち〟ではなく〝仕組み〟で、モチベーションを維持するのがポイントです。

常に次を用意して行動し続けることで、自然と継続できて数を打てるので、気づいたら結果が出ていたりします。

結論、「失敗が怖いなら、挑戦の数を増やすといい」ってことです。

的当ても、一回勝負なら緊張しちゃうけど、百回勝負なら気軽に投げられます。

「一度きりの挑戦」だと思うから怖くて行動できないし、失敗した時にショックなので、「まだ次がある」という予備や保険があれば、恐れず迷わず挑戦できます。

失敗しても大丈夫！　挑戦し続ける限り、常に次があります！

勝負は誰が勝つか
わからないが…
〝傍観者が勝つこと〟
だけは絶対にない!!!

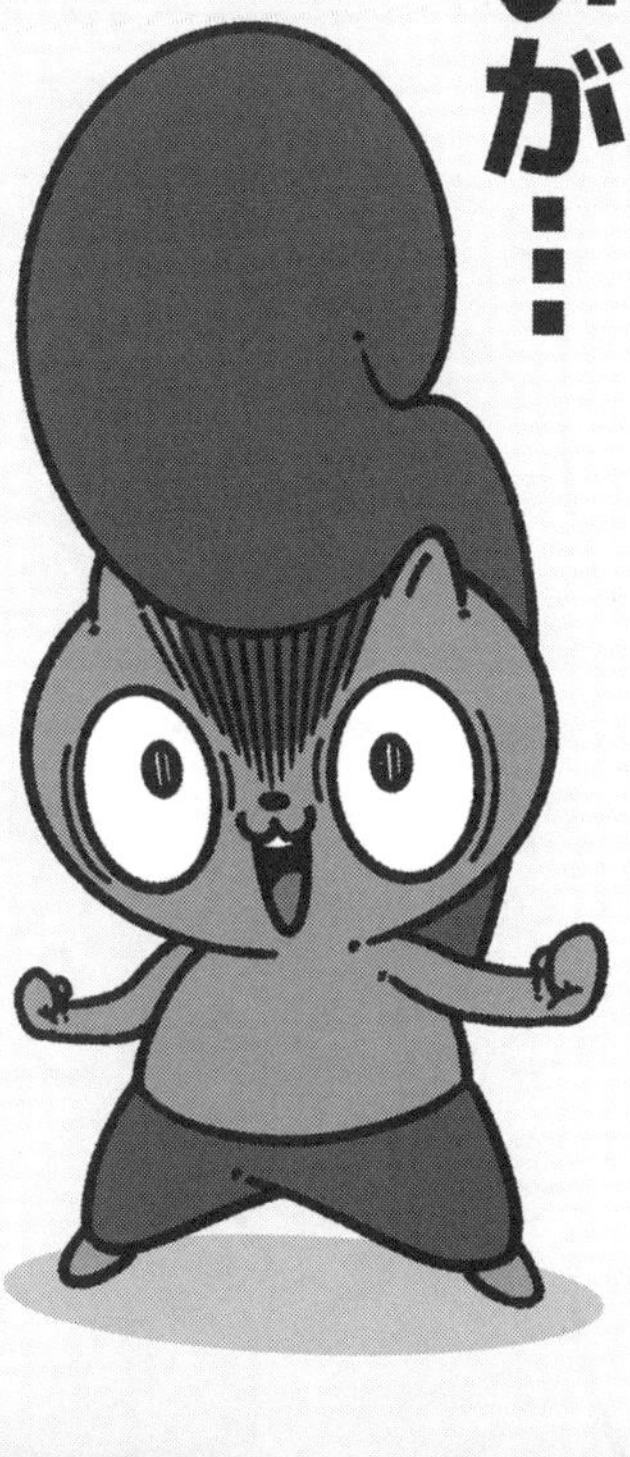

一歩踏み出せない

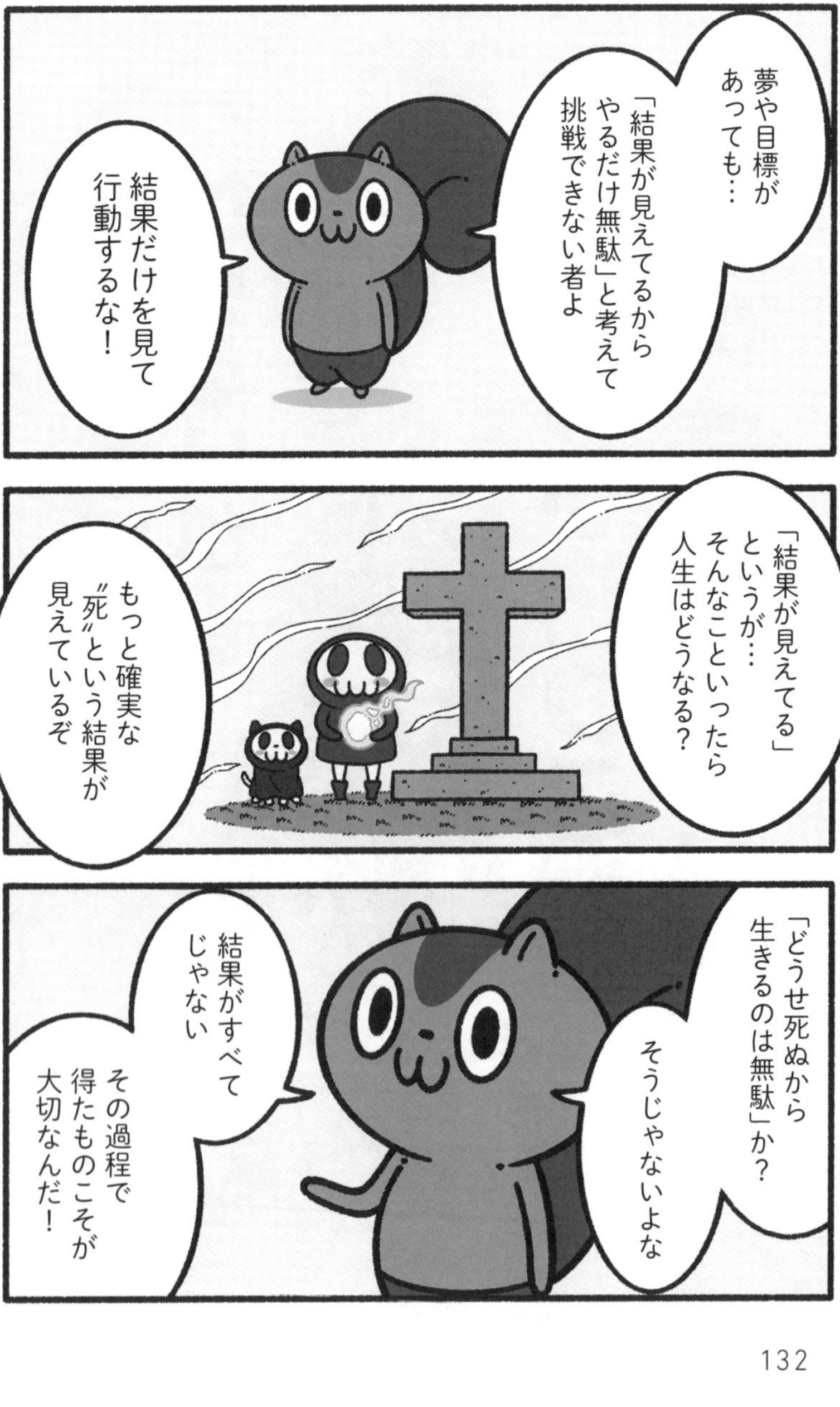
夢や目標があっても…「結果が見えてるからやるだけ無駄」と考えて挑戦できない者よ
結果だけを見て行動するな！
「結果が見えてる」というが…そんなこといったら人生はどうなる？
もっと確実な〝死〟という結果が見えているぞ
「どうせ死ぬから生きるのは無駄」か？そうじゃないよな
結果がすべてじゃないその過程で得たものこそが大切なんだ！

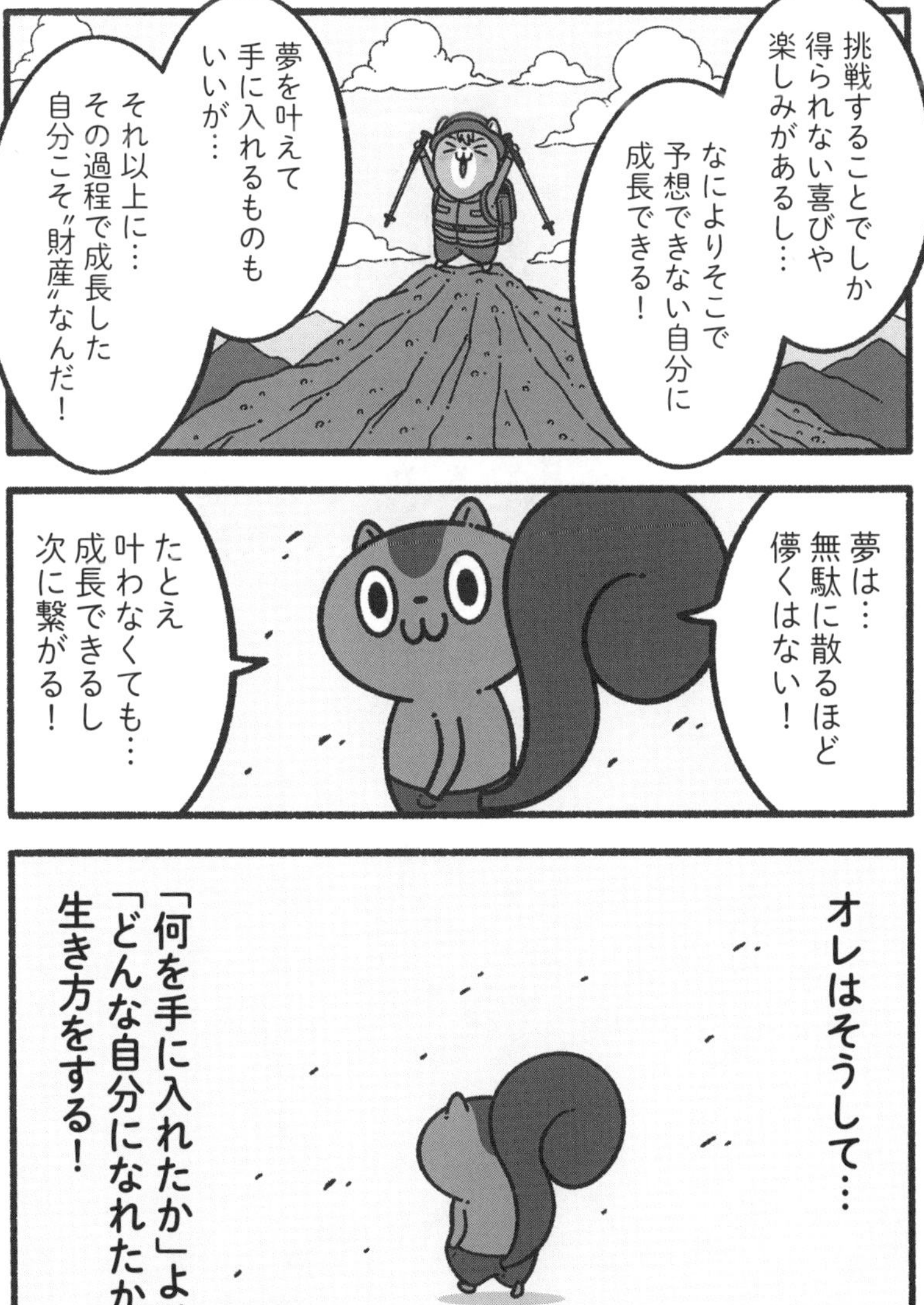
挑戦することでしか
得られない喜びや
楽しみがあるし…
なによりそこで
予想できない自分に
成長できる！
夢を叶えて
手に入れるものも
いいが…
それ以上に…
その過程で成長した
自分こそ〝財産〟なんだ！
夢は…
無駄に散るほど
儚くはない！
たとえ
叶わなくても…
成長できるし
次に繋がる！
オレはそうして…
「何を手に入れたか」より
「どんな自分になれたか」の
生き方をする！

03 挑戦したいけど、一歩踏み出せない……。

❶不安の多くは、知識と行動で解消できる！
❷心の中に尊敬する人物を思い浮かべる！
❸〝理想の自分〟に相談してみる！

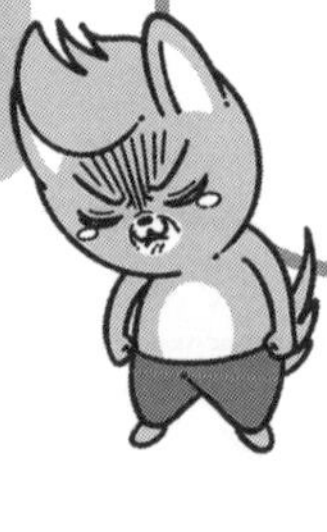

〝知識〟は、〝勇気〟を後押ししてくれます。

バイトでも、未経験のバイトより経験済みのバイトのほうが気軽に応募できるのは、勇気があるのではなく、そのバイトのことを知っているからです。

このことから、「不安の多くは、知識と行動で解消できる」と考えています。

たとえば、初めて就職面接を受ける時は、不安や恐怖があると思います。

その不安や恐怖をなくすには、勇気をふり絞るよりも〝慣れ〟が重要になります。

プールに入る前に少しずつ水をかけて体を慣らしていくように、不安を感じている事柄に少しずつ触れて、慣らしていくんです。

家族や友だちの前で面接の練習をすれば、人前で話すことに抵抗がなくなっていくし、質問される内容を想定して回答を用意しておけば不安も和らぎます。

そして実際に何度も面接を受ければ、場の空気や質疑応答の傾向がわかり、恐怖もなくなっていきます。これは、勇気がついたのではなく、慣れたんです。

実際に体験して学んだので、面接が未知のことではなくなったんです。


人は、わからないことや知らないことを恐れます。

逆にいえば、場馴れしているものがあるほど、不安や恐怖を感じる場面も減ります。

一歩踏み出せない時は、調べたり練習したりイメージトレーニングしたりと、徐々にハードルを上げながら慣れていくことで、不安を軽減できます。

それに、最悪の事態を想定して対策を考えておけば安心できます。

それでも不安だったり答えが出せない時は、心の中に尊敬する人物を思い浮かべて、「あの人ならどうするか？」を考えてみてください。

他人視点で見ることで、自分の感情を切り離して冷静に考えることができるし、理想の人物になりきることで、意識が高い状態で物事を判断できるからです。

偉人でも芸能人でもいいし、アニメのキャラクターでも何でもいいです。

「尊敬するあの人なら、この状況をどうするか？」と考えてみると、困難な状況を抜け出す解決策が生まれやすくなるのでオススメです。

そんな人がいない時は、能天気なギャルを心の中に召喚してみてください。

つらい時でも、「なんとかなるっしょ〜」みたいに、軽くいってくれそうです。

解決策は出ないけど、「たいしたことじゃないかも」と、少しは心が軽くなります。

悩んでいる時って、その問題が人生を左右するような大事のように感じちゃうけど、他人からすれば「そんなことで悩んでるの？」みたいなことが意外とあるんです。

「他人事だからそう思う」ってことなので、心の中に誰かを召喚して、客観的に物事をとらえるといいかなと思います。

「他人事のように考える方法」で、自分で自分の相談をするのもあります。

悩んでいる時に、〝理想の自分〟を心の中に召喚するんです。

数年後の、立派になった〝大人の自分〟でもいいです。

不安な時って、どうしても視野が狭くなって柔軟な思考ができなくなります。

ネガティブ思考で泥沼にハマるのを防ぐために、心の中で吐き出して対話することで、「自分らしくない考えをしている」と気づかせる目的です。

名言や好きな言葉があれば、それを心の中の理想の自分にいわせて、自分を奮い立たせるのもいいですね。

自作自演だけど、頭の中でこのやり取りをすると、心から望んでいることがわかったり、自分らしい答えが出せたりします。


こうした知識もまた、一歩踏み出す勇気を後押ししてくれるハズです。

たとえ、自分で出した答えを、周りに反対されても変える必要はないですからね。

周りの声は〝ヒント〟であって、〝答え〟ではないです！

〝周りの声〟ではなく、〝心の声〟が自分の答えです！

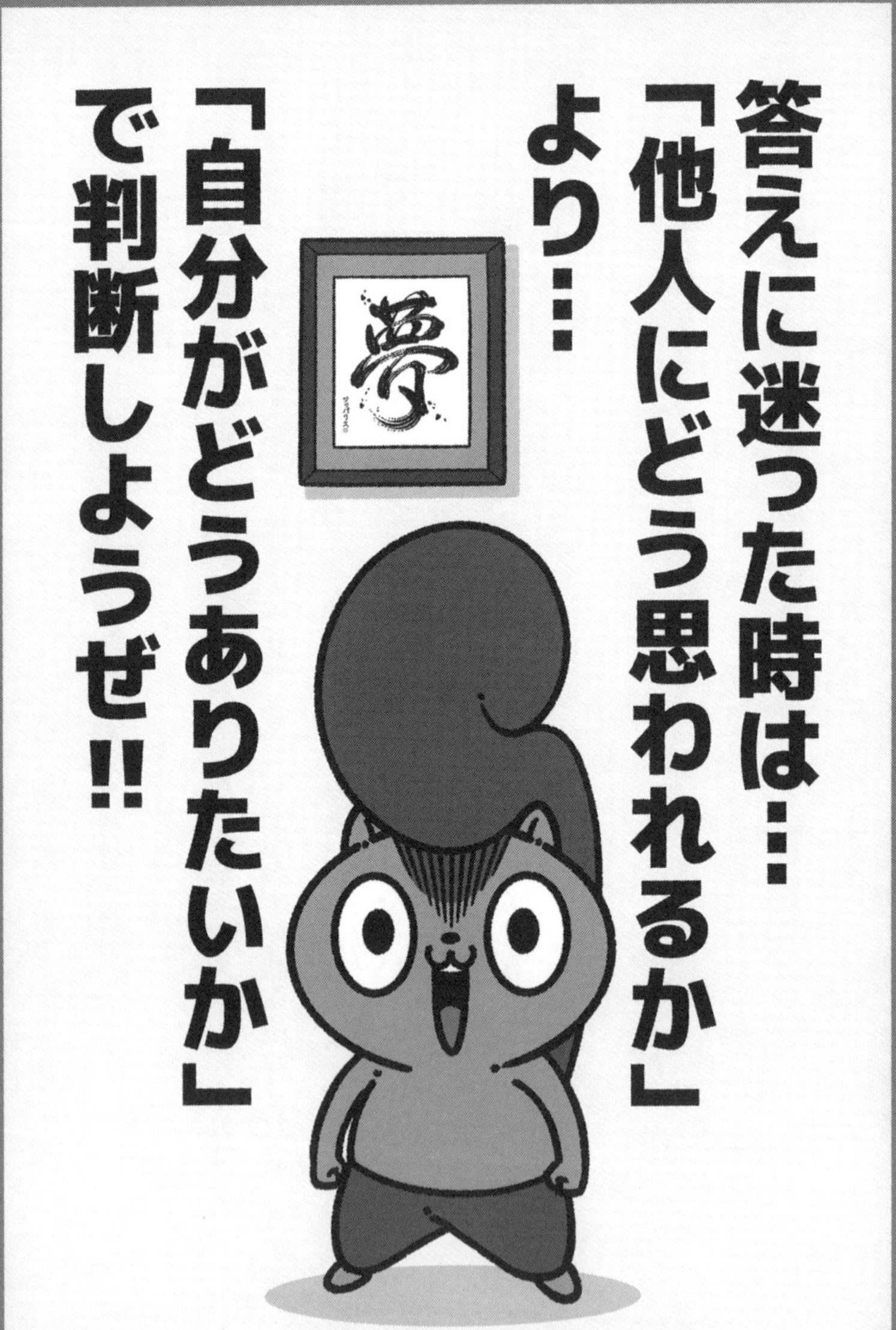
答えに迷った時は…

「他人にどう思われるか」

より…

「自分がどうありたいか」

で判断しようぜ!!

夢

［努力しても結果が出ない］

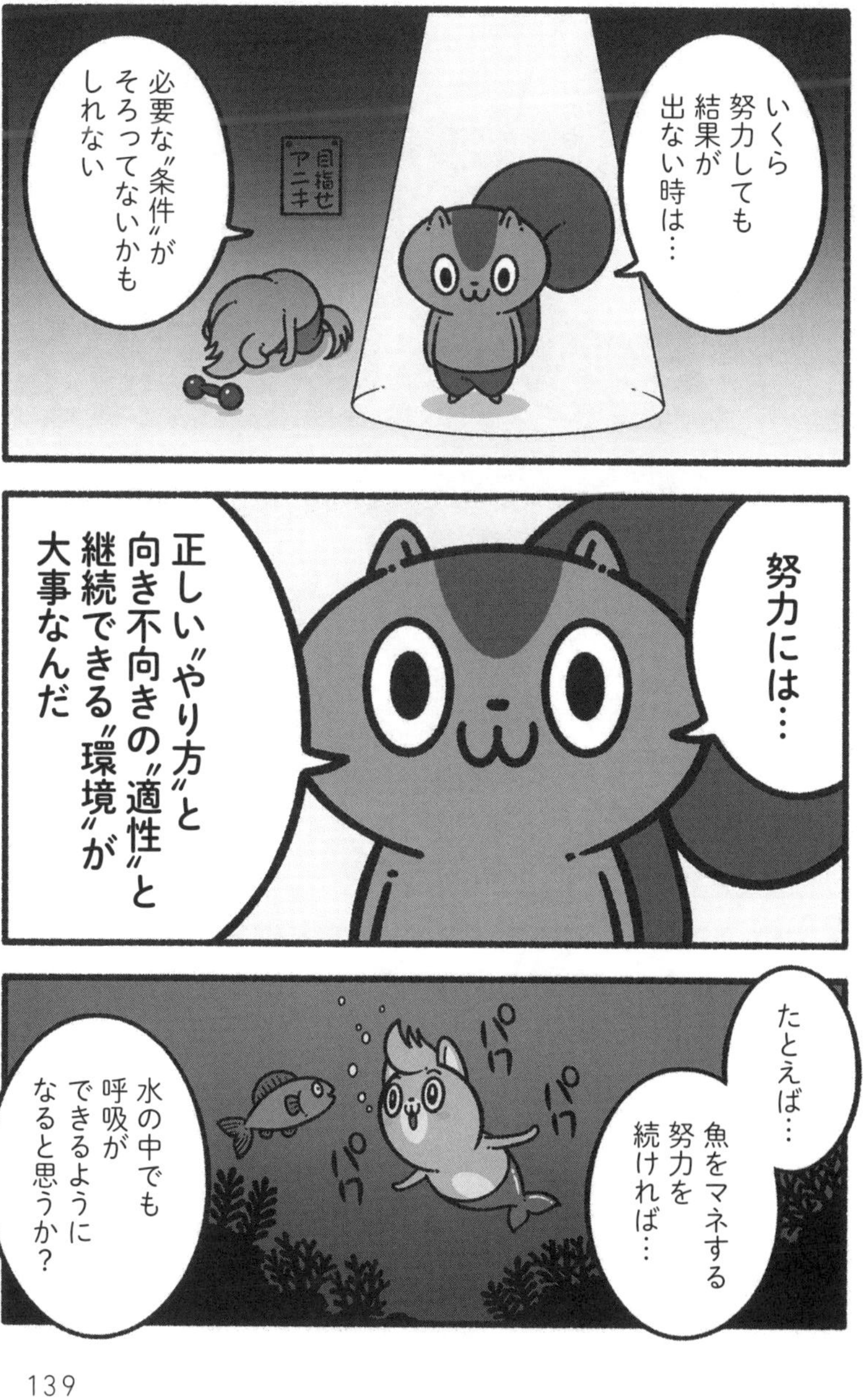
いくら努力しても結果が出ない時は…
目指せアニキ
必要な〝条件〟がそろってないかもしれない
努力には…
正しい〝やり方〟と向き不向きの〝適性〟と継続できる〝環境〟が大事なんだ
たとえば…
魚をマネする努力を続ければ…
パクパク
パクパク
パクパク
水の中でも呼吸ができるようになると思うか？

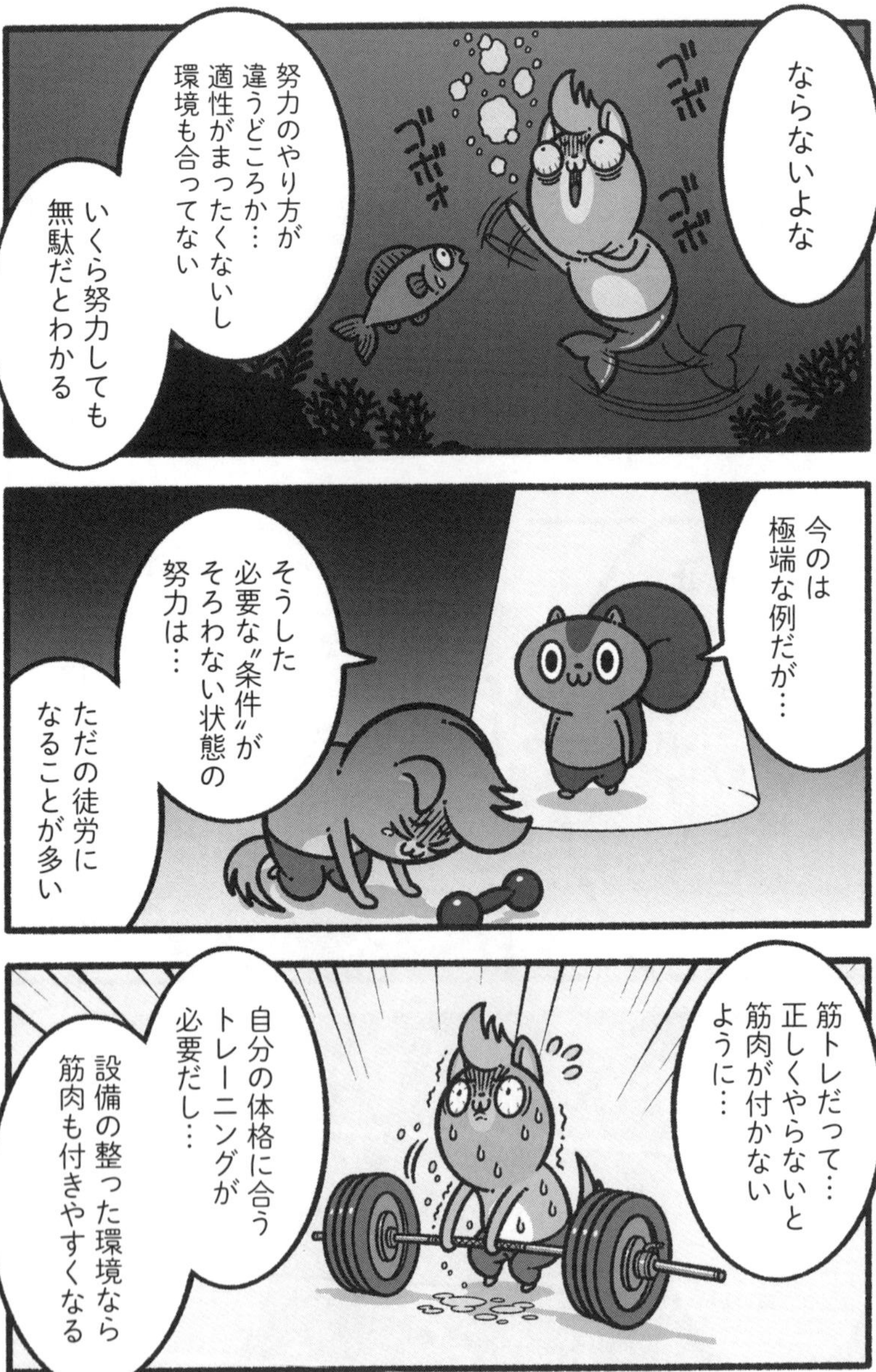
ならないよな
ゴボ
ゴボ
ゴボォ
努力のやり方が違うどころか…適性がまったくないし環境も合ってない
いくら努力しても無駄だとわかる
今のは極端な例だが…
そうした必要な〝条件〟がそろわない状態の努力は…
ただの徒労になることが多い
筋トレだって…正しくやらないと筋肉が付かないように…
自分の体格に合うトレーニングが必要だし…
設備の整った環境なら筋肉も付きやすくなる

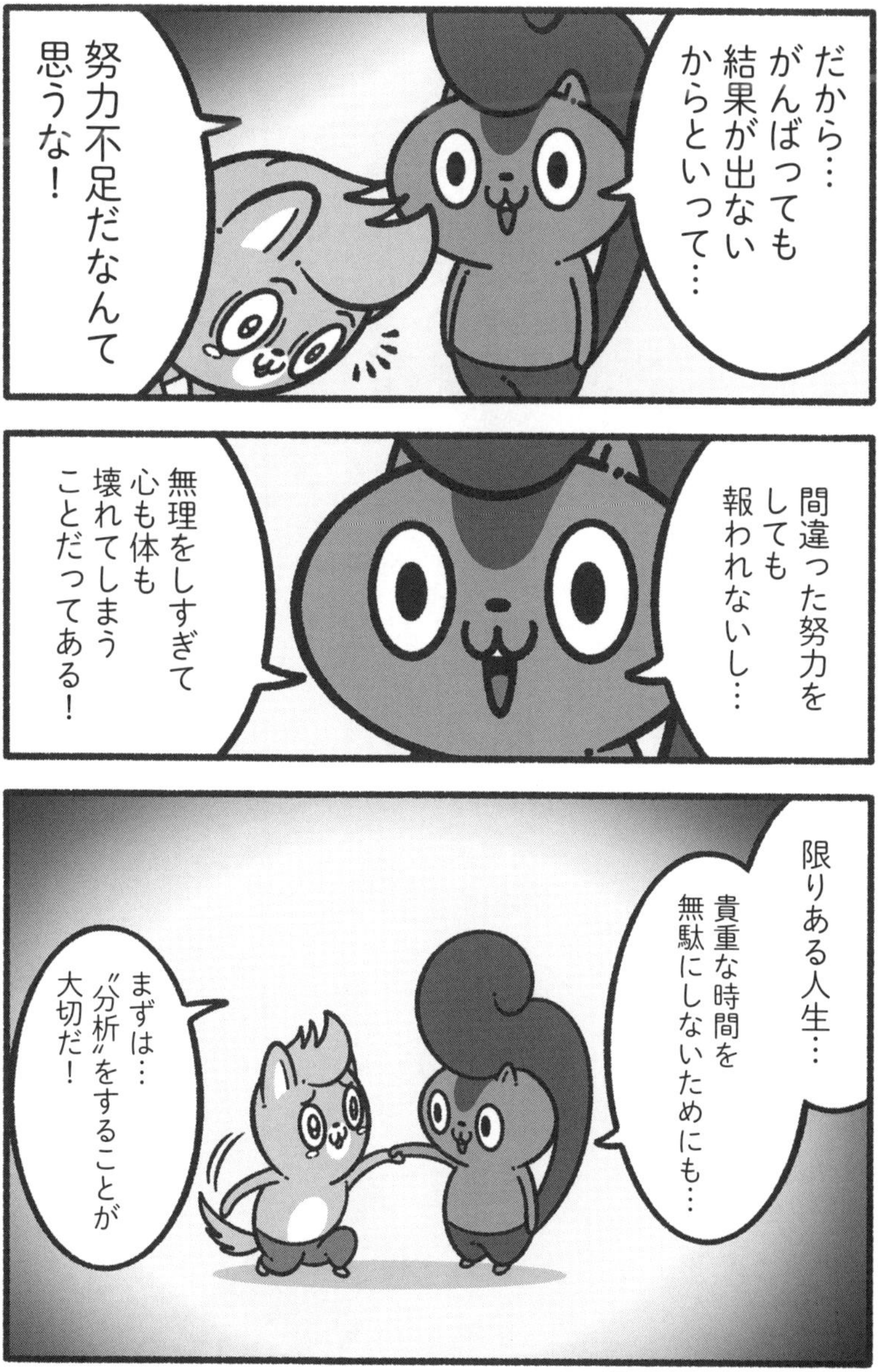
だから…
がんばっても
結果が出ない
からといって…
努力不足だなんて
思うな！
間違った努力を
しても
報われないし…
無理をしすぎて
心も体も
壊れてしまう
ことだってある！
限りある人生…
貴重な時間を
無駄にしないためにも…
まずは…
〝分析〟をすることが
大切だ！

04 努力しているのに結果が出ない……。

❶正しい〝やり方〟をする！
❷向き不向きの〝適性〟を知る！
❸継続できる〝環境〟に身を置く！

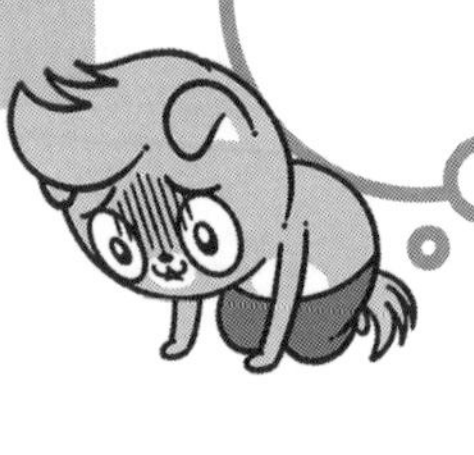

「結果を出すには、〝3つの条件〟がある」と考えています。
たとえば、あなたが「漫画家になる！」と決意したとします。
漫画家になるための売りや箔が必要なら「漫画賞を取りたい！」と考えます。
では、「漫画賞を受賞する」という目標を叶えるにはどうしたらいいでしょうか？

結果を出すのに必要な〝3つの条件〟に当てはめて説明します。

❶正しい〝やり方〟をする

審査基準は賞によっても変わるけど、画力が高いほど受賞の可能性は上がります。

しかし、画力を上げようにも、闇雲に絵を描き続けるだけではうまくならないし、苦手なものを描けるように練習しても、「受賞」という目的に対して効率が悪いです。

欠点をなくす行為は、マイナスを元に戻す作業でしかないので、それよりは、自分の長所を伸ばすことにシフトしましょう。


時間は有限なので、限られた時間で最大効果を出せるやり方に力を入れます。

たとえば、投稿する雑誌の過去の受賞作から、受賞の傾向と対策を研究し、その雑誌の好みそうな作風に仕上げるのも1つの手ですね。

原稿作業も、印象的な見せ場や山場には時間をかけて作画し、それ以外はそこまで手をかけない感じで、限りある時間の中で、どこに時間をかけるか考えて作業するのもオススメです。それが結果的に、メリハリのある絵になることもあります。

❷向き不向きの〝適性〟を知る

「描きたいものと描けるものは違う」と、よくいわれます。

アクション漫画を描きたいけど、ギャグ漫画のほうが実際は得意だったりすることもあるし、その逆もあります。

ジャンルを変えてヒットする場合もあるように、作者の個性と相性があるからです。それはジャンルだけでなく、スキルでも起こりえます。

長編漫画を描く時に、ダイジェストのように早く話を展開してしまう〝省く癖〟は弱点になるけど、その〝省く癖〟が、4コマ漫画やショート漫画を描くうえでは、短いページで話を作る〝武器〟になることもあるんです。

自分の〝適正〟を知ることで、それを〝武器〟にできたり、相性のいい場で戦うこともできるので、結果を出しやすいです。

❸継続できる〝環境〟に身を置く

賞の募集には締切があるので、自然と〝期限がある環境〟になり、嫌でも集中して作業に取り組むことができます。

それでもやる気が出ない時は、たとえば、「作業中だけYouTubeを観られる」というルールを自分に課します。

「観る」といっても、作業しながらなので聴くだけだけど、聴くだけでも楽しめる動画があるので、それを作業中に流します。

「作業中だけ」というルールにしているので、作業をしないと動画を観られないということになり、YouTubeを観たいがために、進んで作業をすることになります。

こうした、「自分が努力しやすい環境にする工夫」が大切だったりします。

ぼくは、この〝3つの条件〟をそろえて努力した結果、漫画賞を受賞できました。

こうしたことは結果論だし、「運が良かっただけ」といわれたらそれまでなんだけど、「その努力の仕方は正しいのか？」を考えることは大切です。

努力しても結果が出ない時に、「努力不足だ」と思い込まず、〝3つの条件〟のどれかが欠けていないか、間違っていないかを見直してみてください！

それを変えるだけで、結果が出ることもありますから！

努力を無駄にしない努力も大切です！

努力に…

〝裏技〟はない!!!

〝当たり前〟の

積み重ねなんだ!!!

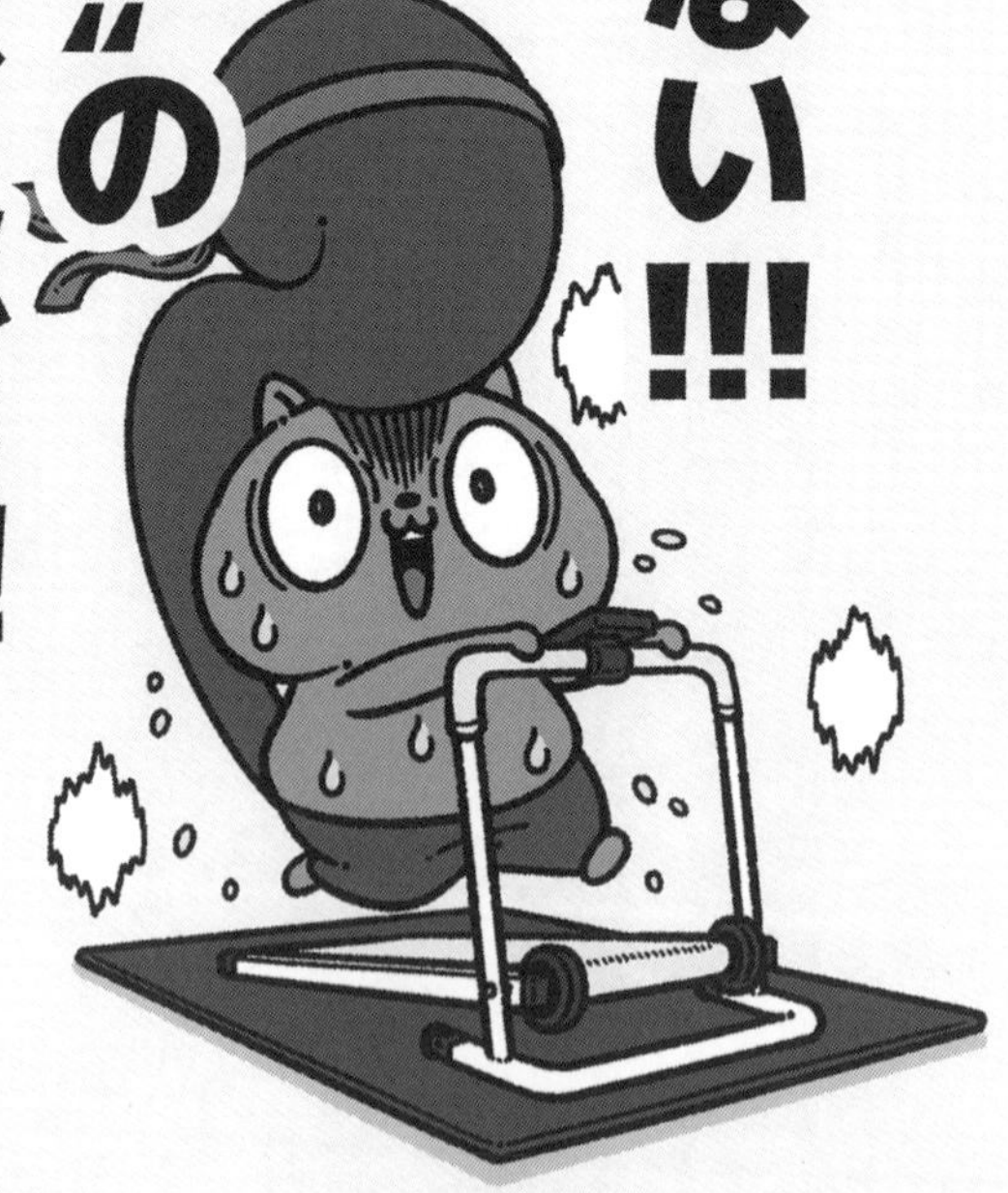

結果が出なくてつらい

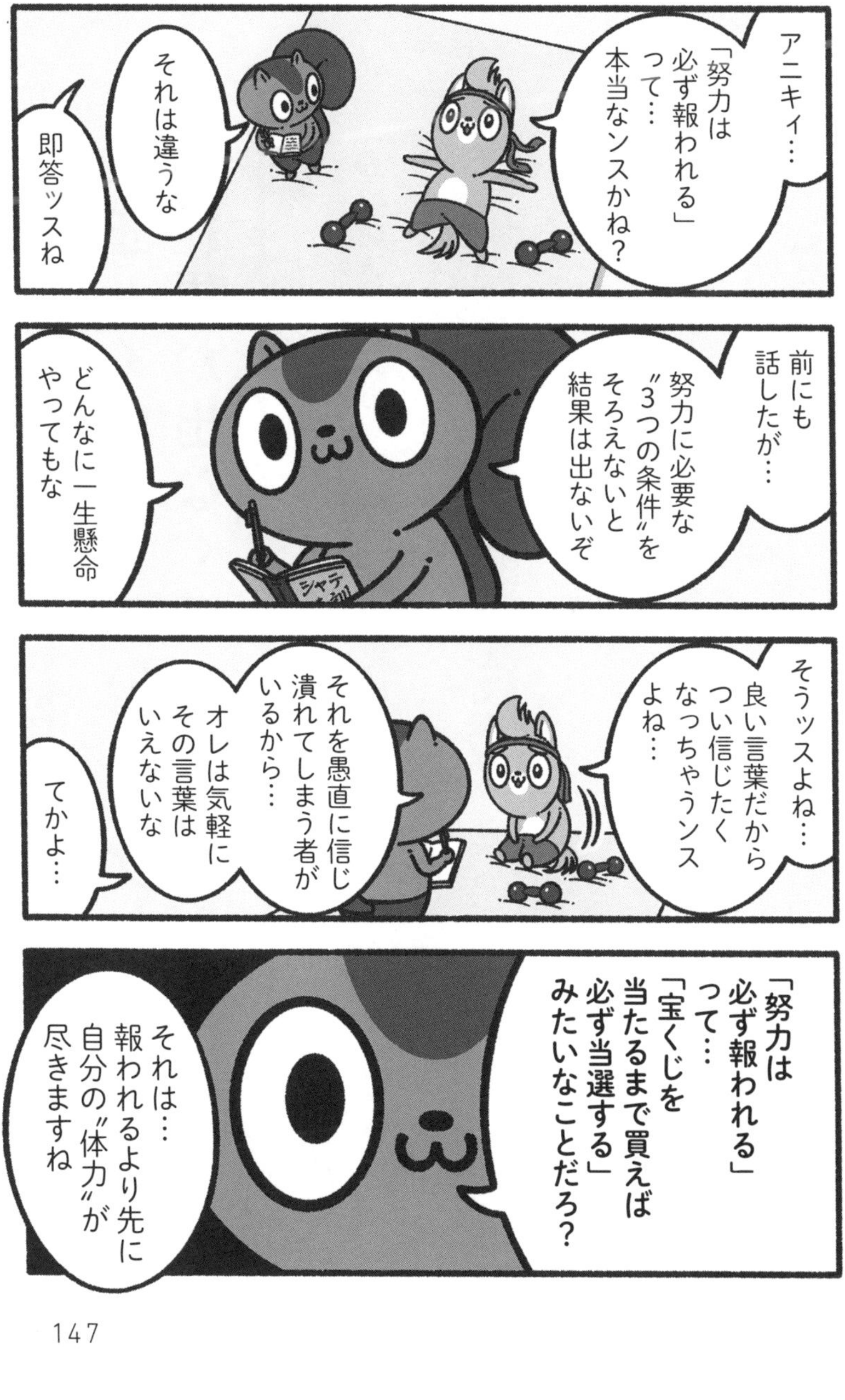

アニキィ…「努力は必ず報われる」って…本当なンスかね？
それは違うな
即答ッスね
前にも話したが…努力に必要な〝3つの条件〟をそろえないと結果は出ないぞ
どんなに一生懸命やってもな
そうッスよね…良い言葉だからつい信じたくなっちゃうンスよね…
それを愚直に信じ潰れてしまう者がいるから…
オレは気軽にその言葉はいえないな
てかよ…
「努力は必ず報われる」って…「宝くじを当たるまで買えば必ず当選する」みたいなことだろ？
それは…報われるより先に自分の〝体力〟が尽きますね

05 正しく努力しているハズなのに、結果が出なくてつらい……。

❶成功確率を高める方法は、やり続けること！
❷成果は努力量に比例しない！
❸成果が出ない時は、力を溜めている段階！

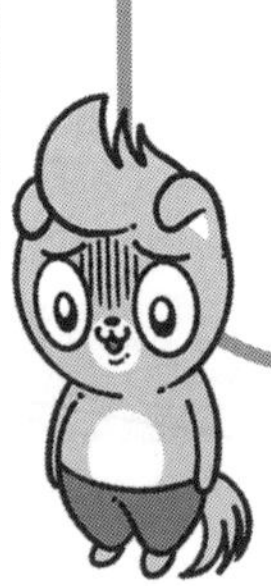

正しく努力しても、すぐに結果が出るワケでもなく、継続も大切になってきます。

極論をいえば、成功するには、成功するまでやり続けることです。

めっちゃ当たり前ですね。

だけど、その〝継続〟が難しいのは、「時間」と「資本」に限りがあるからです。

人には寿命があるので、「死ぬまで」というタイムリミットがあるし、老いていくので、「目標を叶えられるリミット」もあります。

寿命を考えれば、60歳からでも挑戦できることはたくさんあるけど、それでも「60歳からプロ野球選手になる」という目標は、現実的に厳しいです。

業界によっては、こうした叶えられる目標のリミットがあったりします。

また、体力は、「資本」ともいえます。

病気やケガがなく、元気に活動できるからこそ、目標を追い続けられるんですね。

そうした資本の中には「資金」もあります。

プロ野球選手の例では、トレーニングや道具の費用などのランニングコストがかかるし、何より日々を生きるためには生活費が必ずいります。

これらの費用が捻出できなくなれば継続できず、目標を叶えられなくなります。

この「『時間』と『資本』に限りがあるから成功まで続けられない」という問題があり、どんなに才能があっても、チャンスをつかむ前にやめたら成功できません。

成功するにはタイミングや運の要素もあり、そのチャンスがいつ訪れるかわからないので、「成功確率を高めるには、やり続ける」というのが、何より重要なんです。

逆にいえば、才能がなかったとしても、「時間」と「資本」の2つを持っているだけで成功できる可能性もあります。成功するまで続けることができるので。

「成果は努力量に比例しない」というのも重要です。

人が成長する時は、徐々に右肩上がりになっていくのではなく、階段のように一気に一段上がるような、段階的な成長をすることが多く、成長する時は、何か自分の中で新しい発見や気づきがあったり、必要な条件がそろった時に起きやすいです。

自転車の練習で、一度補助輪なしで乗れると、コツをつかんで次からも乗れるようになる感じですね。できるようになる時は、グイッと一段ステージが上がるんです。

逆に、一段上がるまでは成果の出ない時期が続くので、やめちゃう人が多いです。「あと○回やったら成長する」「あと○日で成果が出る」というのがわからないからこそつらく、成果が出るかわからない中で続けることは精神的に負担だからです。

そんな成果が出ない時は、「今は力を溜めている段階だ！」と、言い聞かせましょう。力を溜めているからこそ、臨界点を突破した時にあふれるように爆発するんです。水が沸騰する時と同じです。

水を温める時、変化しない時間が続くけど、１００℃を超えた瞬間に沸騰します。90℃でも99℃でもダメで、１００℃じゃないと沸騰しません。

成果が出ない人は、がんばって温めても、１００℃に到達する前に自分で火を消しちゃうんですね。そう考えるともったいないです。

「継続できる人は数％しかいない」といわれるけど、逆にいえば、継続するだけで、多くのライバルを引き離すことができます。何もしなくても、勝手にゲームから離脱していくので、最後に残った者が自動的に勝者になるイメージです。

「やり続けるだけ」という、こんなにシンプルな成功方法はないですね。

結果が出ない期間や成長しない期間は途中でやめたくもなるけど、工夫してゲームのようにコツコツと自分をレベルアップさせて、楽しく乗り越えていきましょう！

心の火を燃やし続けて、諦めずにファイトです！

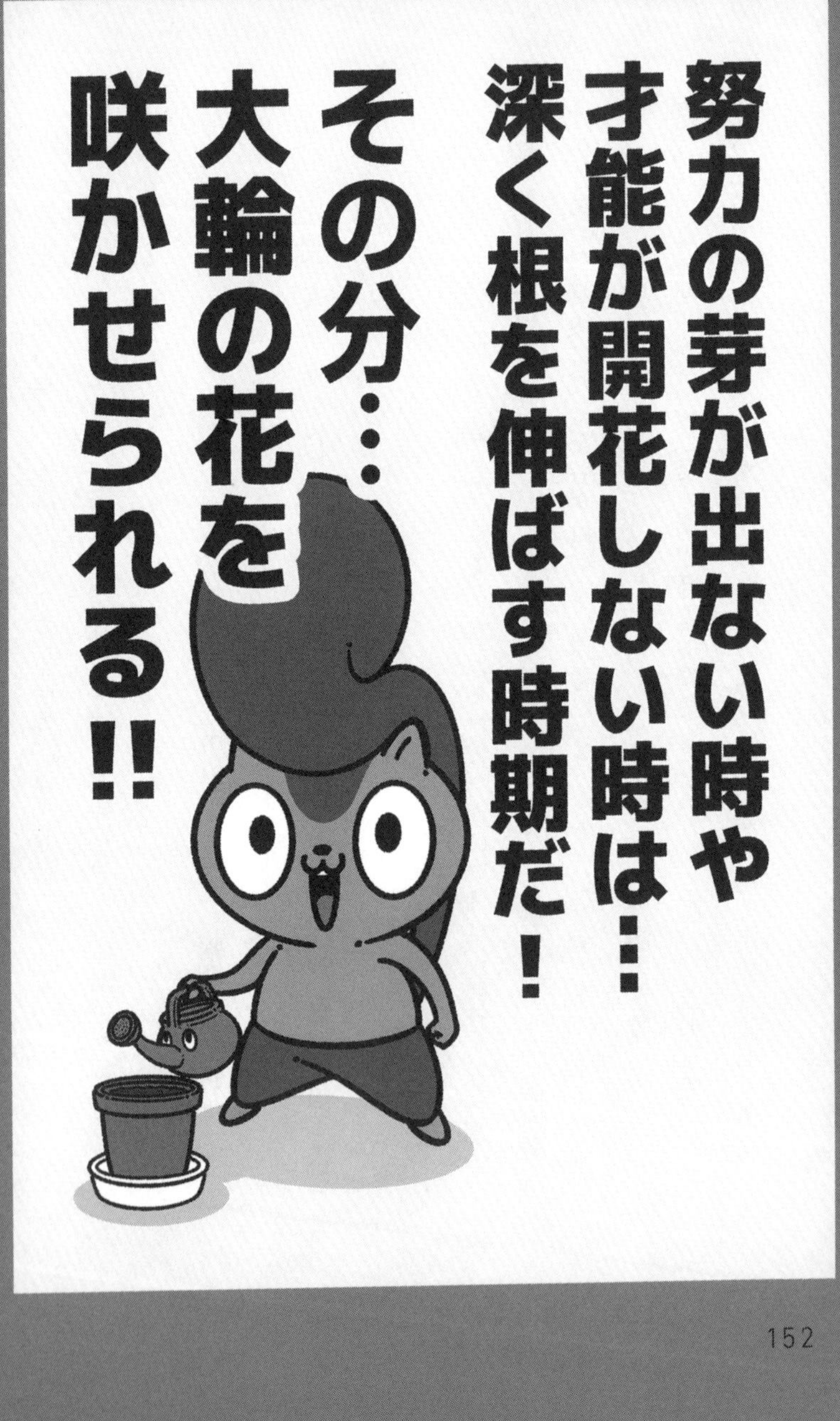
努力の芽が出ない時や
才能が開花しない時は…
深く根を伸ばす時期だ！
その分…
大輪の花を
咲かせられる!!

すぐに諦めてしまう

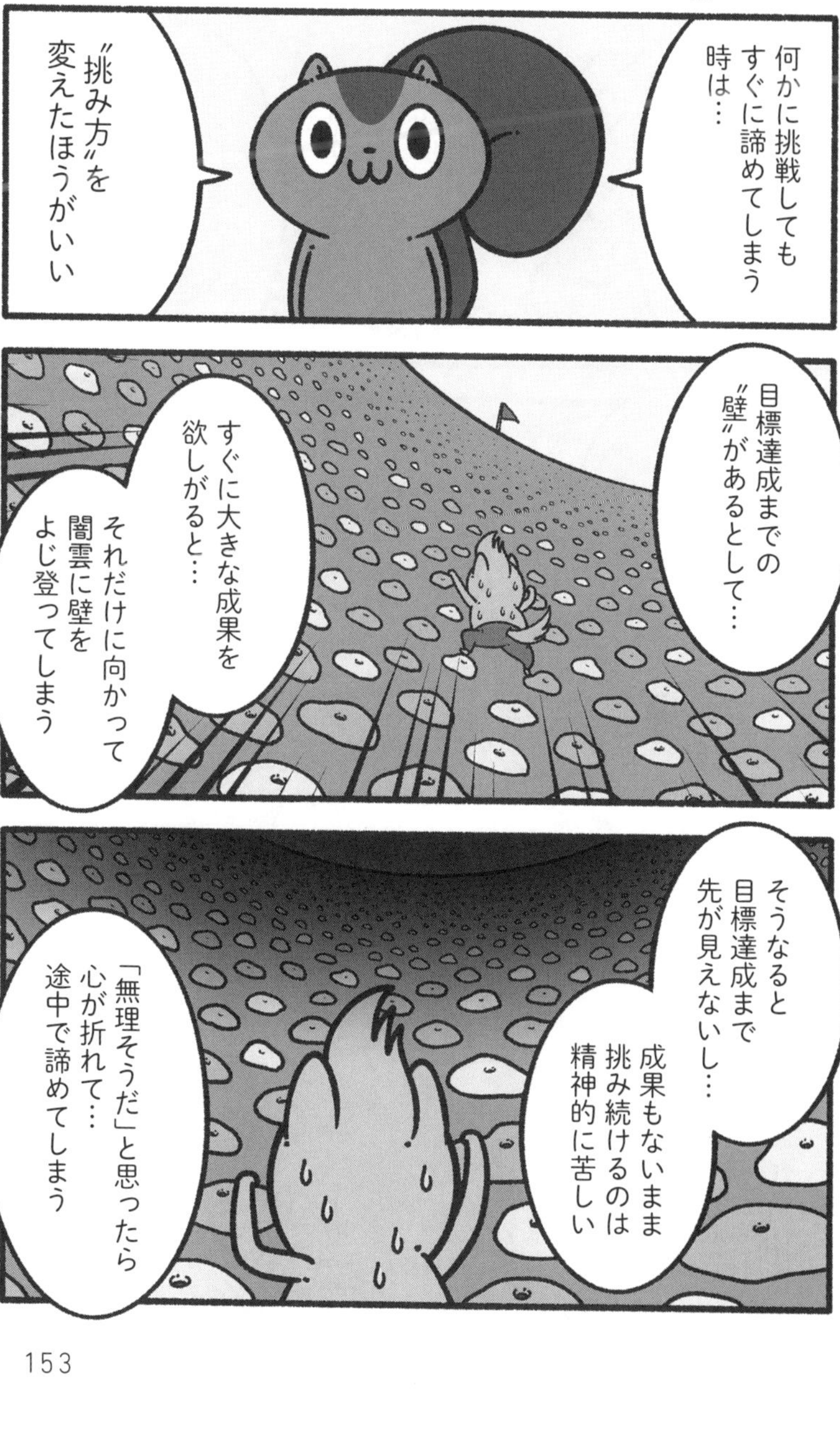
何かに挑戦しても
すぐに諦めてしまう
時は…
〝挑み方〟を
変えたほうがいい
目標達成までの
〝壁〟があるとして…
すぐに大きな成果を
欲しがると…
それだけに向かって
闇雲に壁を
よじ登ってしまう
そうなると
目標達成まで
先が見えないし…
成果もないまま
挑み続けるのは
精神的に苦しい
「無理そうだ」と思ったら
心が折れて…
途中で諦めてしまう

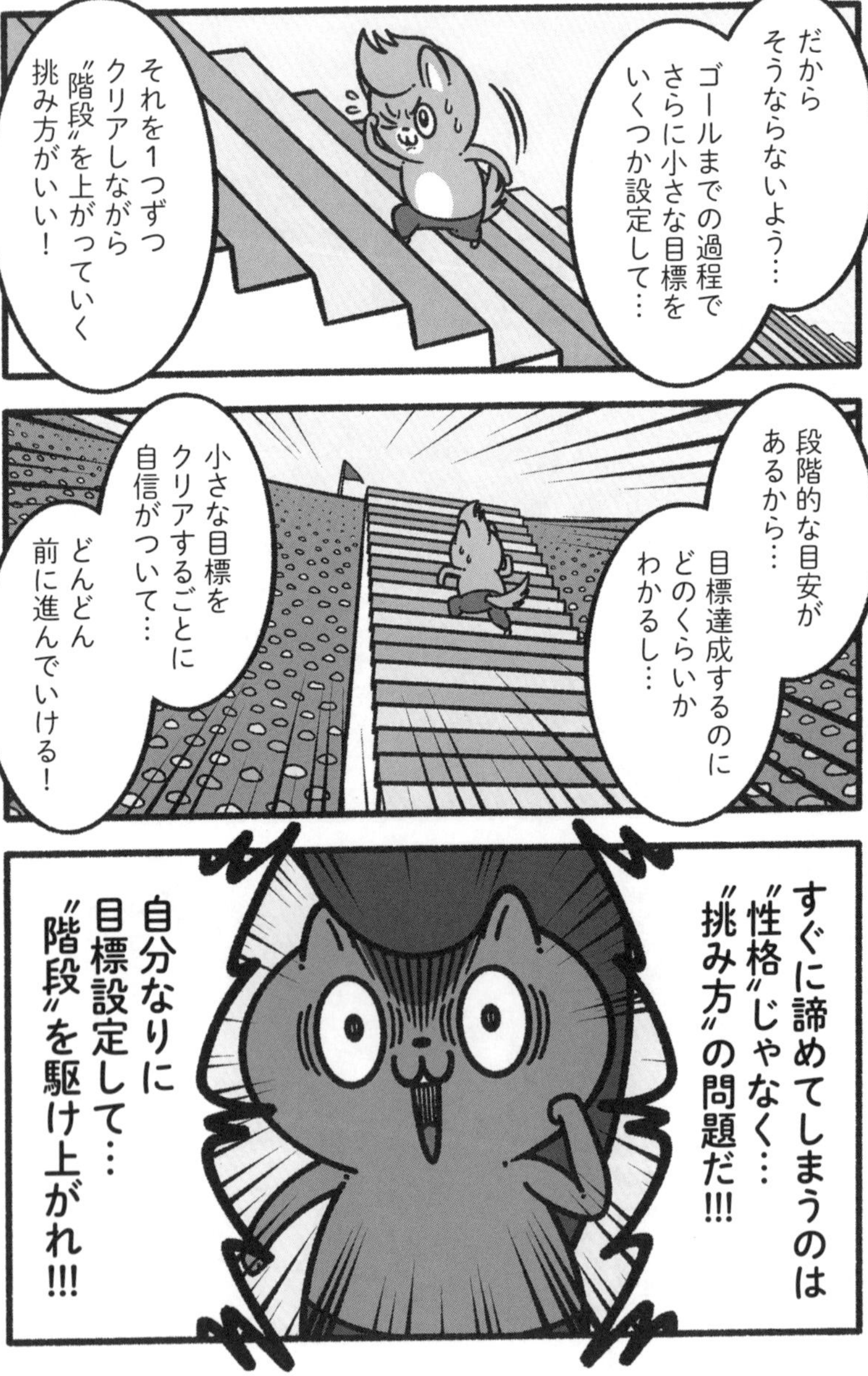
だから
そうならないよう…
ゴールまでの過程で
さらに小さな目標を
いくつか設定して…
それを1つずつ
クリアしながら
〝階段〟を上がっていく
挑み方がいい！
段階的な目安が
あるから…
目標達成するのに
どのくらいか
わかるし…
小さな目標を
クリアするごとに
自信がついて…
どんどん
前に進んでいける！
すぐに諦めてしまうのは
〝性格〟じゃなく…
〝挑み方〟の問題だ!!!
自分なりに
目標設定して…
〝階段〟を駆け上がれ!!!

06 目標を立てても、すぐに飽きたり諦めちゃう……。

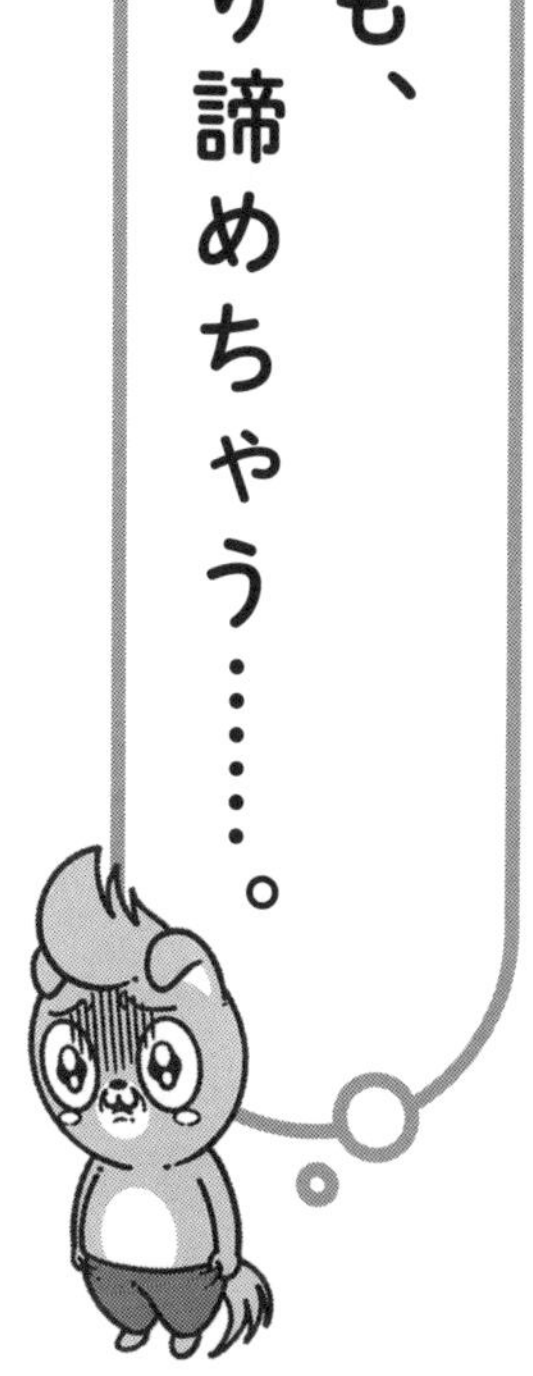

❶ ゴールまでの道のりを逆算して細分化する！
❷ 小さな目標を設定する！

目標を掲げた時に、小さな目標を段階的に設定する方法があります。

たとえば、２４０Ｐの本を執筆するとしましょう。

文章を書くことに慣れていないと、いきなり「２００Ｐ以上の文章を書く」という目標はハードルが高いです。

なので、ハードルを下げるために、執筆前に複数のカテゴリーに分けてみるんです。

この本でいえば、「自分」や「人間関係」、「目標」や「人生」などですね。

そこからさらに、「完璧主義」や「人目」や「努力」などに細分化していき、だいたい40のテーマで分けます。

そうなると、1テーマで6Pくらいの分量になり、そこに挿絵や見出しなどを入れると、文章を書くのは1テーマで4Pくらいになります。

「1テーマで4Pの文章を書く」となると、ハードルが下がった気がします。

これを40テーマ分やるだけです。

こんな感じで、挑戦する時は、ゴールまで逆算して細分化するのをオススメします。

最初から大きな目標を立てると、圧倒されて心が折れそうになるけど、細分化してハードルを下げることで、「これならできそう！」と心理的にもラクになります。

この「できそう」と自分に思わせることが重要で、これは〝やる気〟でも同じです。

目標が大きいと、それが負担になって、やる気が削がれる時があります。

筋トレでも、「腕立て1000回」みたいな大きな目標を立てると、「大変そうだな……」とか「無理かも……」と思って、やる気も湧きませんからね。

「回数をこなすこと」じゃなく、「筋肉を付けること」が目的なので、とにかくにも「やること」、それを「継続すること」が重要になってきます。

だからこそ、最初の行動を起こすような目標が必要になるワケです。

そのための小さな目標として、「腕立てを1回だけやる」という簡単な目標設定にすると、「それくらいならできる」と余裕で1回はできます。それで、いったん始めてみると、1回で終わらずに、そのまま2回3回……とやっちゃうことがあります。

やる気は車と同じで、動き始めが一番エネルギーを使うけど、一度動き出したらそのまま進んでいけるんです。

やる気を出す方法は、とにもかくにも「やってみること」になりますね。

目標を設定しても、すぐに飽きたり諦めるのは、性格や根性の問題ではないです。設定の仕方に原因があるので、まずは簡単な目標を設定してみてください。

実力不足でうまくいかないこともあるけど、それは〝伸びしろの宝庫〟です！

経験値を積み、レベルを上げて、少しずつ進んでいけばいいんです！

ゲームのように、自分を育てながらクリアする過程を楽しんでいきたいですね！

「未熟」は…
〝伸びしろの宝庫〟!!

ゲームのように…
自分の成長を楽しもうぜ！

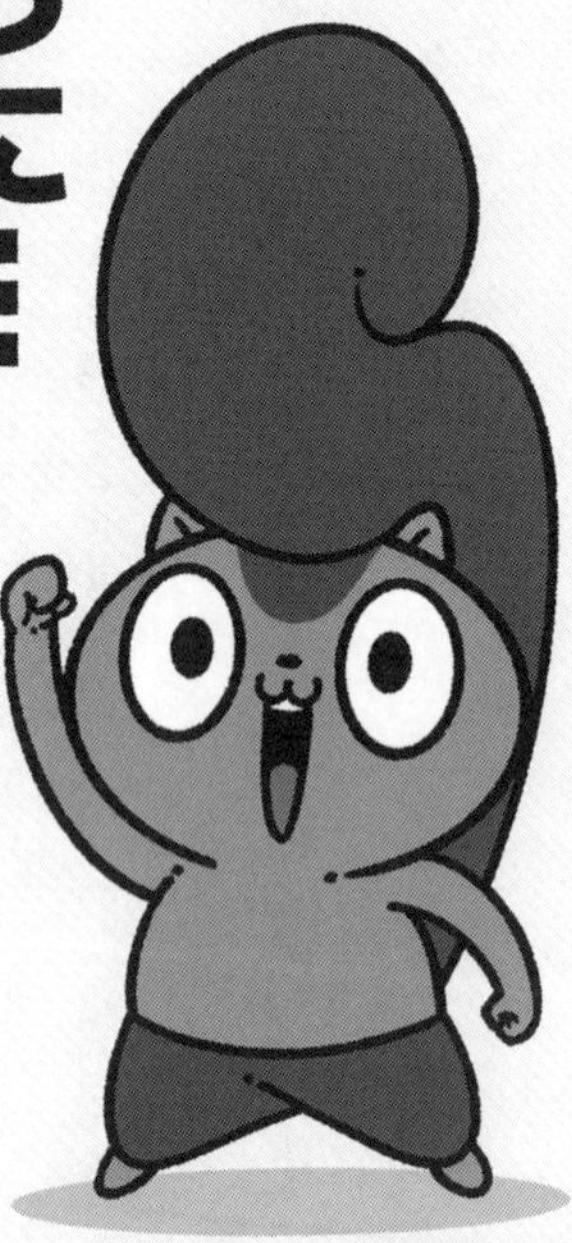

長続きしない

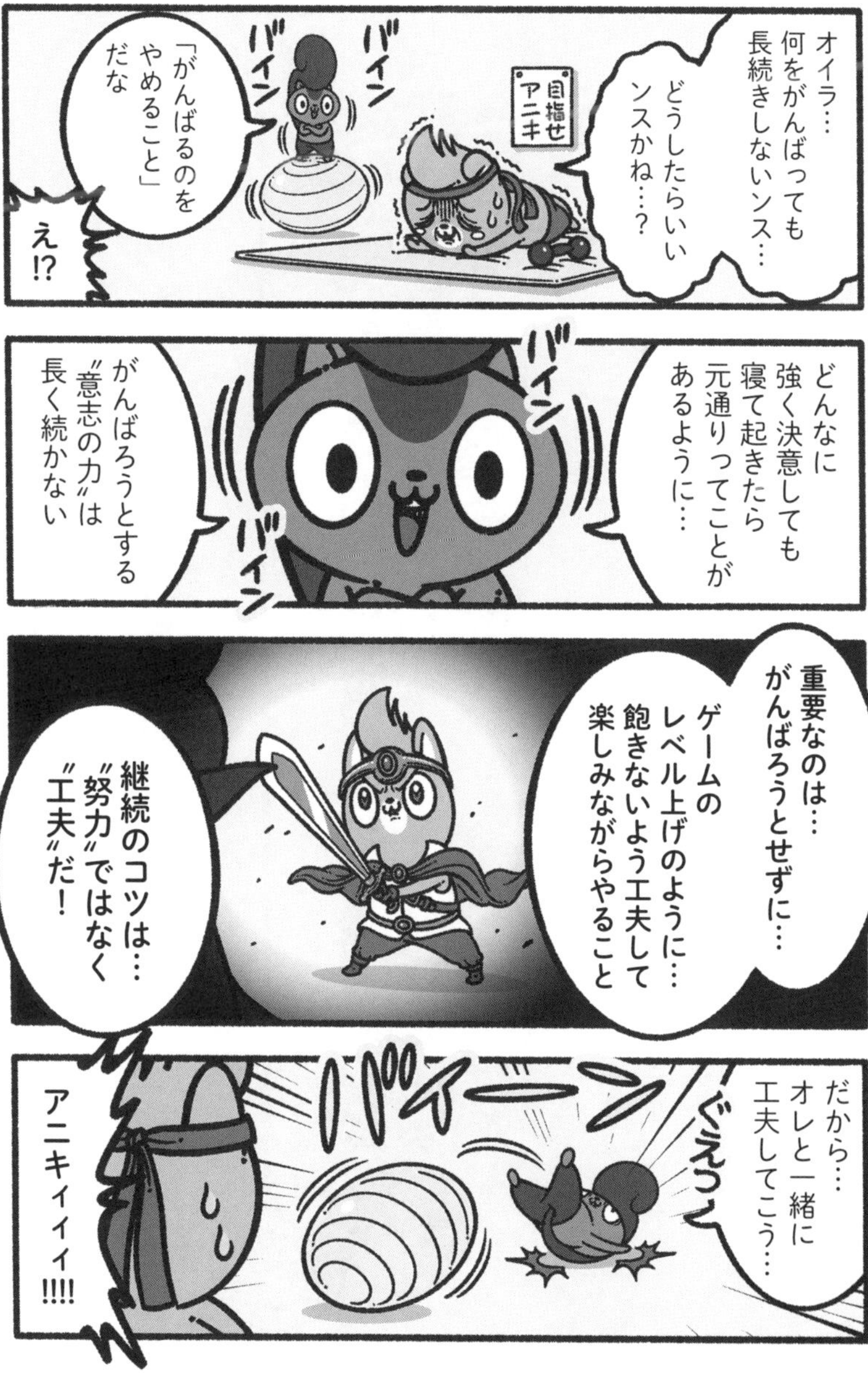

オイラ…何をがんばっても長続きしないンス…
どうしたらいいンスかね…？
目指せアニキ
バイン
バイン
「がんばるのをやめること」だな
え!?
どんなに強く決意しても寝て起きたら元通りってことがあるように…
バイン
バイン
がんばろうとする〝意志の力〟は長く続かない
重要なのは…がんばろうとせずに…
ゲームのレベル上げのように…飽きないよう工夫して楽しみながらやること
継続のコツは…〝努力〟ではなく〝工夫〟だ!
だから…オレと一緒に工夫してこう…
バイーーン
ぐえっ
アニキィィィ!!!!

07 何をやっても長続きしない……。

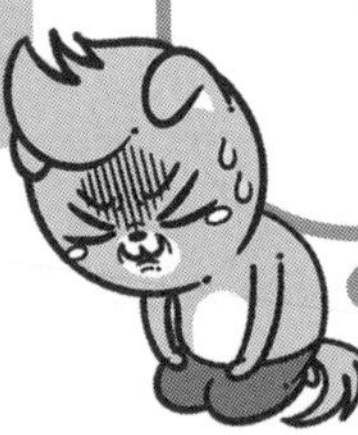

❶〝努力〟ではなく〝工夫〟をする!
❷継続に重要なのは、楽しむこと!
❸「行動した数」に目を向ける!

ぼくは飽き性なので、「継続する」というのが得意じゃないけど、自分なりに工夫して続けているものもあります。その1つが、筋トレです。

体型と体力の維持目的で習慣にしてるけど、これをジムに通って、アスリート並のトレーニングを毎日数時間していたら、続けられないと思います。

それは、労力と時間のコストが多くかかるからです。

「死ぬ気でがんばる！」という意志も、最初しか続かないと思います。

それもあって、大掛かりな器具を使わない自重トレーニングを自宅でしています。

基礎的かつ必要な箇所を重点的に、数十分するだけですね。

要するに、「がんばらないと続けられない」というレベルにはせず、日々淡々とこなせるレベルに落とし込んでいます。

目的に合わせて、モチベーションに頼らずに続ける工夫が大切ですね。

それともう1つ、継続に重要なのは、「楽しむこと」です。

目標達成した時の〝結果〟の喜びは大きいけど、それ以上に、目標に向かって進んでいる〝過程〟を楽しむように工夫しています。

目標達成するための勉強も楽しいし、試行錯誤しながら起こしたアクションがうまくいった時も嬉しいです。

ゲームのようにレベルアップしながら、目標に向かって進んでいく過程を楽しんでいるけど、そこで欠かせないキーワードが「成長」です。

目標にどれだけ近づいているか、どれほどで達成できるかの目安になるからです。
でも、ゲームのレベルと違って、現実では「自分が成長しているのかわからない」ということがあります。

そんな時に、ビジネスなら「売上」、ダイエットなら「体重」などの、「数字」を目標にすれば目に見えて成長したことを実感できるけど、これもやっかいです。
「数字」を追うゲームはわかりやすくて楽しいけど、逆に「数字」で結果が出ないと、しんどい時もありますので。

というわけで、精神衛生的にも何を成長の基準にするのがいいのかを考えた結果、「行動した数」に注目しました。
「『行動した数』って、結局『数』っていう数字じゃねぇか」っていわれそうだけど、ここでの数の多さは関係なく、「新しいことに挑戦して前に進んだんだな」と自分でわかれば何でもいいんです。

成功するには運の要素もあり、確率が大事なので、「行動した数」（アウトプットの数）が多いほど成功確率が上がると考えています。

ピカソも、「最も多作な画家」とギネスに載るくらい数多くの作品を生み出しているように、活躍されている作家や歌手などもまた、売れるまでに試行錯誤しながら大量のアウトプットをしていたりします。

単純に、ヒットを出すには多くの打席に立つことが重要です。

時に、ホームランも打てたりもするので。

要するに、「行動が大事」ってことです。

死ぬほど当たり前で、こんなことは誰もがいってますね。

でも、その「行動」が難しかったりもするので、「行動した数」に目を向けて自分を奮い立たせてみるのはどうでしょうか？

「行動した数」は減らないし、確実に積み上がっていき、経験や学びになります。

行動の積み重ねが自分を高めて、成功に近づいていくんです。

この本を読んだことも、１つの行動ですね！

あなたは、めちゃくちゃ素晴らしい！

「やりたい」と思っても…
ほとんどの人は
やらずに脱落する!!

「やる」だけで
多くのライバルを
引き離せる!!!

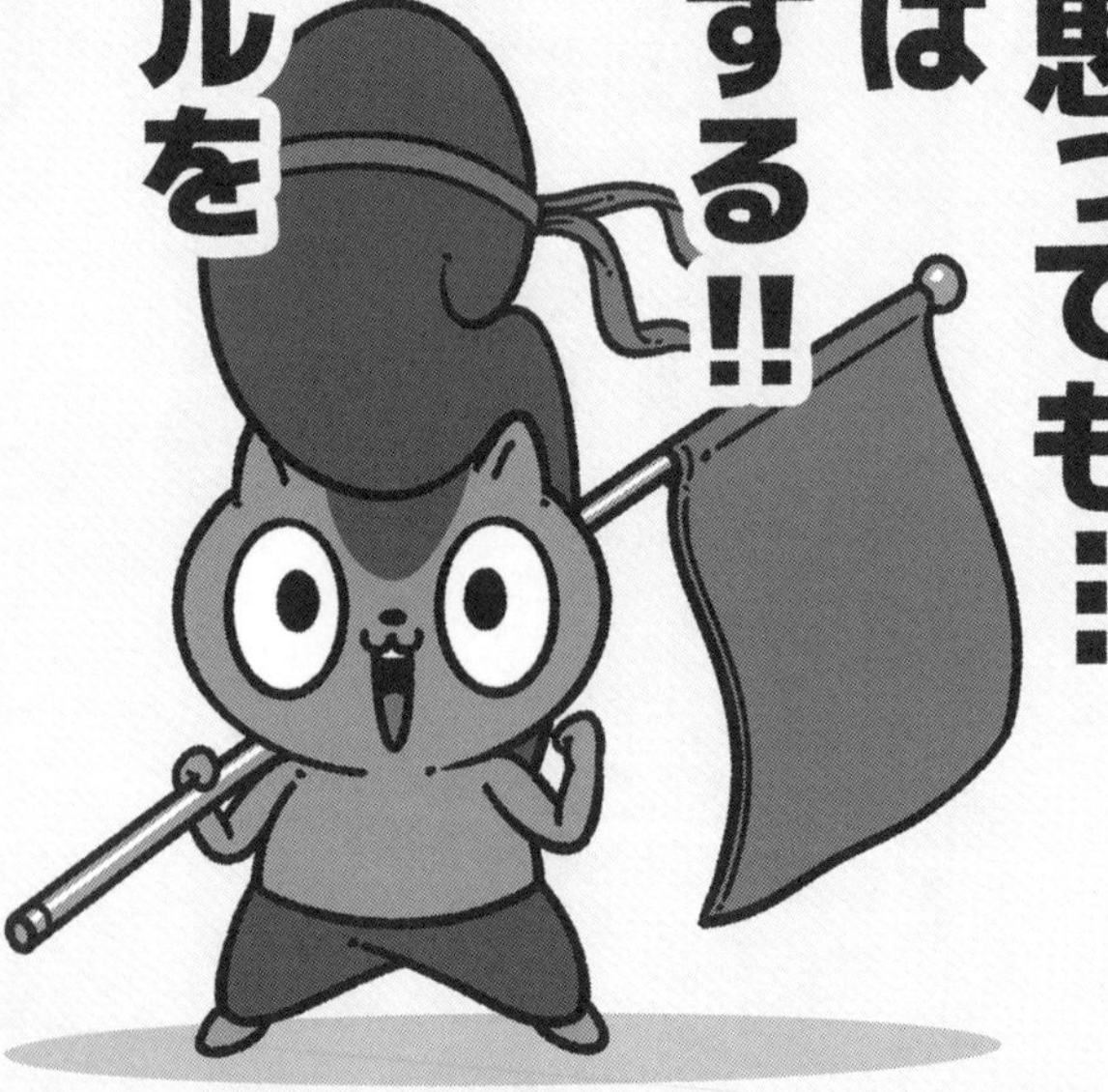

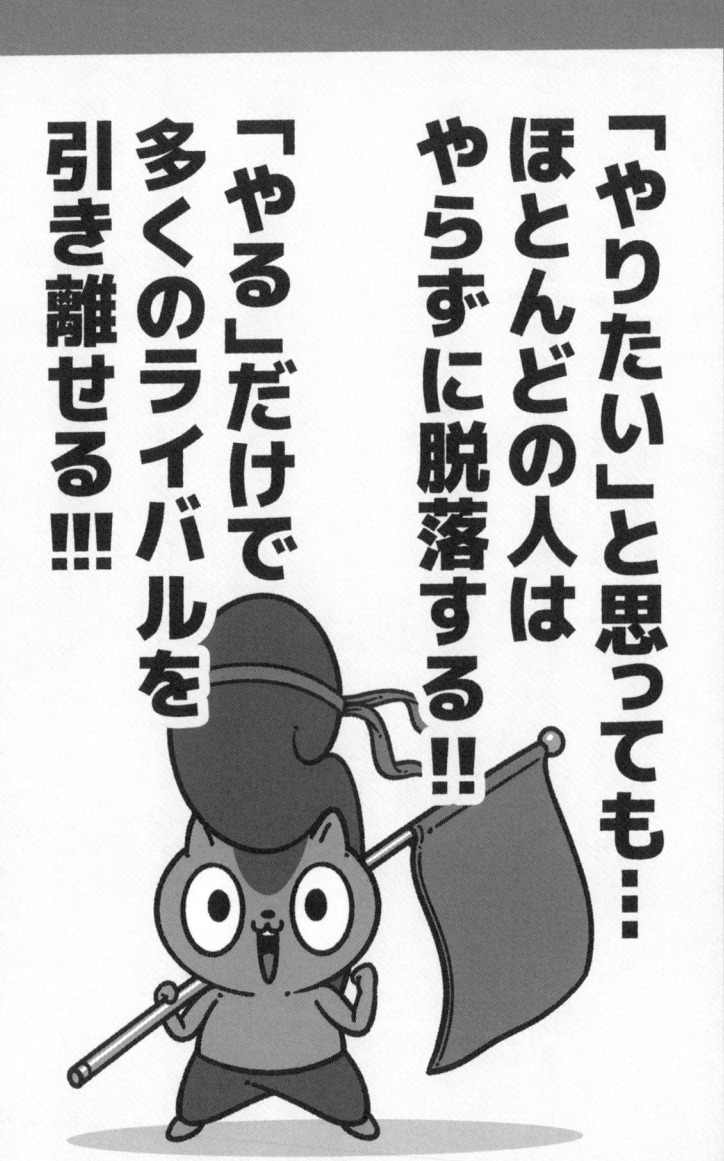

三日坊主になりがち

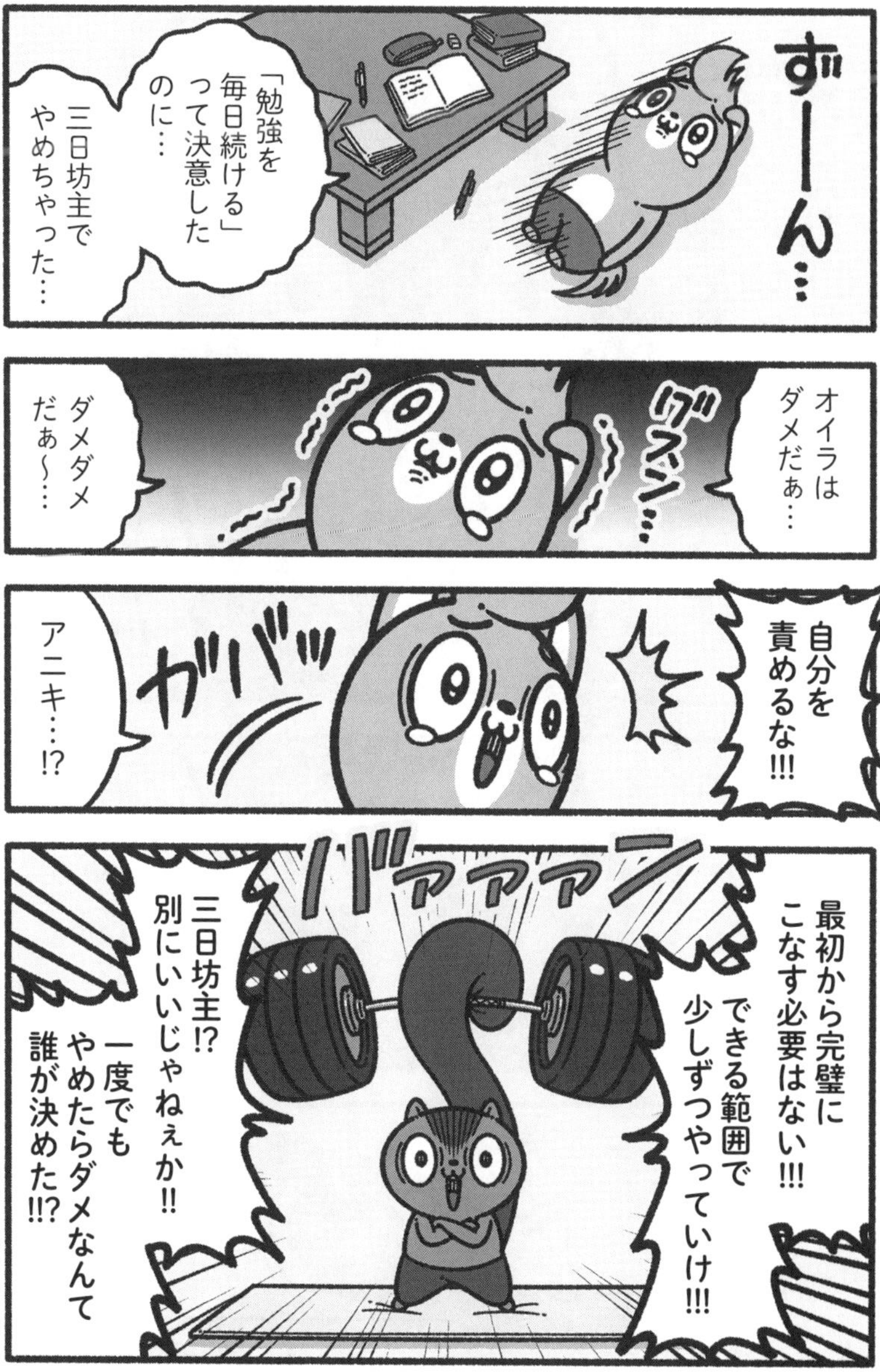
ずーん…
「勉強を毎日続ける」って決意したのに…
三日坊主でやめちゃった…
オイラはダメだぁ…
グスン…
ダメダメダメだぁ～…
自分を責めるな!!!
ガバッ
アニキ…!?
バァァァァン
最初から完璧にこなす必要はない!!!
できる範囲で少しずつやっていけ!!!
三日坊主!? 別にいいじゃねぇか!!
一度でもやめたらダメなんて誰が決めた!!?

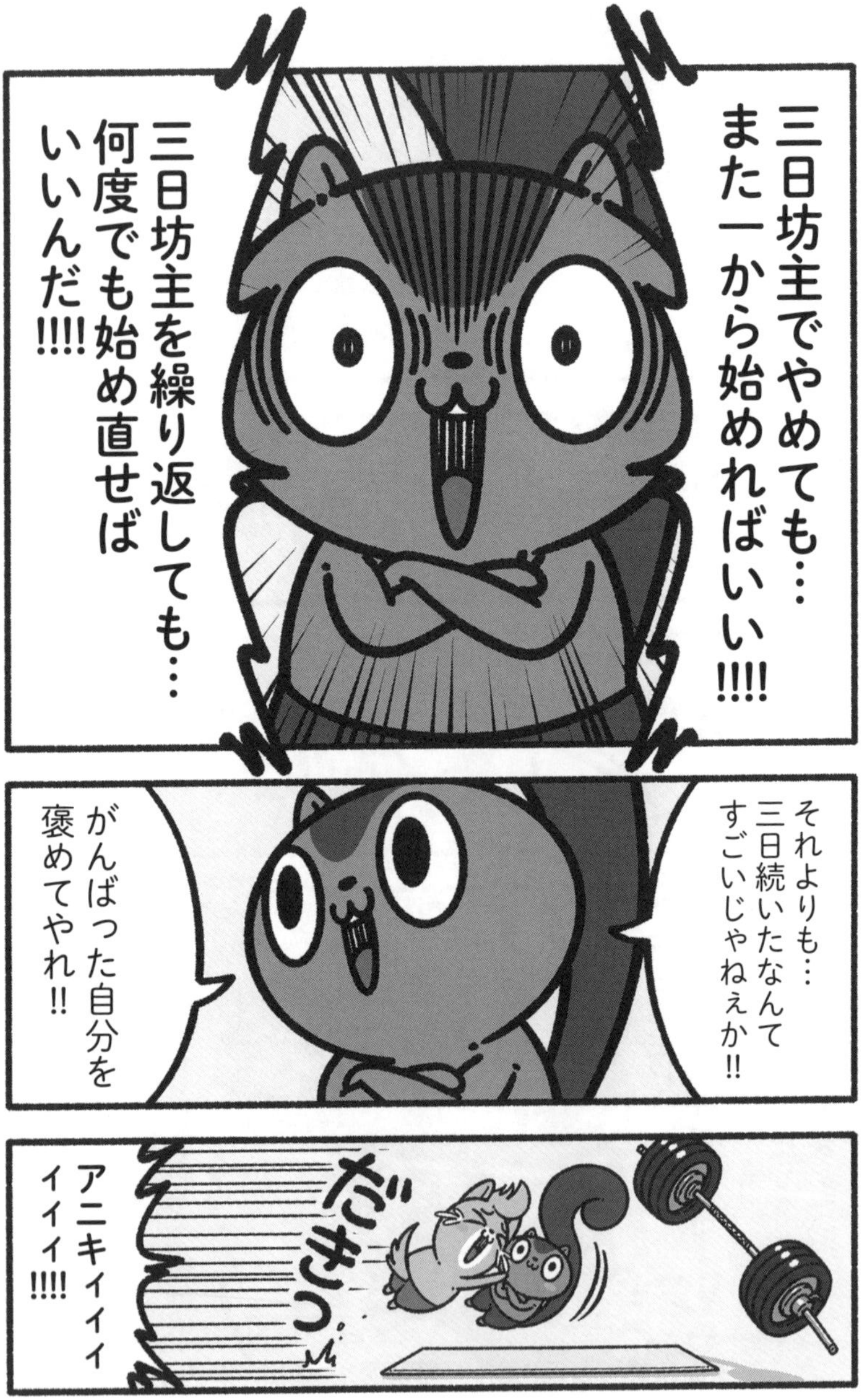
三日坊主でやめても…
また一から始めればいい!!!!
三日坊主を繰り返しても…
何度でも始め直せば
いいんだ!!!!
それよりも…
三日続いたなんて
すごいじゃねぇか!!
がんばった自分を
褒めてやれ!!
だきっ
アニキィィィ
イィイ!!!!

08 決意したのに、三日坊主でやめちゃった……。

❶ 三日坊主でもいい！
❷ 〝夢中〟は〝努力〟に勝る！
❸ 継続するには、好きになる工夫や楽しむ方法を考える！

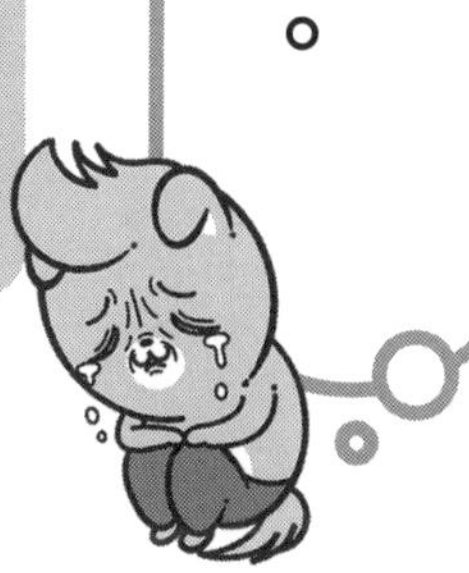

「飽き性」や「三日坊主」に悩んでいる人にお伝えします。
「飽きたらやめて、やりたくなったら始める」みたいな、ゆるふわで大丈夫です。成果が最大化したり、自信に繋がるから継続が大事なだけなので、「継続せずに成果が出るなら、それでもいい」という軽い気持ちで、成果を出す方法を考えましょう。

習慣化しすぎてガチガチに決まった毎日を送るのも、ストレスになりますからね。

「始めたら途中で投げ出すな」みたいに思い込むと、行動のハードルが上がるし、いつしか「続けること」が目的になっちゃいます。

「やらなければ」という義務感から、ストレスを抱えることにもなります。

嫌なことを無理に続けるほど人生は長くないので、「習慣化しよう」と意気込まずに、「嫌になったらやめて、またやり直せばいい」という軽い気持ちで生きましょう。


ぼくも三日坊主だけど、それでも継続したり習慣になっているものがあります。

筋トレやファンコミュニティでのファンサービスとか、創作活動もそうですね。

周りからは、「努力している」とか「がんばっている」といわれるけど、好きでやってるので苦労に感じてないし、習慣化する意識もしてないです。

「〝夢中〟は〝努力〟に勝る」といわれたりもするけど、まさにそれです。

過去を振り返っても、「絵がうまくなるようにがんばる」と努力したことなくて、その時々で好きなものを描いていたら、気づいたら絵が描けるようになってました。

「好きこそものの上手なれ」とは、よくいったものです。

「お金が欲しい」「有名になりたい」という〝結果〟を求めるだけでは長続きせず、うまくいかない時には、簡単に折れて諦めてしまいます。

でも、好きなことをしている時は、そんな結果を気にせずに続けられたりするので、「よくわからないけど、気づいたらうまくいってた」みたいなことが起こります。

「がんばる！」という〝意志の力〟はもろく、翌日には熱が冷めることがあるけど、「好き！」という〝夢中〟は、周りが止めてもやり抜くほどの力があるんです。


つまり、好きなことや楽しいことなら三日坊主にならず、勝手に続けるんです。

継続したいことがあるなら、気合で継続するよりも、それを好きになる工夫や、ゲーム化して楽しむ方法を考えるほうが効果的だと思います。

真面目な人ほど完璧に続けようとするし、挫折した時に自己嫌悪に陥って、次に継続しようとする時のハードルが上がる悪循環になります。

「やりたくない」は心のブレーキなので、その気持ちも大事にしてほしいです。

それに気づかずに、アクセル全開し続けて壊れたら本末転倒なので。

別に、三日坊主でもいいんです！　やめても、何度でもやり直せばいいんです！

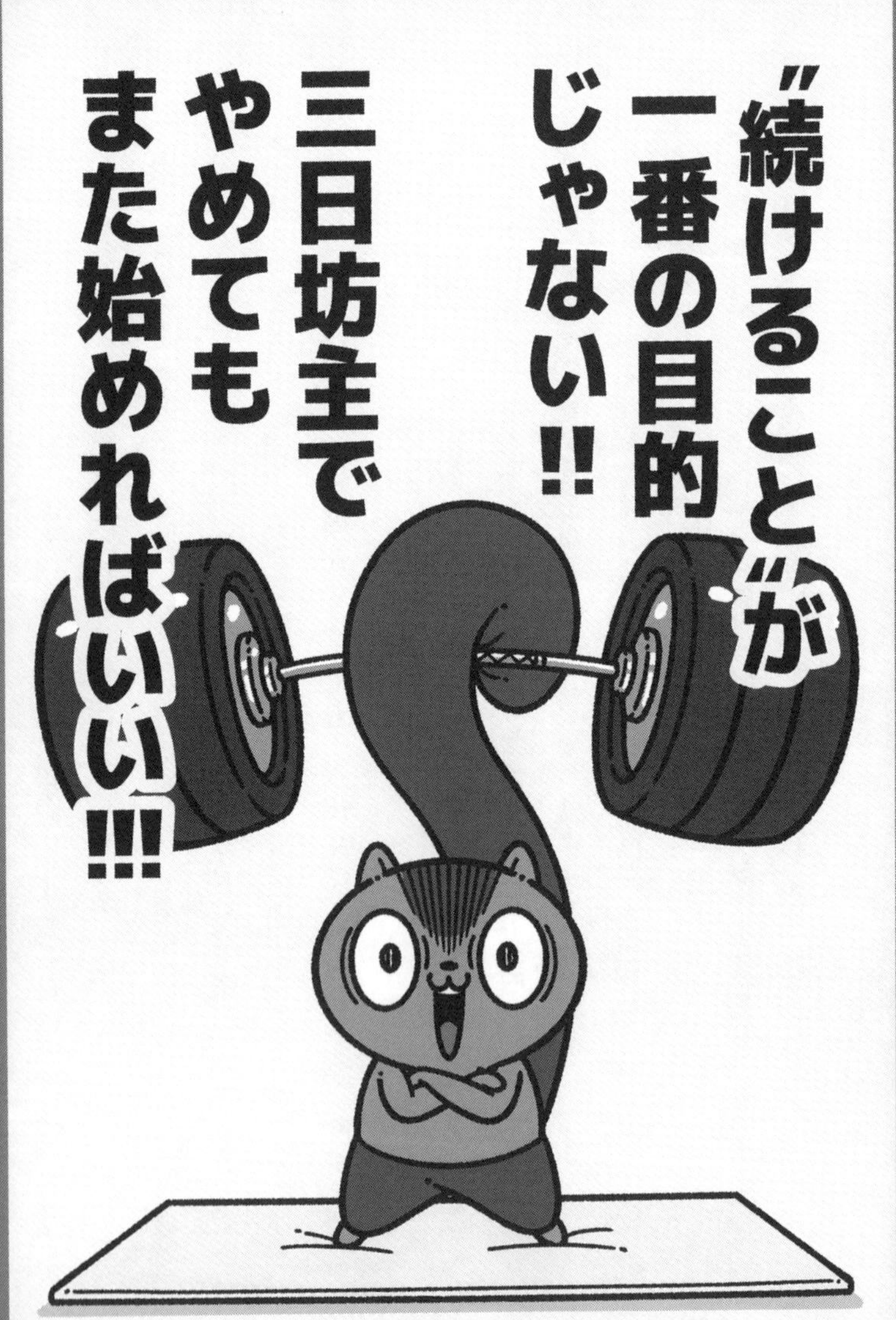
"続けること"が
一番の目的
じゃない!!
三日坊主で
やめても
また始めればいい!!!

［恥ずかしくて夢をいえない］

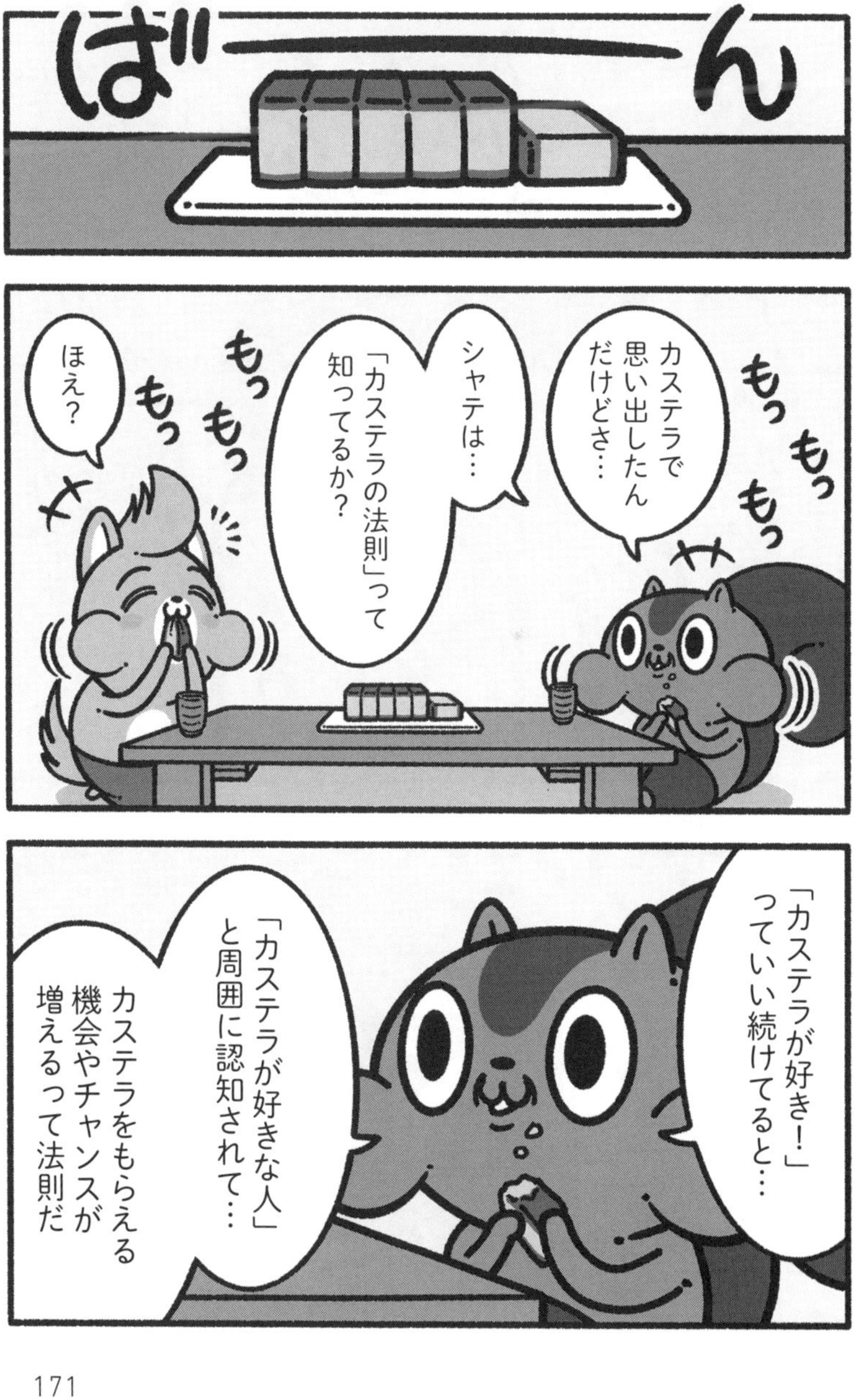

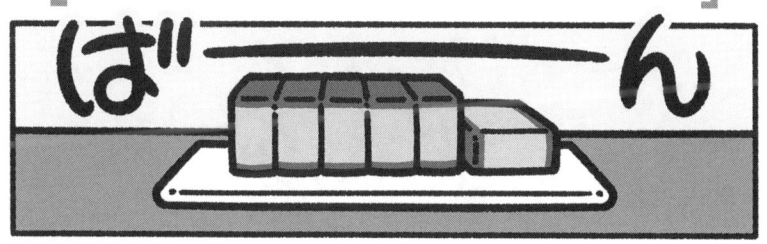

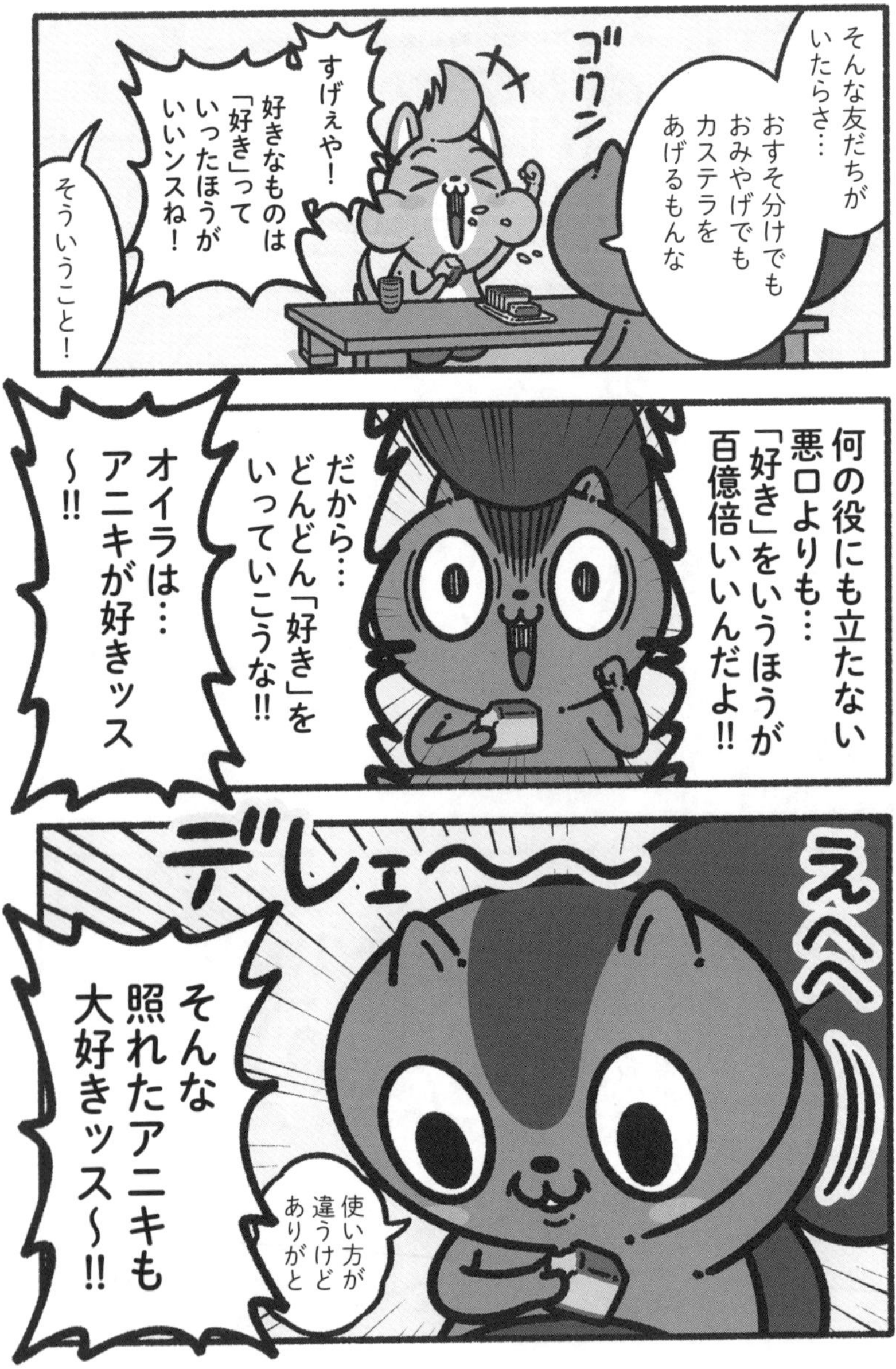
そんな友だちがいたらさ…
おすそ分けでもおみやげでもカステラをあげるもんな
ゴクン
すげぇや！
好きなものは「好き」っていったほうがいいンスね！
そういうこと！
何の役にも立たない悪口よりも…「好き」をいうほうが百億倍いいんだよ!!
だから…どんどん「好き」をいっていこうな!!
オイラは…アニキが好きッス〜!!
デレェ〜〜
えへへ
そんな照れたアニキも大好きッス〜!!
使い方が違うけどありがと

09 叶わなかった時に恥ずかしいから、夢をいえない……。

❶ 夢を叶える方法の1つは、願いを口に出すこと！
❷「がんばらないと幸せになれない」という思い込みを捨てる！

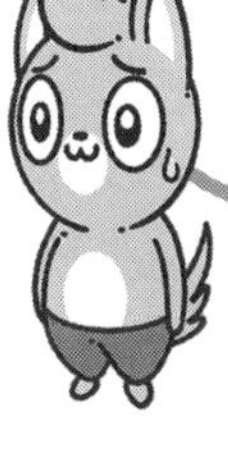

あなたの夢は何ですか？
ぼくは、「自分の作品をアニメ化したい！」「キャラデザインで映画に携わりたい！」「国民的キャラクターを生み出したい！」とか創作に関する夢が色々あります。
夢を叶える方法の1つは、自分の願いを積極的に口に出すことです。

夢や目標を口に出そうとしても、「バカにされたら嫌だ」とか「叶わなかった時に恥ずかしい」と思って、なかなかいいにくいです。

でも、大丈夫です。

これもまた人目を気にしているからで、他人がどんな夢を持っていようが、そんなに興味は持たれていないので気にするだけ無駄です。

人は、他人の将来の夢よりも、自分の今日の生活のほうが大事なので。

そんな状況だからこそ、自分の夢や目標を口に出すことで、興味を持ってくれる人を探しやすいってことでもあります。

大多数が興味ないことでも興味を持ってくれたってことは、ファンになってくれるかもしれないし、願いを叶えてくれる手助けをしてくれるかもしれないですから。

ぼくも今まで、色々な目標を叶えることができているけど、それは願いを口に出したことで、たくさんの方から応援してもらえるようになったからです。

人目を気にせず、どんどん自分の願いを口に出していきましょう。

きっと、「思ったよりも簡単に叶っちゃった」みたいなことも起きると思います。

そんな時、真面目な人ほど、「がんばらないと幸せになれない」みたいに思い込み、苦労せずに幸せになることを拒否しちゃうこともあります。

「棚からぼた餅」みたいなラッキーやチャンスを、自分で捨てちゃうんですね。

自分を犠牲にしてまで他人に遠慮する人もいるけど、それもあまり良くないです。

誰だって自分の幸せのために生きているので、遠慮してばかりだと、いつまでたっても自分の幸せはつかめません。幸せになることを遠慮しないでください。

がんばらずに望む結果が得られるなら、それに越したことはないです。


かといって、「人生一発逆転」とか「簡単に儲かる」みたいな詐欺には騙されないように注意してくださいね。成功に裏技や近道はなく、地道なことの積み重ねなので。

その地道なことを積み重ねて自分の価値を高めることで、願いを口に出した時に見つけてもらえるってことですから。

愚痴や悪口をいうくらいなら、好きなことや願いを口に出したいですね！

願いを口に出すことは、人生を豊かにしてくれます！

幸せになるために
「がんばること」
は大切だが…
「がんばらないと
幸せになれない」
という考えは必要ない!!

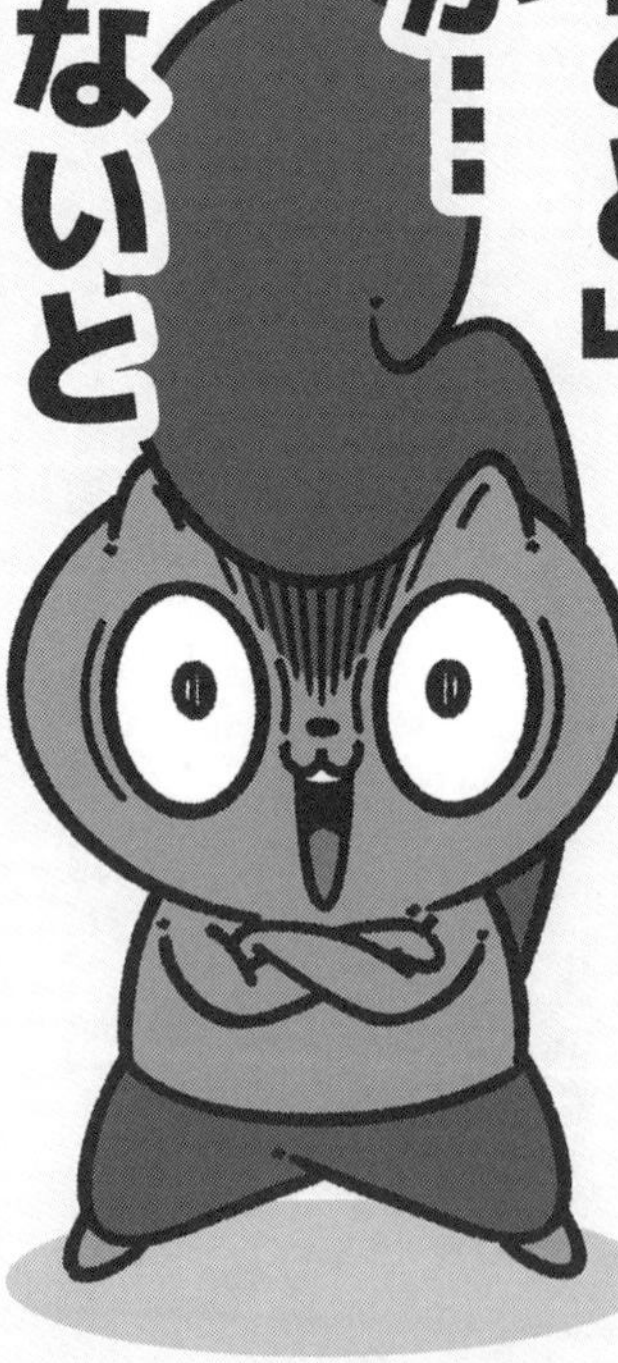

人脈の作り方がわからない

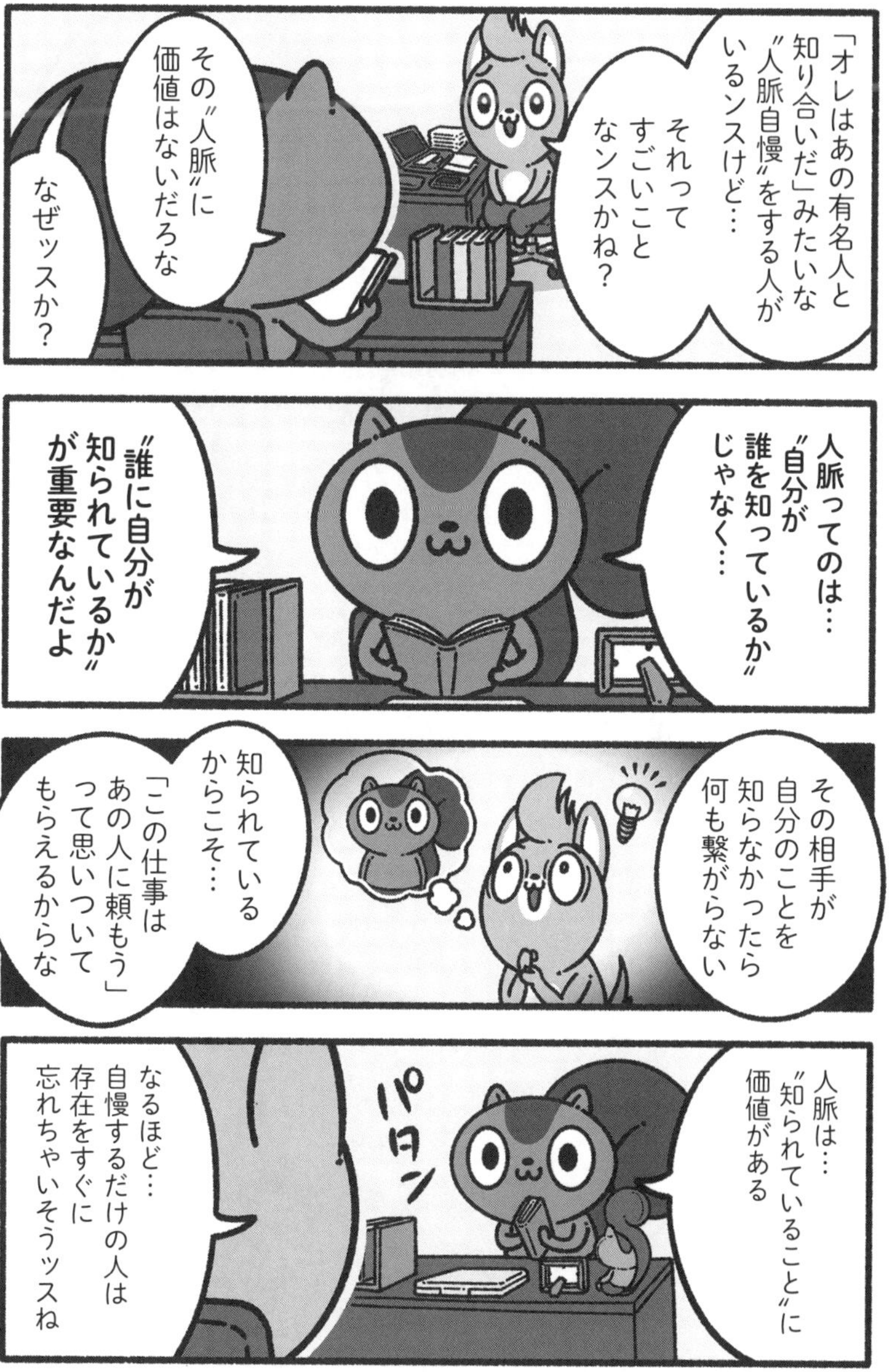
「オレはあの有名人と知り合いだ」みたいな〝人脈自慢〟をする人がいるンスけど…
それってすごいことなンスかね？
その〝人脈〟に価値はないだろうな
なぜッスか？
人脈ってのは…〝自分が誰を知っているか〟じゃなく…
〝誰に自分が知られているか〟が重要なんだよ
その相手が自分のことを知らなかったら何も繋がらない
知られているからこそ…
「この仕事はあの人に頼もう」って思いついてもらえるからな
人脈は…〝知られていること〟に価値がある
パタン
なるほど…自慢するだけの人は存在をすぐに忘れちゃいそうッスね

10 どうやって人脈を作ればいいんだろう……？

❶ 自分の価値を上げる！
❷ 自分が何者なのかを明確にする！

「人脈を作る」というと、人との交流が重要だけど、それとは別で、「自分の価値を高める必要がある」ってお話です。「願いを口に出す」の続きでもありますね。

そもそも、願いを口に出したところで、誰にも届いてなかったら意味ないです。

無人島で願いを叫んでも何も変わりません。

結論からいうと、望む人と繋がりたいなら、自分の価値を高めることです。

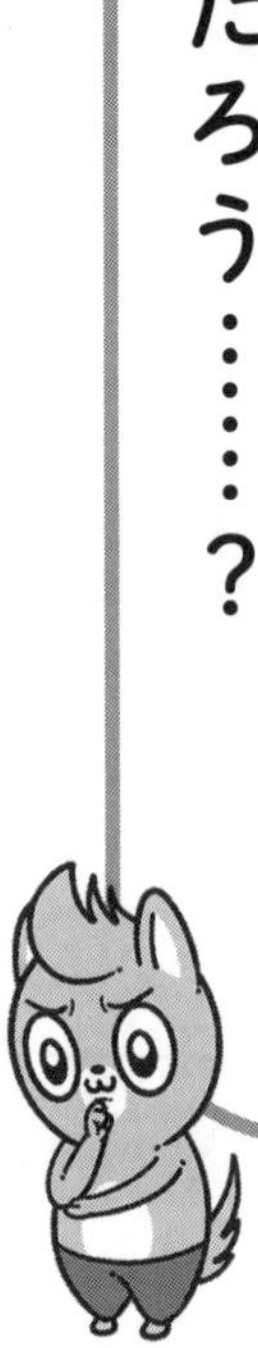

的当ての的が大きいほど当たりやすいように、自分の価値を高めることで当たりやすくなります。インフルエンサーがそんな感じですね。

ここで重要なのは、「知っていること」ではなく、「知られていること」です。

「○○を知っている」と人脈自慢をする人がいるけど、「知っていること」にそんなに価値はないです。「自分が知られていること」にこそ価値があり、だからこそ繋がったり、仕事をもらえたりするんですね。

仕事が欲しいなら、依頼者に思いついてもらう必要があります。

たとえば、「このイラストを誰に依頼しようか？」とある担当者が考えた時に、真っ先に顔と名前が思いついたら依頼してもらえる可能性が高いってことです。

ぼくは、「ユーモアのある動物やマスコットキャラを描くのが得意」というのを前面に打ち出すようにしてから、そうしたご依頼をいただくようになりました。

そんな「○○の人」「○○といえばあの人」みたいなイメージがあると強いです。

人脈作りで色々な方と接点を持つのはいいけど、そこで自分を明確にアピールできないと次に繋がることは少ないです。

何をしているかもわからない人に、仕事を頼もうとは思いませんから。

つまり、「自分を磨くことが、望む人と繋がる一番の近道」ってことです。

自分の価値を上げれば、向こうから声をかけてもらえる可能性が上がります。

この話に通じることで、「〝肩書き〟があると選ばれやすい」ってのもあります。

すでに有名人で、その名前自体がブランドになっている場合、さして肩書きは意味をなさないけど、まだ何者でもない場合は、「何をしている人なのか？」が明確にわかるほうがメリットがあったりするんです。

たとえば、ラーメンやカレーやスイーツなど、色々なものを提供している飲食店があったとして……。

あるお客さんが「ラーメンを食べたい」と思った時に、そうした何でもある店よりも、ラーメン専門店に行きます。

さらにその中で、「味噌ラーメンが食べたい」と思っていれば、数あるラーメン屋の中で、味噌ラーメンが自慢の店を探して行きます。

要するに、明確化することで、それを求める人に選ばれやすくなるということです。

依頼仕事では、お客さんに〝思いついてもらうこと〟が重要なので、「思いついてもらいやすくなるように、わかりやすい肩書きがあるといい」ってことですね。

ぶっちゃけ、「肩書なんてどうでもいい」とも思っているけど、メリットがあるなら使っておいて損はないってお話です。


たとえ、今は食えてなくても、「肩書を名乗れない」と思わなくて大丈夫です。技術も収入も後から上げればいいいし、相応しいかは、自分で決めればいいんです。

自信を持って名乗るほうがメリットもデカいです。

自信がない人には、いくら知識や技術があっても仕事を頼みづらいけど、知識や技術が少し足りなくても、「任せてください！」と自信満々にいわれたら、頼んでもいいかなと思っちゃいますから。

肩書き含め、〝自分の見せ方〟が重要ですね。

自分が何者なのかは、他者からの定義ではなく、自分で決めましょう！

何事も〝マインド〟が大事です！

大切なのは…
〝価値提供〟!!
「会いたい」と
思われるくらいに
自分を高めようぜ!

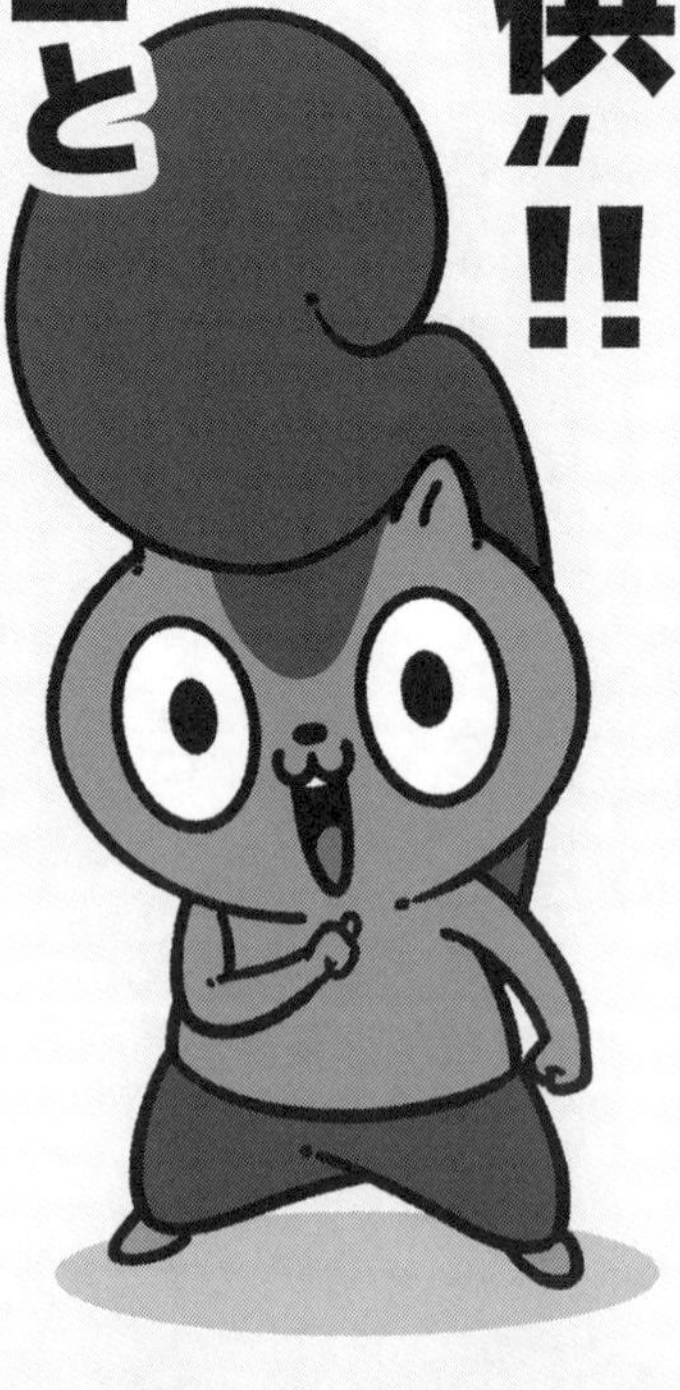

第4章

人生に迷う人へ

選択で迷う

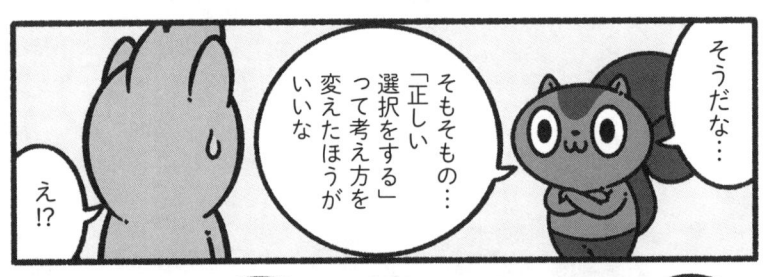

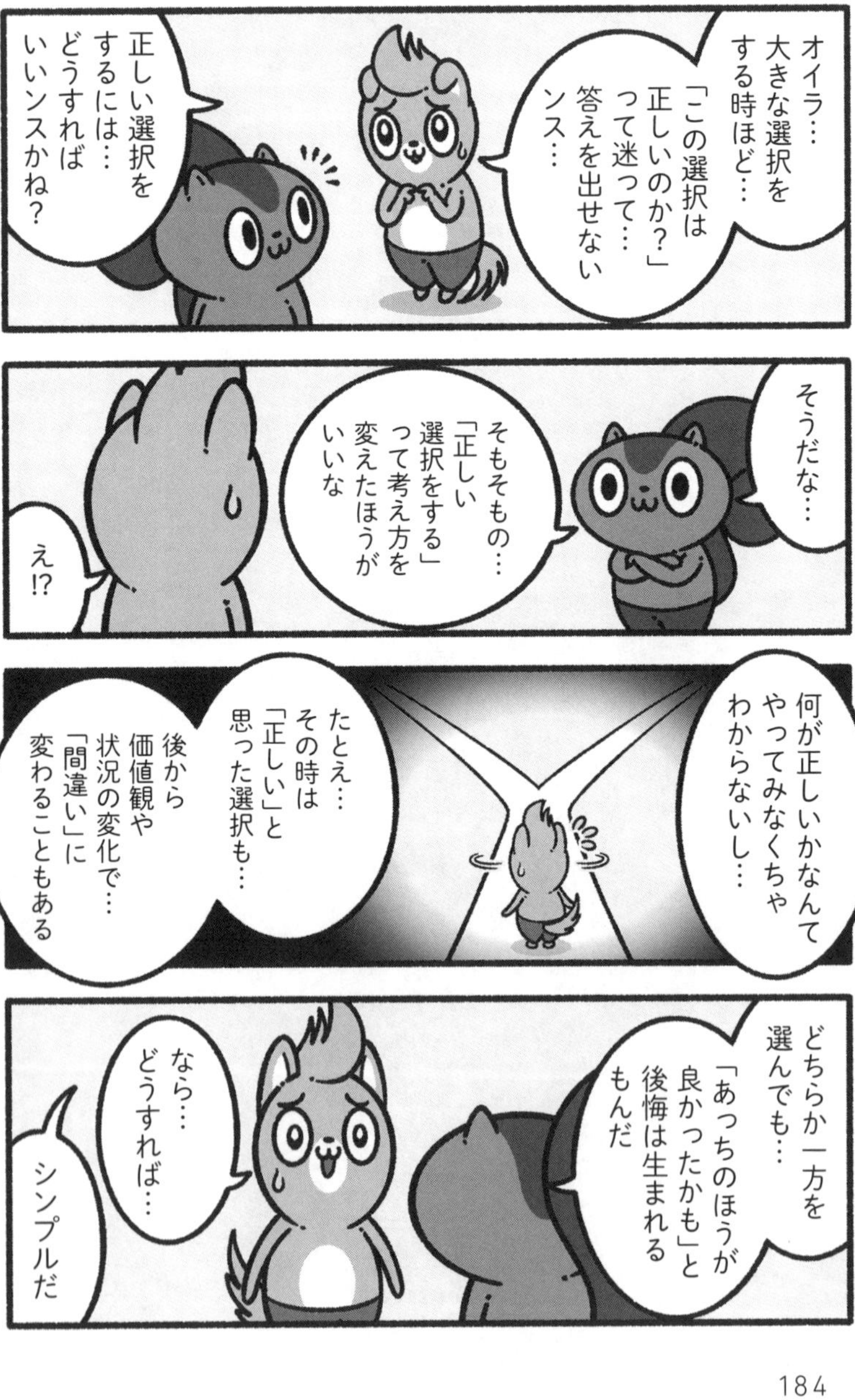
オイラ…大きな選択をする時ほど…「この選択は正しいのか？」って迷って…答えを出せないンス…
正しい選択をするには…どうすればいいンスかね？
そうだな…
そもそもの…「正しい選択をする」って考え方を変えたほうがいいな
え!?
何が正しいかなんてやってみなくちゃわからないし…
たとえ…その時は「正しい」と思った選択も…後から価値観や状況の変化で…「間違い」に変わることもある
どちらか一方を選んでも…「あっちのほうが良かったかも」と後悔は生まれるもんだ
なら…どうすれば…
シンプルだ

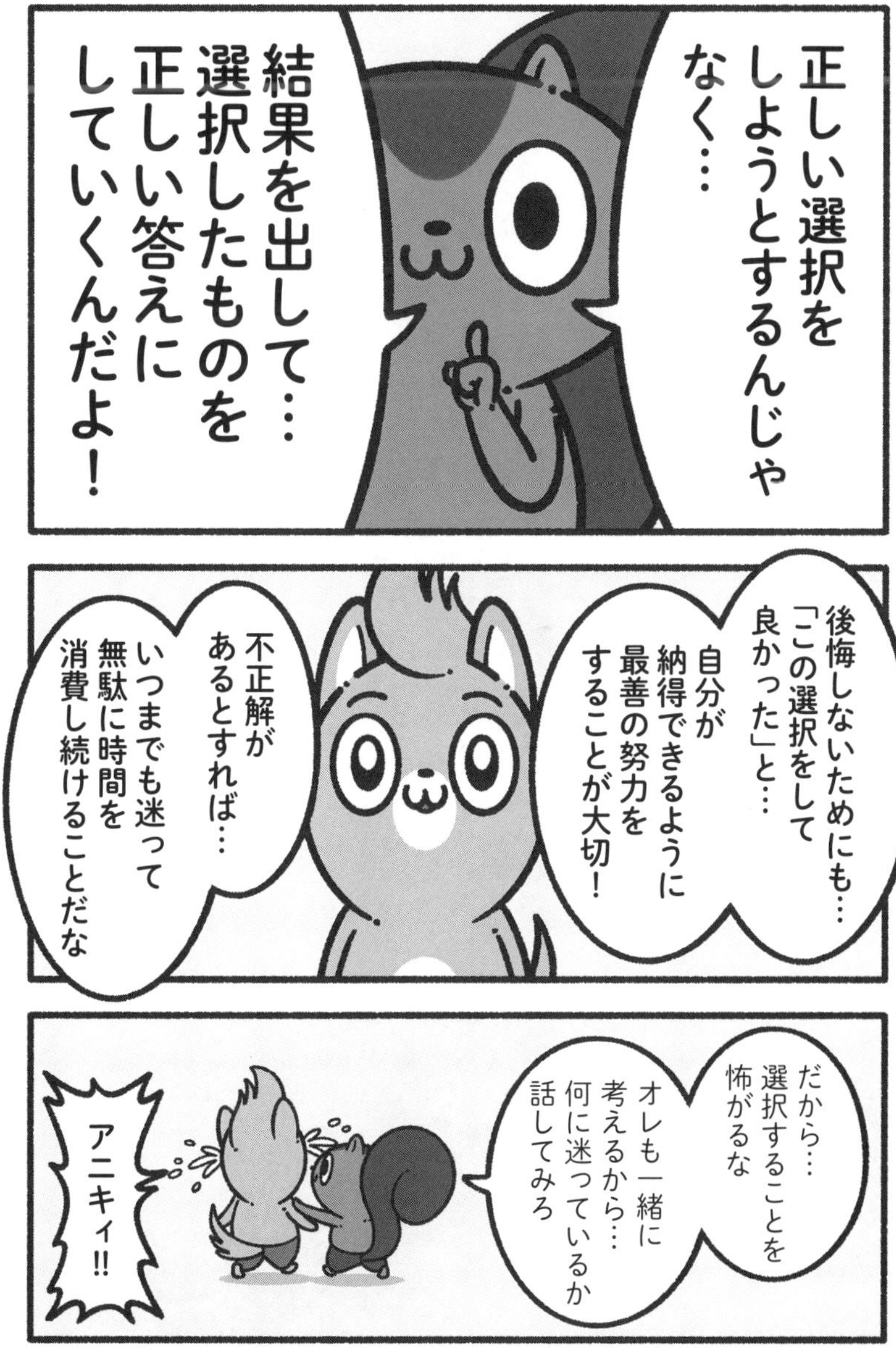
正しい選択をしようとするんじゃなく…
結果を出して…選択したものを正しい答えにしていくんだよ！
後悔しないためにも…「この選択をして良かった」と…自分が納得できるように最善の努力をすることが大切！
不正解があるとすれば…いつまでも迷って無駄に時間を消費し続けることだな
だから…選択することを怖がるな
オレも一緒に考えるから…何に迷っているか話してみろ
アニキィ!!

01 どっちがいいか、選択する時に迷っちゃう……。

❶ 選択したものを正解にする！
❷ 後悔が大きそうなほうを選ぶ！
❸ 人生が面白くなりそうなほうを選ぶ！

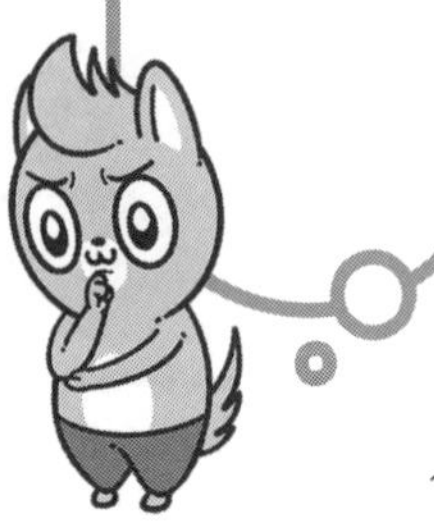

人生は選択の連続で、日常の些細なことから、人生の岐路になるような大きなことまで色々あります。
選択する時に迷いやすい人も多く、迷う時間を無駄に消費するのが嫌な時のために、「選択する時の3つの考え方」を紹介します。

❶ 選択したものを正解にする

そもそも、「正しい選択をする」のは不可能です。

その時は「正しい」と思った選択も、後になって「間違い」に感じることもあるし、どちらか選んだ時点で、「あっちのほうが良かったかも……」と後悔は生まれるので。

どんな選択をしても後悔が生まれるのなら、「正しい選択をする」よりも、「選択したものを正解にする」という考え方がシンプルでいいと思っています。

そうはいっても後悔は減らしたいし、「比較検討すると、こっちが良さそう」みたいな場面は出てきます。そんな時は、2つ目。

❷ 後悔が大きそうなほうを選ぶ

それを選ばなかった時の後悔の度合いを想像してみます。

「やる」か「やらない」かの選択肢の場合は、やらない後悔が大きかったりします。

「やる」を選べば、何かしらの答えが出てスッキリするけど、「やらない」を選べば、「もし、あの時やっていたら……」という後悔がずっと付きまとうからですね。

その中では、人生を左右するような大きな選択もあります。そんな時は、3つ目。

❸人生が面白くなりそうなほうを選ぶ

「どれが自分の人生が面白くなるか？」って選び方です。

人生を漫画のストーリー、自分が主人公として、「それを選択した時にドラマチックになるか？」みたいな考え方ですね。

なんのイベントもない淡々とした日常よりも、失敗やピンチを乗り越える物語のほうが応援したくなるように、自分を主人公として人生の物語を進む時に、面白くなりそうな選択をするってことになります。

選択を迷うのは、物事に〝最適解〟があると信じているからです。

それを間違えた時に、「何かを失ってしまう」と思って不安になります。

でも、最適解はないし、あったとしても正解を出し続ける人生は不可能です。

だからぼくは、「選択したものを正解にする」って考え方を一番取り入れています。

めっちゃ高級な腕時計を買ったのに針が動かなくても、「時間が経過しないから、歳とらないじゃ〜ん！」ってポジティブにとらえます。

ウソです。時間がわからない時計はいらないので交換します。

たとえなのでテキトーにいったけど、こうして正当化することってないです？　そうして、選択したものがダメだったとしても、そこから後悔しないように、なんとか挽回すればいいんです。

人生では必ず失敗はするので、挽回する力や対応する力が重要になってきます。

生物は、〝適応力〟が高いものが生き残ってきました。

これは現代社会も同じで、長く生き残っている有名な作家も企業もそうですね。

厳しい創作やビジネスの世界で生き残っているのは、正解を出し続けたのではなく、時に選択をミスっても挽回して対応してきた〝適応力〟にあると思います。

失敗しながら乗り越えて、その時々でアップデートしながら適応しているんです。

その適応力を身につけるためにも、どんどん失敗して対応していけばいいですね。

このお話も本に入れるか入れないかの選択から、「本に入れる」を選びました。

書くことで自分の考えを整理できたので、正解にしました！

このお話があなたの力になれたのなら、それはもう大正解ですね！

人生に……
〝最適解〟はない!!
選択したものを
〝正解〟にすればいい!!!

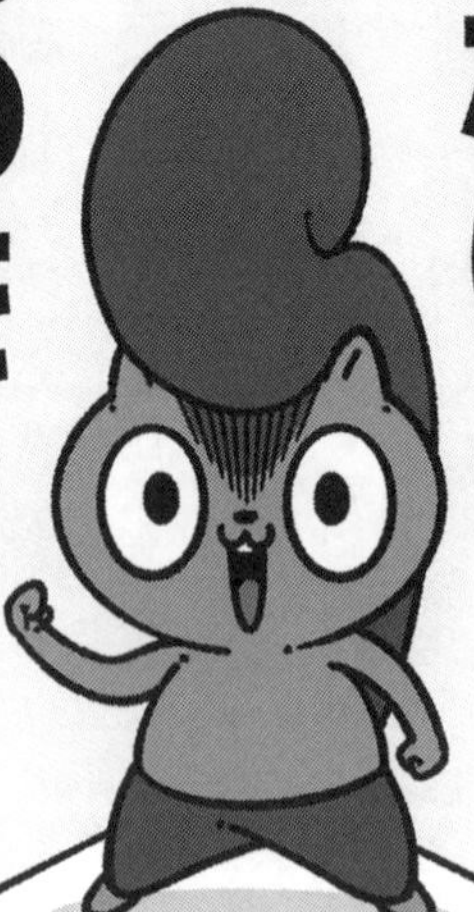

[将来の夢がない]

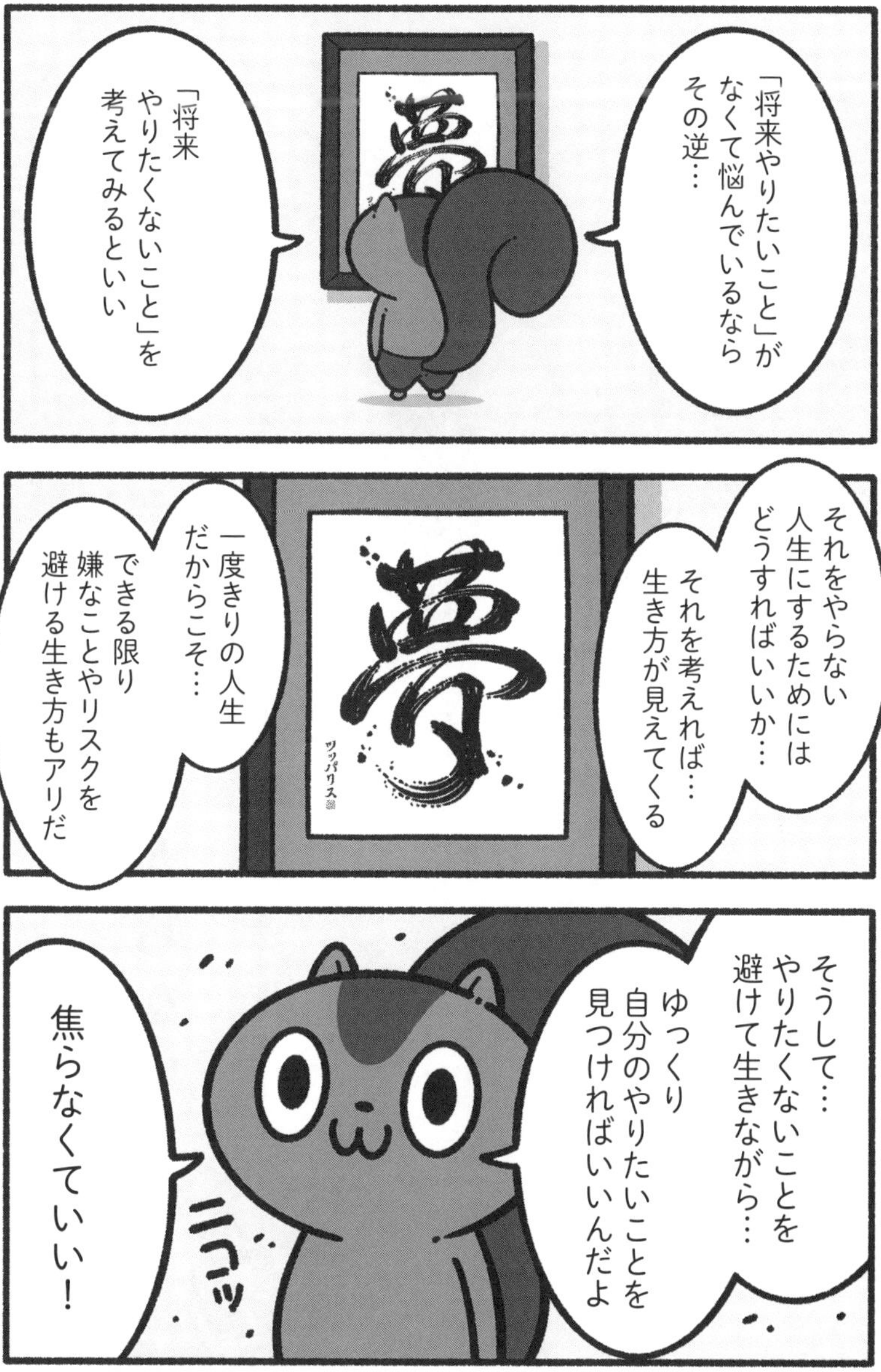
「将来やりたいこと」がなくて悩んでいるならその逆…
「将来やりたくないこと」を考えてみるといい
それをやらない人生にするためにはどうすればいいか…
それを考えれば…生き方が見えてくる
一度きりの人生だからこそ…
できる限り嫌なことやリスクを避ける生き方もアリだ
そうして…やりたくないことを避けて生きながら…
ゆっくり自分のやりたいことを見つければいいんだよ
焦らなくていい！
ニコッ

02 やりたいことが見つからない……。

❶「やりたくないことをやらない生き方」もアリ！
❷夢は〝職業〟じゃなく、〝願望〟でいい！

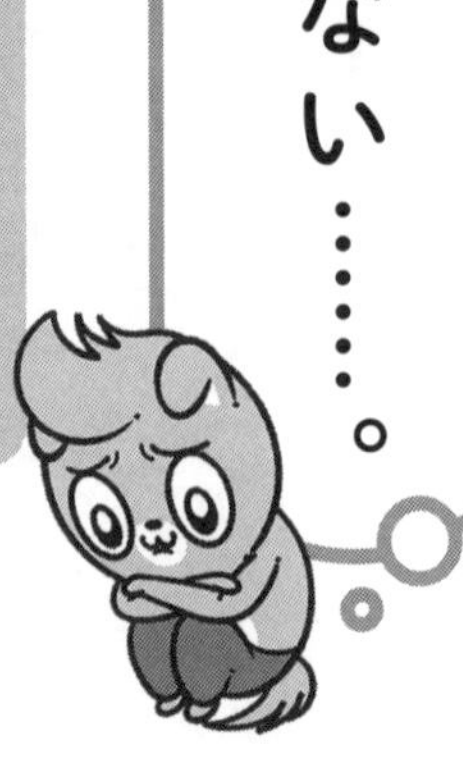

ぼくは、子どもの頃から漫画家になりたかったワケじゃなく、色々な状況や環境を経て、「結果的に漫画家になった」といういい方が合っているかもしれないです。
「やりたくないことをやめてきたら、今の形になった」という感じですね。
これをいうと、嫌々やっているようにも聞こえるけども、決してそうではなくて、「やりたくないことをやめていったら、やりたいことに辿り着いた」って認識です。

人や時間に縛られるのが嫌でフリーランスをやっているし、営業しなくてもお声がけいただけるように、自分の価値を高めたり、マネタイズを工夫しています。

やりたくないことがあるからこそ、「それをやらない人生にするために、どうすればいいか？」を工夫するようになります。

「やりたいこと」がない時は、「やりたくないこと」を把握してみてください。

それをやらないためには、どういう人生を歩めばいいのかが逆算して見えてくるので、自然にやるべきこともわかってきます。

「やりたいこと」に関することで、「将来の夢がない」ってこともよく聞きます。

これも難しく考えすぎていて、ぼくは、「夢は得たい感情」だと解釈しています。

たとえば、「金持ちになる」が夢の場合、「100億円もらえるけど、1円も使えない」ってなったらどうです？　お金持ちにはなったけど、それは満足できないですよね。

お金をフィギュアみたいに飾って愛でたいワケじゃなくて、高級な車に乗ったり、豪邸に住んだり、海外旅行したりと、そのお金を使って得たい感情があるんです。

その先には、「モテたい」とか「チヤホヤされたい」みたいな感情がある。

このことから、夢は〝職業〟じゃなく、〝願望〟でいいんです。

大きくなくてもいいし、変えてもいいし、増やしてもいいんです。

「やりたいこと」や「将来の夢」のハードルが高いと、自分の〝好き〟に気づけないことがあります。それではもったいないです。

「やりたいこと」っていうと、「めちゃくちゃ好き！」みたいな印象を受けるけど、「ちょっと興味ある」ってことでもいいんです。

それを実際にやってみると、「好き」に変わることもあるので、自分でハードルを上げずに何でもやってみるといいですね。

やってみないと、やりたくないことにすら気づけませんから。


もし、やりたいことが見つからない人は、自分のスマホを見てみてください。写真やアプリや検索履歴は、自分の興味のあるもので埋まっているからです。

〝自分探し〟は、旅に出なくても案外身近なところに答えがあったりします。

あなたの「やりたいこと」も必ず見つかります！

焦らなくて大丈夫！　自分のペースで、探していきましょう！

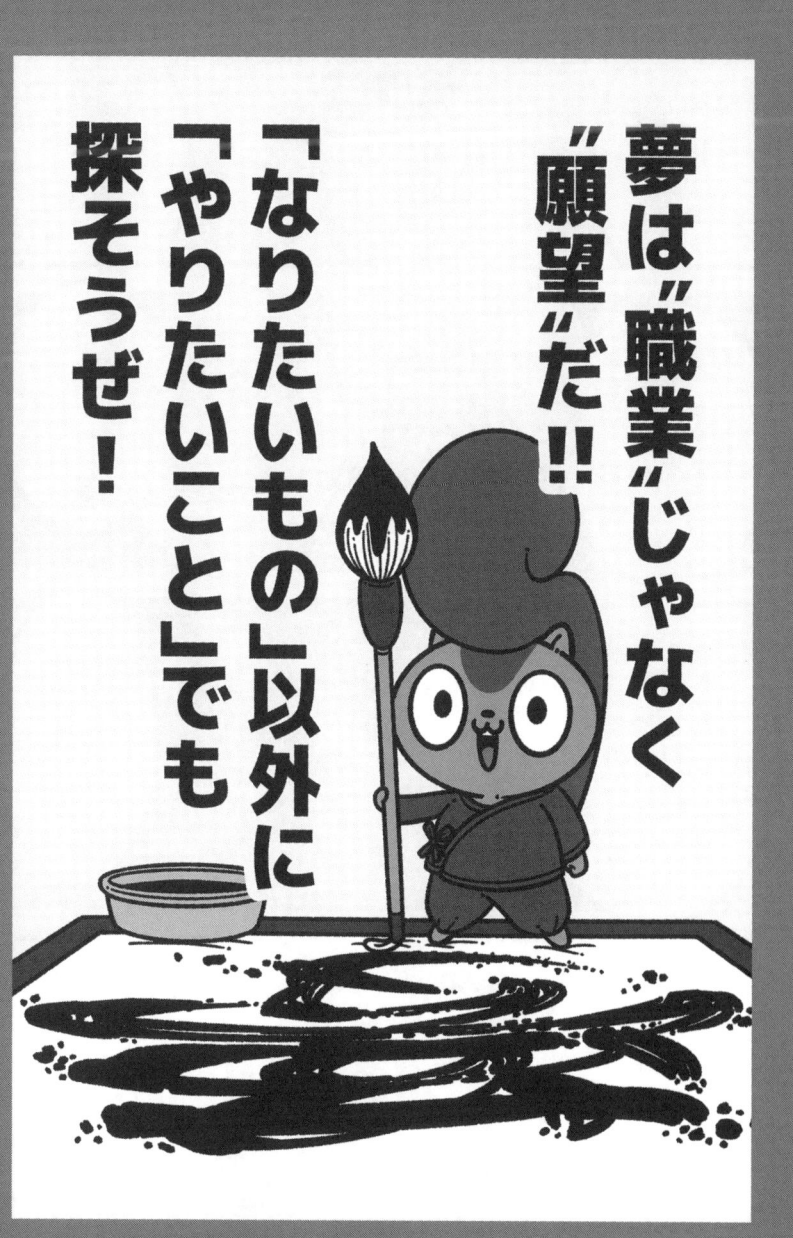

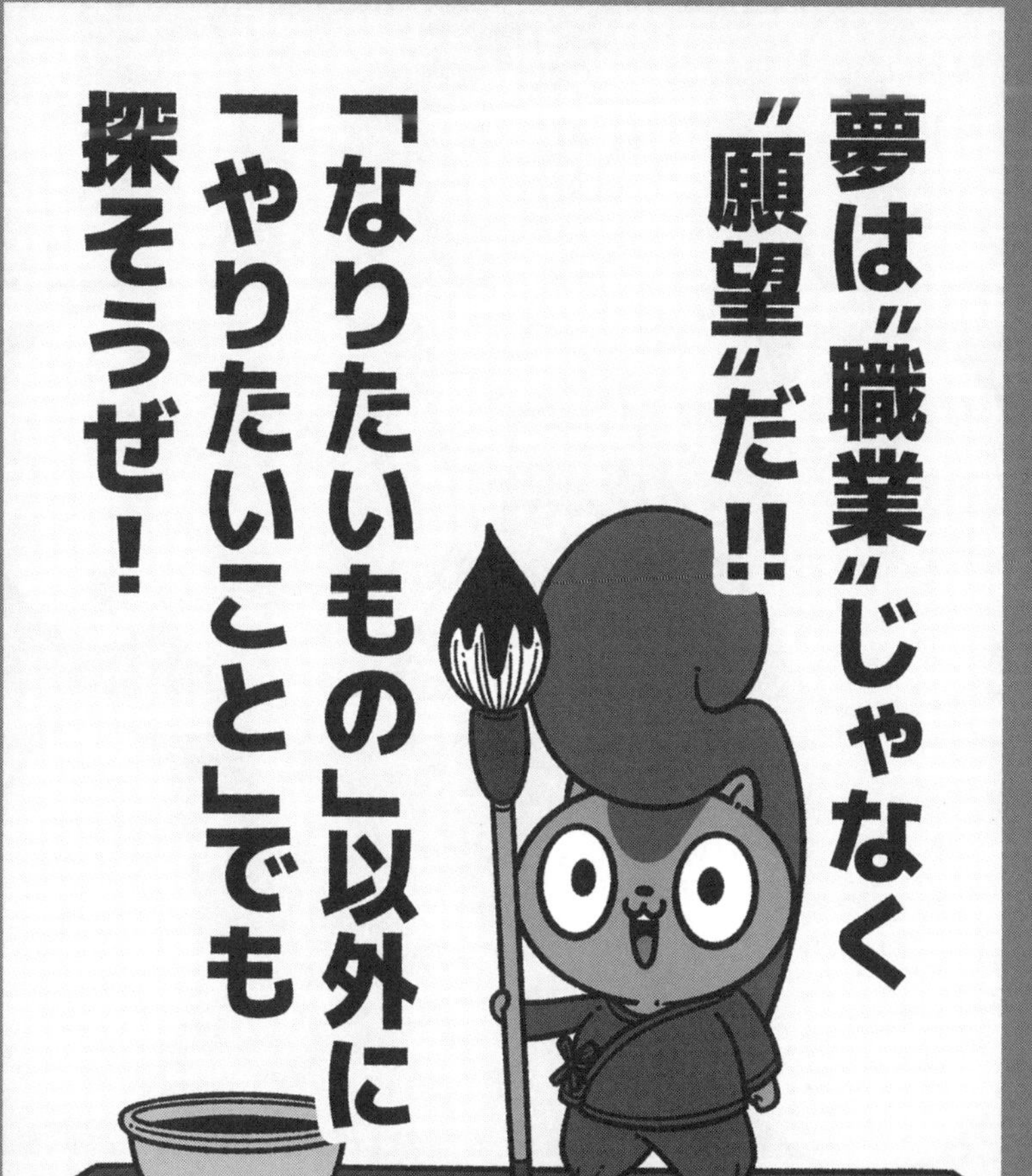
夢は〝職業〟じゃなく
〝願望〟だ!!
「なりたいもの」以外に
「やりたいこと」でも
探そうぜ!

やりたいことがわからない

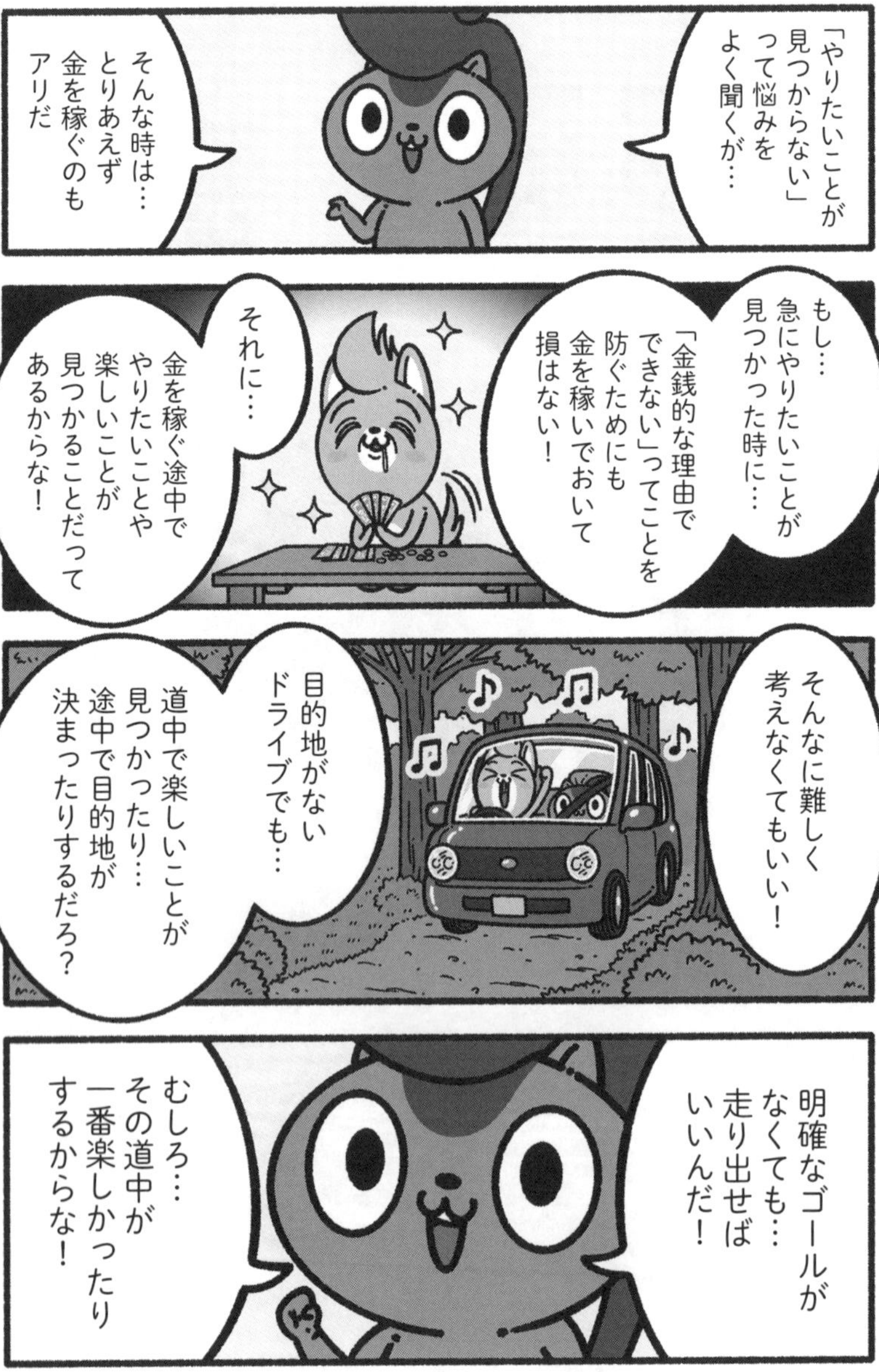
「やりたいことが見つからない」って悩みをよく聞くが…
そんな時は…とりあえず金を稼ぐのもアリだ
もし…急にやりたいことが見つかった時に…
「金銭的な理由でできない」ってことを防ぐためにも金を稼いでおいて損はない！
それに…
金を稼ぐ途中でやりたいことや楽しいことが見つかることだってあるからな！
そんなに難しく考えなくてもいい！
目的地がないドライブでも…
道中で楽しいことが見つかったり…途中で目的地が決まったりするだろ？
明確なゴールがなくても…走り出せばいいんだ！
むしろ…その道中が一番楽しかったりするからな！

03 やりたいことがなくて、何をしていいかわからない……。

❶ とりあえずお金を稼ぐ！

❷「誰とやるか」に意識を向ける！

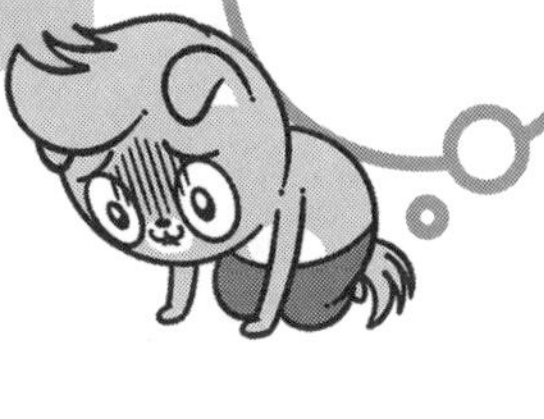

やりたいことがない場合は、お金を稼げばいいと思います。

「やりたいことが見つかったのに金がない」って場面が出てくるかもしれないし、そうじゃなくても、あって困らないのがお金なので。

そのお金を稼ぐ行動の中で、面白いことが見つかったり、色々な人と出会えたりするかもしれないです。

「やりたいことがないから何もしない」ってのが、一番もったいないです。

誰だって、最初からやりたいことがあったワケじゃないです。

ぼくも漫画を描くまではそうだったように、「好きなことを始めた」というよりは、「始めてから好きになった」という場合が多いです。

だから、とりあえず動き出してみるのが大切で、その動き出すための理由として、「お金を稼ぐ」でもいいってことですね。


「金稼ぎ」というと悪くとらえる人がいるけど、お金は〝手段〟や〝道具〟です。

現代社会で生きていくうえで、稼ぎ方や使い方や守り方はめちゃくちゃ重要なので、「金は汚いもの」「金を稼ぐことはダメなこと」みたいに思い込まないでください。

お金があれば、絶対に願いが叶えられるワケじゃないけど、不幸の数は減らせます。

経済的不安を抱えると、ＩＱが低下して判断能力が鈍るので、お金はないよりあるほうが絶対にいいです。

そして、お金で買える経験はあり、自分を成長させ、人生を豊かにもしてくれます。

そうした〝自己投資〟や〝自己成長〟が生きがいになるかもしれないですね。

それと、やりたいことがないなら、「誰とやるか」に意識を向けるのも良いです。

一人焼肉よりも、仲間とのバーベキューのほうが楽しいと感じる人もいるように、今やっていることも、ワクワクできる仲間を見つけるのも1つの方法です。

学校の遠足や恋人とのデートだって、行く場所やイベント内容よりも、相手次第で楽しさも変わるでしょ？　職場でも、親友がいたら仕事が楽しくなりそうです。

人生の幸福度って、誰と時間を過ごすかで大きく変わってくると思います。

今は、ＳＮＳやネットで簡単に人と繋がれるし、色々なコミュニティもあります。

そうしたコミュニティに入ってみたら、気の合う仲間ができるかもしれないし、その中で、やりたいことも見つかるかもしれないですね。

ぼくは、「人に喜んでもらいたい！」って想いで創作活動をしているので、生み出した作品やキャラクターが、誰かの生きがいになってもらえたら幸せだし、それこそが、ぼくのやりたいことでもあります。

この本をキッカケに、やりたいことのヒントを見つけてもらえたら嬉しいです！

あなたの人生を豊かにする力になれたら最高ですね！

好きなことがなくて
何をやればいいか
わからないなら…

〝嫌いなこと〟以外を
やればいい!!

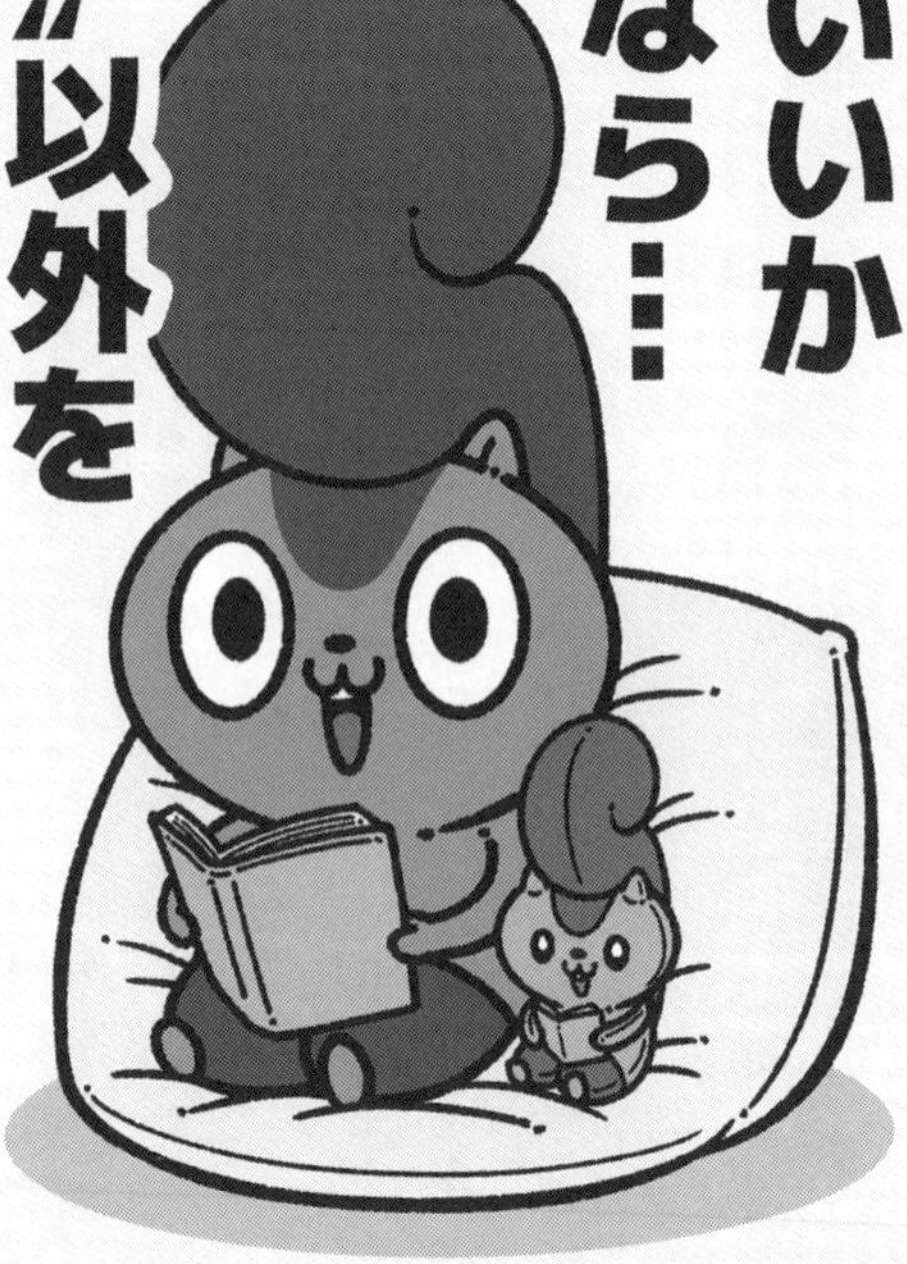

役立たないことはしたくない

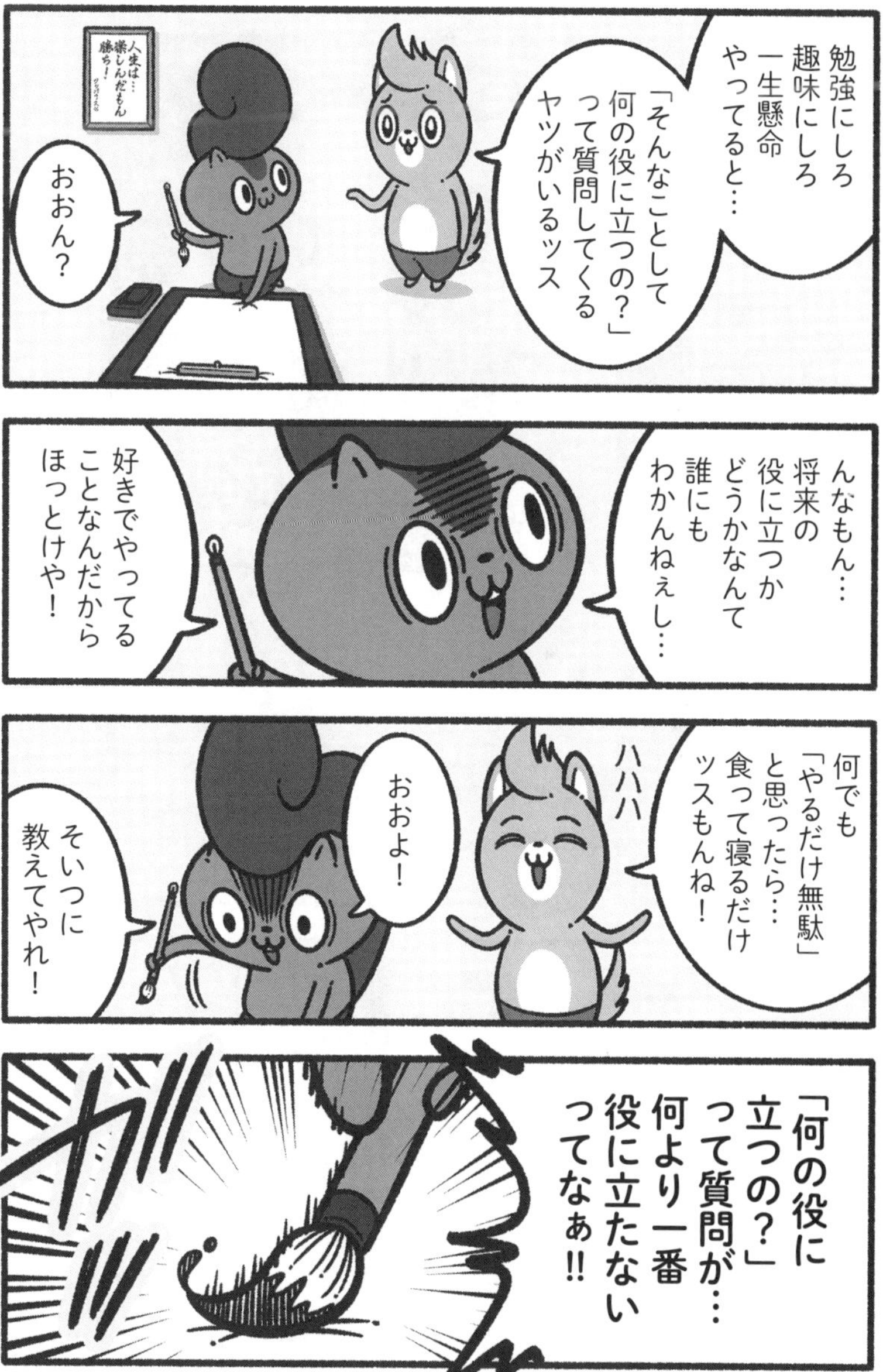
人生は…楽しんだもん勝ち！

勉強にしろ趣味にしろ一生懸命やってると…「そんなことして何の役に立つの？」って質問してくるヤツがいるッス
おおん？

んなもん…将来の役に立つかどうかなんて誰にもわかんねぇし…

好きでやってることなんだからほっとけや！

何でも「やるだけ無駄」と思ったら…食って寝るだけッスもんね！

ハハハ
おおよ！

そいつに教えてやれ！

「何の役に立つの？」って質問が…何より一番役に立たないってなぁ!!

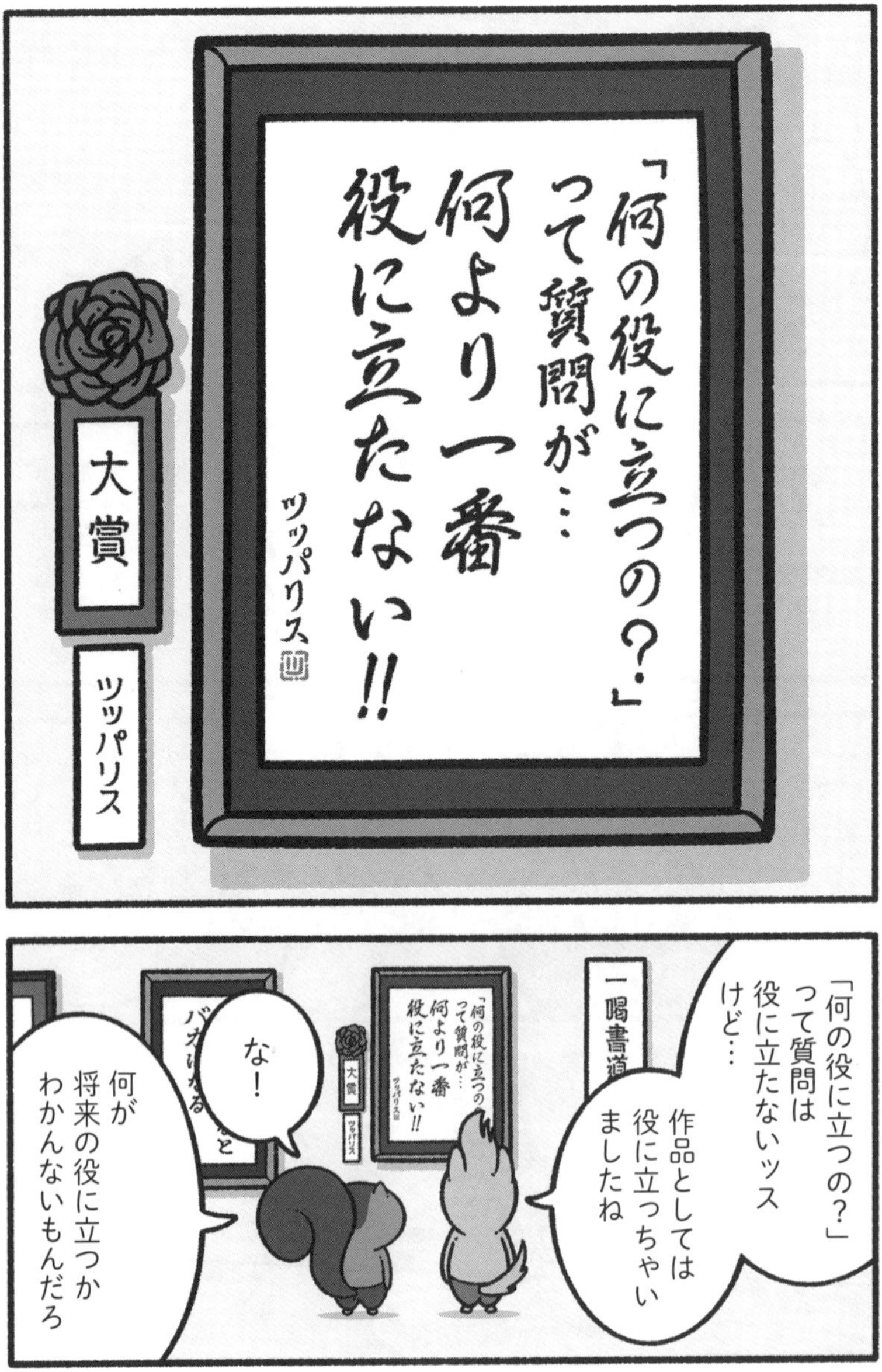
「何の役に立つの？」って質問が……何より一番役に立たない!!
ツッパリス
大賞
ツッパリス
「何の役に立つの？」って質問は役に立たないッスけど…
作品としては役に立っちゃいましたね
な！
何が将来の役に立つかわかんないもんだろ

04 役に立つかわからないような、無駄なことはしたくない……。

❶どんな経験も〝引き出し〟になる！
❷「役に立つかどうか」よりも、「やりたいかどうか」で考える！

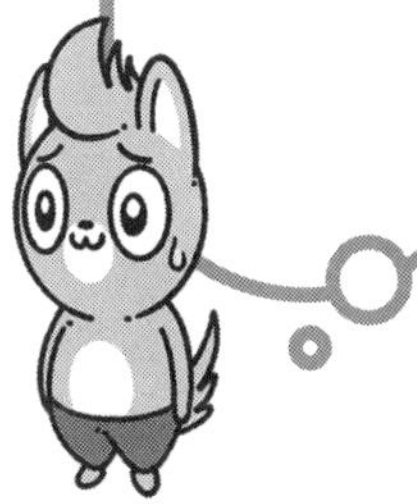

経験したことは、自分でも気づかないところで役に立っていたりします。「人生に無駄な経験はない」というように、どんな経験も〝引き出し〟になります。

学校の授業で、「これを勉強する必要ある?・」と思うこともあるけど、その時は「必要ない」と思ったことでも、後々で使えたり、その知識が下地となって成長に繋がったりすることもあります。将来の役に立つかは、誰にもわからないんです。

この本もそうです。本の内容も漫画も、昔から「役に立つ」と思って培ってきた知識や技術ではないです。

その時々で、興味あることや必要なことを全力で身につけてきて、結果的に役に立ったんです。当時は、「将来の役に立つ」なんて思ってなかったし、今の仕事をしているなんて、少しも想像していませんでした。

様々な経験が結果的に役に立つという意味では、実はぼくが初めて描いた漫画は、「初心者とは思えないほど技術が高い」といわれて受賞しました。

単に自慢したいワケじゃなくて、こうして絵が描けたのは、デザイン科の高校で学んだ基礎があったからだし、描き文字が得意なのは看板屋だった時の技術だし、構図やレイアウトが綺麗なのはデザイナーの経験が活きているからです。

また、デザイナーをしていた経験からお話しすると、「デザインは先天的なセンスが必要」と思いがちだけど、必ずしもそうではないです。

デザインは知識や技術の組み合わせで、元のセンスより、持っている〝引き出し〟の数が重要だったりするんです。

バランス良く見える構図や美しい配色など、それを〝知っていること〟で、デザインの可能性は広がるし、デザインソフトのスキルがある人とない人では、表現できる幅も変わってきます。

多少のセンスの差はあれど、デザインが上手下手の差は、知識や技術などの持っている〝引き出し〟の差なんです。

「役に立つかどうか」って、〝費用対効果〟を気にしているのかもしれないですね。「役に立たなかったら、かけたコストが無駄だった」と思うように、損をしたくない心理なのかもと思いました。

そうした時間や労力のコスパから、倍速で動画を観る人もいるみたいです。

しかし、これは情報は得られるけど、感動はできないです。ニュースは倍速で情報だけ得られればいいけど、映画やアニメは情報だけでは心が動かないんです。

面白さは〝感動〟で、感情が動く時に「面白い」と感じます。

その面白さに重要なカタルシスには、〝間〟や〝溜め〟が必要だったりするので、倍速視聴ではそれが得られずに、結果的に損をしている。

費用対効果を気にする人生は、幸福度のコスパが悪いのかもしれません。

「意味のない無駄なことはしたくない」という気持ちもわかるけど、そもそも人生に意味はないので、極論、「生きても無駄」となっちゃいます。

だからこそ、人生に意味や価値を見出すのも、人生の楽しみや目的になりえます。


子どもの頃に、「これは、将来の役に立つハズだ！」って考えて遊んでなかったと思うんです。鬼ごっこもドッジボールも役に立つと思ってやってませんよね？

「面白い！」ただそれのみで行動していたと思うんです。

大人になってもその遊び心は大切だし、「結果的に役に立った」でいいと思います。

その気持ちでいれば、「役に立つかどうか」なんて後回しで行動できちゃうので。

「人生は思い出集め」だと思っているので、興味があるけど役に立たなそうだからやらないってのはもったいないです。

死んだら何も残らないので、「役に立つかどうか」よりも、「やりたいかどうか」で行動するのもアリだと思います！

せっかく生まれたのなら、思いっきり人生を楽しみたいですね！

死ぬまで何が役に立つか
わからない!!

「役に立つかどうか」より…
「やりたいかどうか」で
考えようぜ!!

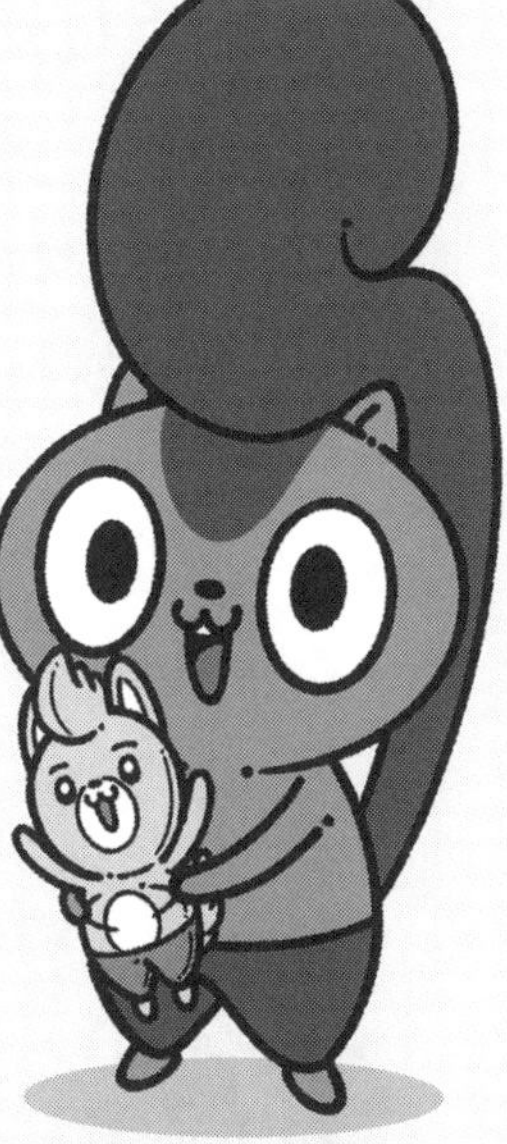

逃げられなくてつらい

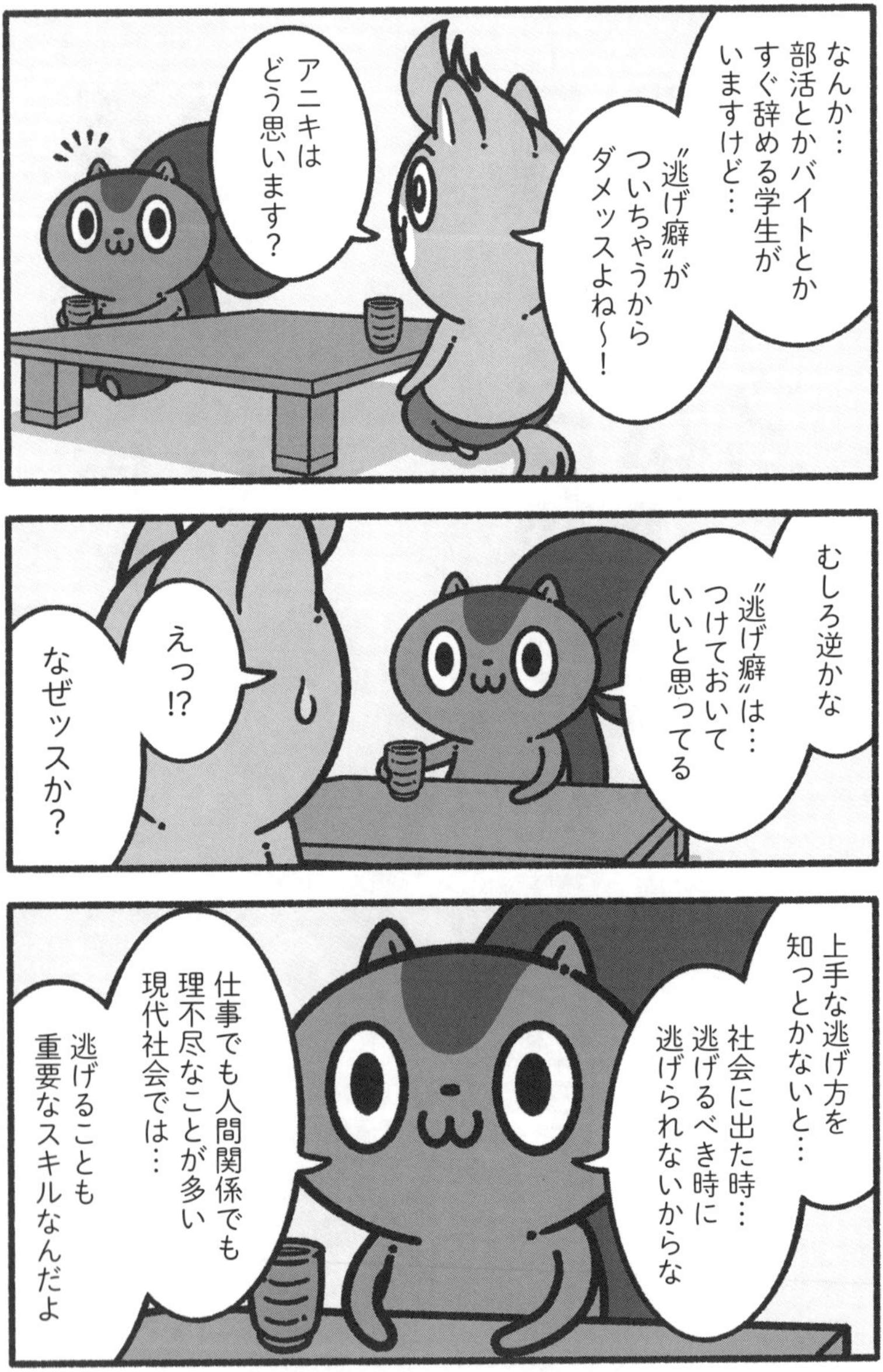
なんか…部活とかバイトとかすぐ辞める学生がいますけど…
〝逃げ癖〟がついちゃうからダメッスよね〜!
アニキはどう思います?
むしろ逆かな
〝逃げ癖〟は…つけておいていいと思ってる
えっ!?
なぜッスか?
上手な逃げ方を知っとかないと…
社会に出た時…逃げるべき時に逃げられないからな
仕事でも人間関係でも理不尽なことが多い現代社会では…
逃げることも重要なスキルなんだよ

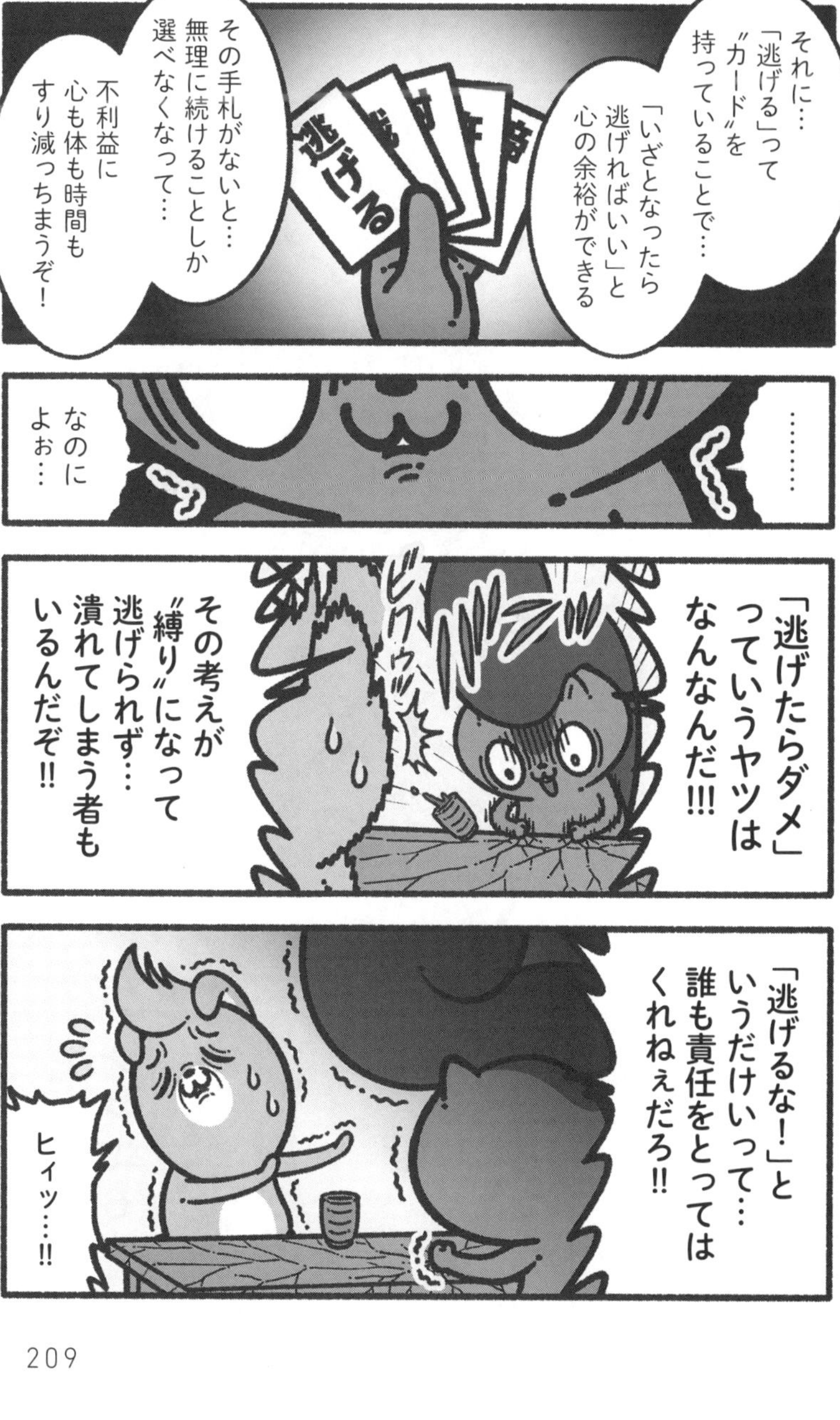
それに…「逃げる」って“カード”を持っていることで…
「いざとなったら逃げればいい」と心の余裕ができる
逃げる
その手札がないと…無理に続けることしか選べなくなって…
不利益に心も体も時間もすり減っちまうぞ！
………
なのによぉ…
「逃げたらダメ」っていうヤツはなんなんだ!!!
ビクゥッ
その考えが“縛り”になって逃げられず…潰れてしまう者もいるんだぞ!!
「逃げるな！」というだけいって…誰も責任をとってはくれねぇだろ!!
ヒィッ…!!

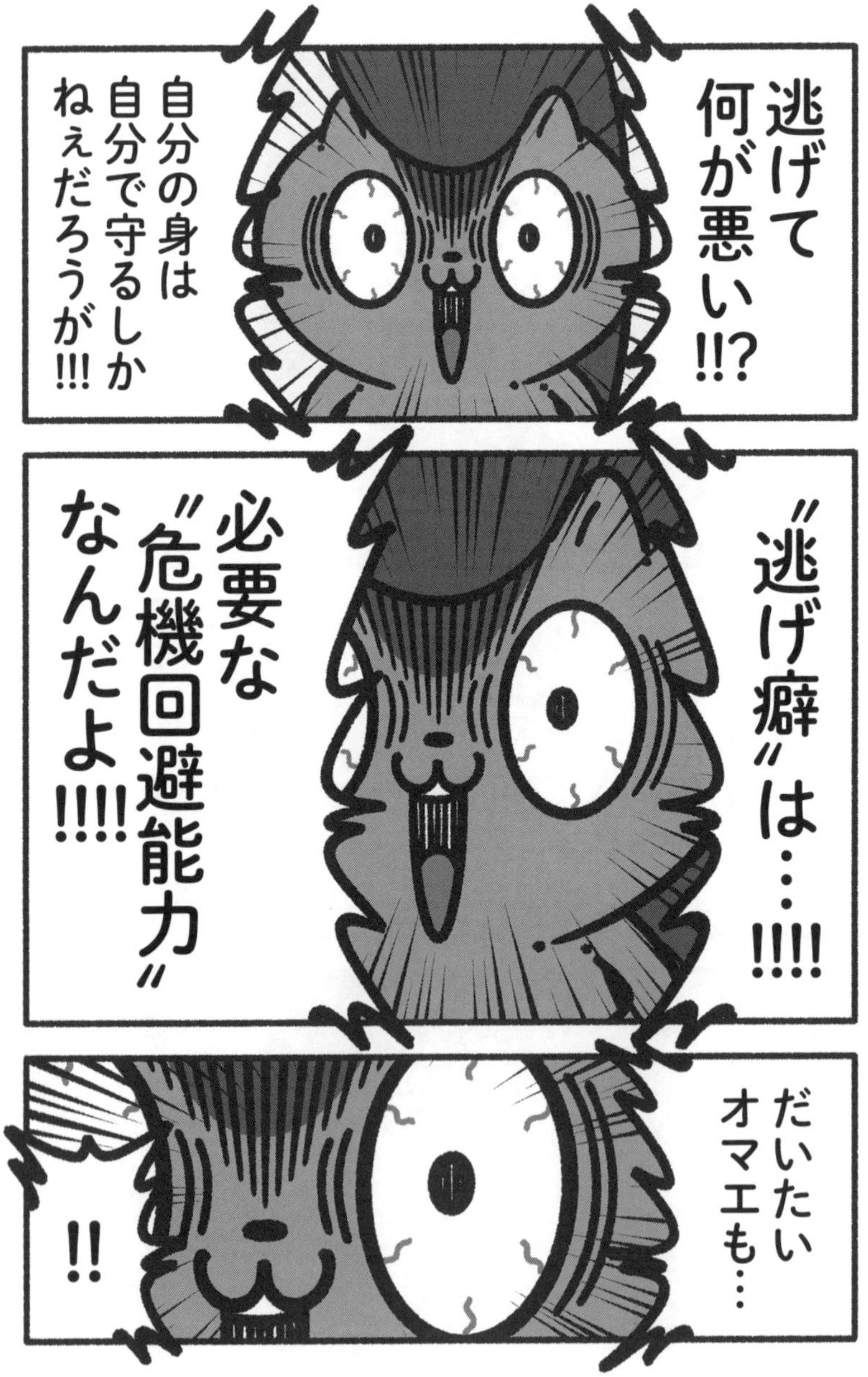
逃げて何が悪い!!?
自分の身は自分で守るしかねぇだろうが!!!
〝逃げ癖〟は…!!!!
必要な〝危機回避能力〟なんだよ!!!!
だいたいオマエも…
!!

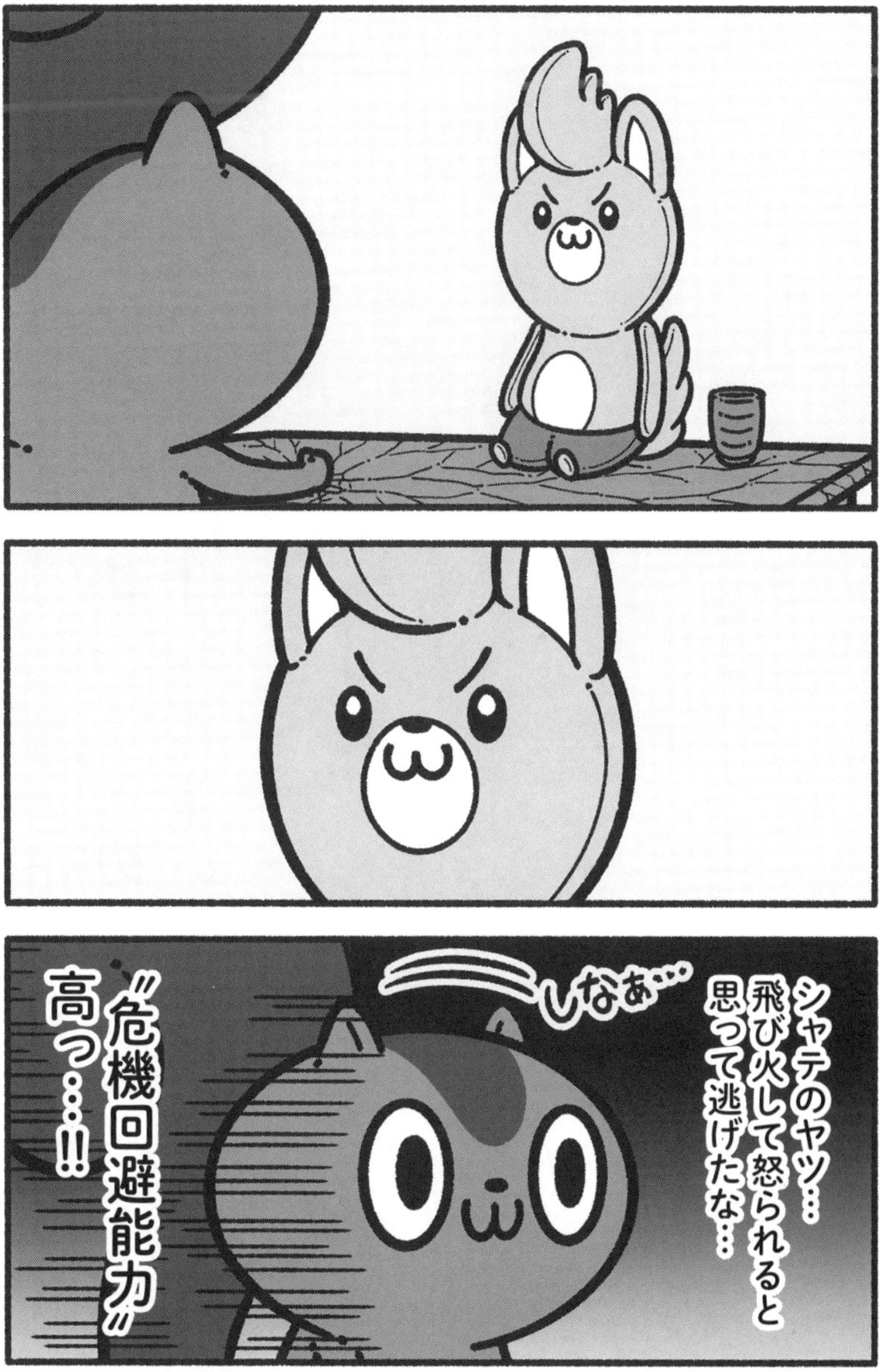
シャテのヤツ…飛び火して怒られると思って逃げたな…
しなぁ…
"危機回避能力"高っ……!!

05 逃げるのは悪いことのような気がして逃げられない……。

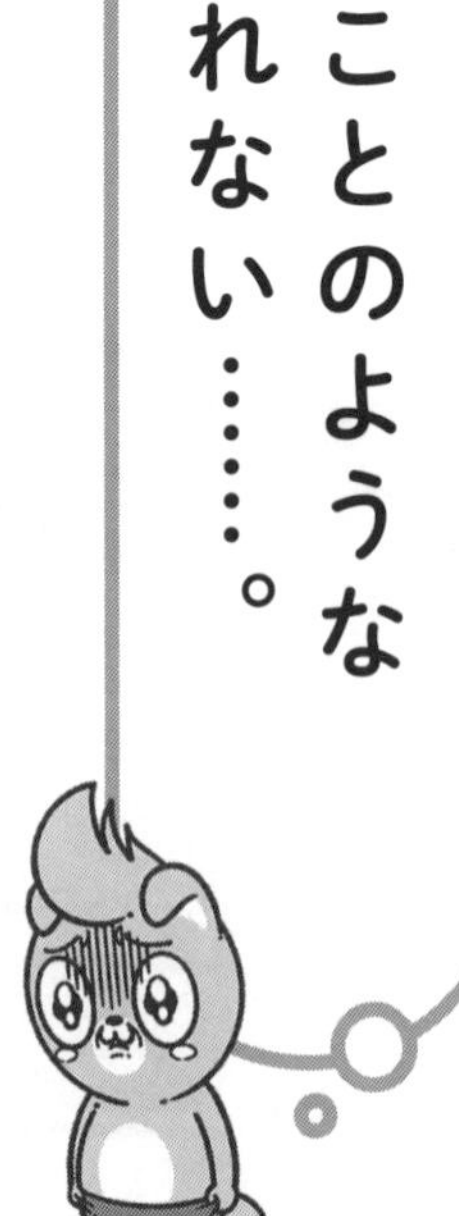

❶〝次の環境〟を用意しておく！
❷メリットとデメリットを考える！
❸とりあえず逃げる！

現代は、働き方も幸せの形も多様化しました。

そんな時代に、「逃げずに我慢して、1つのことを続けるのは違う」と思います。

1つのことに固執することで、他の可能性を潰すことになるし、それを失ったら大きなダメージになるからです。

ぼくもある意味、逃げた結果、好きなことができる環境に出会えたといえます。

1つのことに固執していたら、今のような生き方に出会えませんでした。

「逃げる」「逃げない」が、「良い」「悪い」ってことじゃなく、「逃げてはいけない」という思い込みがマズいんですね。その思い込みで次の一歩が踏み出せなくなったり、自分を追い込んで壊れてしまう恐れがあるからです。

「逃げる」も行動選択の1つで、生きるためには立派な戦術なんです。

ただし、一時の感情だけで逃げると損をすることもあるので、逃げる時のポイントを3つお伝えしますね。仕事を例に、今の職場が嫌すぎて辞めたい時……。

❶ 〝次の環境〟を用意しておく

辞める前に転職先の候補をいくつか考えておいたり、副業を始めておく感じです。

しばらく働かなくても生きていけるだけのお金を貯めておくのもいいですね。

「次がある」と思うと安心して逃げられるし、辞めた後に「この先どうしよう……」と悩むこともないので、不安も減ります。

「いつでも逃げられる」というカードを持っておくだけでも心強いですね。

❷ メリットとデメリットを考える

今はつらくても、この先に昇給したり、望む仕事ができそうなメリットがあったら我慢すればいいし、この先も同じようにつらいことが続きそうなら辞めればいい。

転職の数が多い履歴書だと、書類選考で外されやすくなるデメリットもあるけど、起業するなら関係ないように、その先の目的も見据えるといいかもですね。

その職場の上司が数年後のあなただったりするので、我慢した先のメリットとデメリットを考えて逃げるかの判断をするといいと思います。

❸ とりあえず逃げる

次の環境やメリットを考える余裕もないほど苦しい場合は、それどころじゃないのですぐに逃げましょう。

自分の身体よりも大事な仕事なんてないので、まずは自分を守るために辞める。

病気になったり、命の危険にさらされたりする前に、「逃げる」の一択です。

苦しい時は、冷静な判断もできないし思考力も落ちるので、逃げた後に落ち着いて考えれば大丈夫です。

そんな感じで、ぼくもブラックな働き方をしていた会社から逃げた過去があります。その選択をしたおかげで、今はストレスなく、毎日楽しく創作活動ができています。

「続けることに意味がある」という意見は、時と場合によっては正しいと思うけど、嫌々続けても良い結果にならないし、嫌なことを耐え続けるほど人生は長くないです。

「続けること」を目的にしたいなら、気合や根性ではなく、好きなことを見つけるほうが効果的です。ゲームも「やめろ」といわれてもやり続けるように、好きなことをやっていたら勝手に続けます。

人生は楽しむためにあり、勝手に続けたくなるほど好きなことを見つけるためにも、色々な可能性に触れることが大切です。

そのためにも、ぼくのように、逃げた先で好きなことに出会えるってワケです。

「逃げる」って言葉のイメージが良くないけど、より良く生きるためや、自分が成長するための進み方の1つですからね。

人生で見れば、「逃げる」も「前進」なんです！

逃げることは悪くない！　一歩前に逃げ出しましょう！

「逃げる」は…
人生の進み方の1つ!!
前に逃げれば…
「前進」なんだ!!!

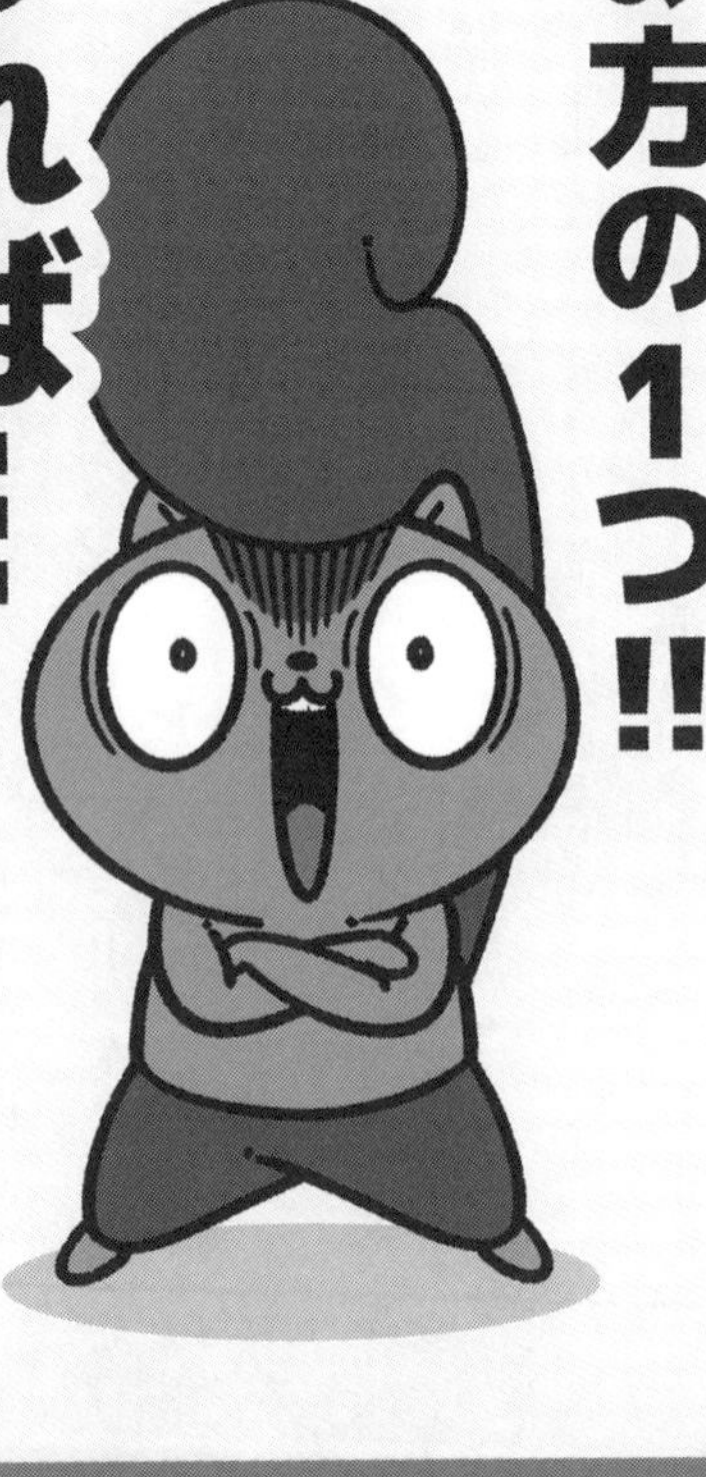

他では通用しないかもしれない

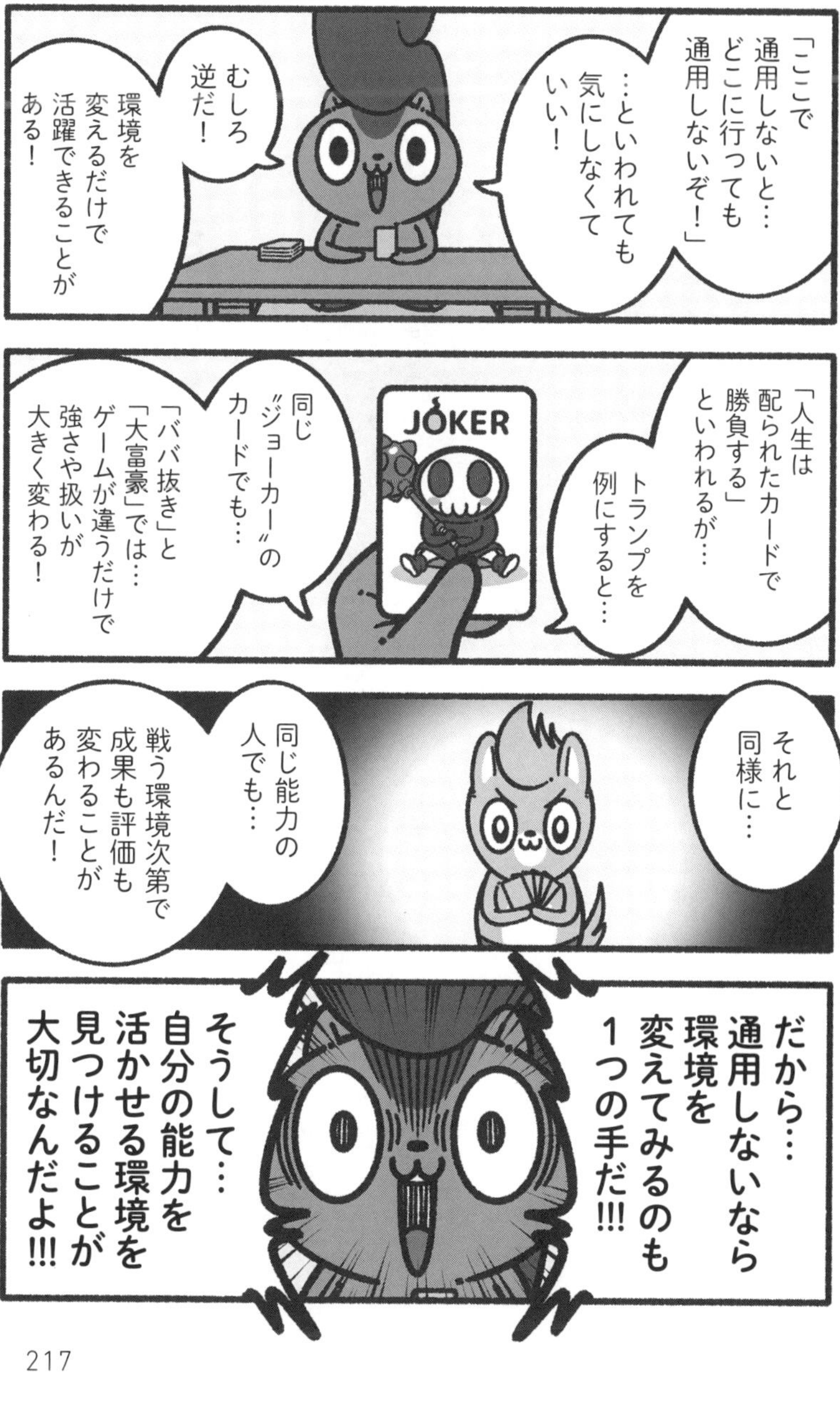
「ここで通用しないと…どこに行っても通用しないぞ！」
…といわれても気にしなくていい！
むしろ逆だ！
環境を変えるだけで活躍できることがある！
「人生は配られたカードで勝負する」といわれるが…
トランプを例にすると…
JOKER
同じ〝ジョーカー〟のカードでも…
「ババ抜き」と「大富豪」では…ゲームが違うだけで強さや扱いが大きく変わる！
それと同様に…
同じ能力の人でも…
戦う環境次第で成果も評価も変わることがあるんだ！
だから…通用しないなら環境を変えてみるのも1つの手だ!!!
そうして…自分の能力を活かせる環境を見つけることが大切なんだよ!!!

06 自分は能力が低いから、きっと他では通用しない……。

❶「逃げてはいけない」という思い込みを外す！
❷自分の〝特徴〟や〝武器〟を知り、競争相手がいない場にいく！

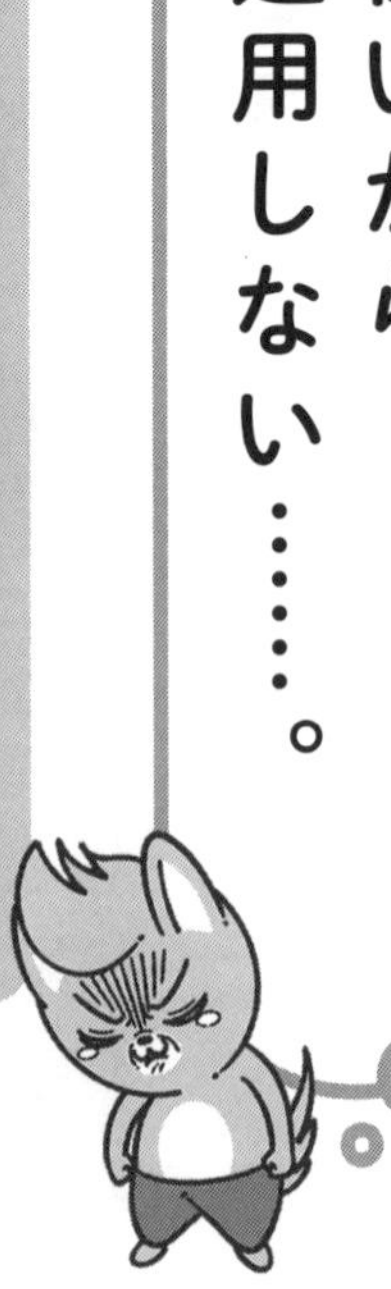

ノミは1メートル以上ジャンプできるけど、コップをかぶせて生活させると、その後に自由になっても、コップの高さまでしかジャンプできなくなるそうです。

これって人間も同じで、今いる環境が能力を制限していたり、そこでの低い成果が自分の能力だと思い込んでしまったりすることがあります。セルフイメージが下がって自信を失い、行動できなくなって成果も出ない……という負のループになります。

勝手に限界を決めて、自分で自分を制限しちゃうことってありますよね。

その原因の1つに身を置く環境があって、職場環境や人間関係によって、気づかない間に自分の能力を抑え込まれていることがあります。

「ここしか自分の居場所がない」と思い込んだり、「他では通用しない」と根拠のないことをいわれて逃げられない。これは、コップをかぶせたノミと同じ状態ですね。

本来は、もっと高い能力を発揮できる環境があるハズなので、それを見つけるためにも逃げていいんです。

そのためには、「逃げてはいけない」という思い込みのコップを外すことです。

「適材適所」という言葉があるくらい、才能や能力は適切な場所でこそ輝くので、自分が活躍できる環境に身を置くことが大切です。

ぼくは、色々な場で作品を投稿しているけど、同じ作品でも場を変えるだけで反応が全然違うことがあります。

環境が違うだけで結果も変わるのなら、「自分が有利になる場所で戦う」のも立派な戦術で、それをするためには、自分を知っておく必要がありますね。

こうした時に、「才能」というワードが出てきます。

「才能は需要のある希少性」とぼくは考えていて、希少性のある特技や能力を、その需要がある場で発揮することで輝くし、多くの報酬を得られます。

逆に、すごい特技や能力でも、その需要がなければ、価値を感じてもらえないです。

価値は相対的なものなので、競争相手がいない場にいくのが良いです。

そのために、自分を売り込むセールスマンになったと思って考えてみてください。

自分の〝特徴〟や〝武器〟を知り、魅力を押し出して自分を〝商品化〟するんです。

すると、どのターゲットに、どんな環境なら自分を高く売れそうか見えてきます。

「他人は苦労しているけど、自分は簡単にできる」というのがあったりするので、それこそが自分の武器だったりします。

「他人が知りたいと思っている知識を、自分は詳しく知っている」でも良いです。

自分では当たり前にできるからこそ気づきにくいので、そんな時は、親しい人にでも聞いてみてください。自分では気づけなかった一面が見つかるかもしれませんよ。

「自分には武器がない……」となげいていたぼくも見つかったので大丈夫です！

あなたなりの武器を見つけて、誰よりも高くジャンプしてください！

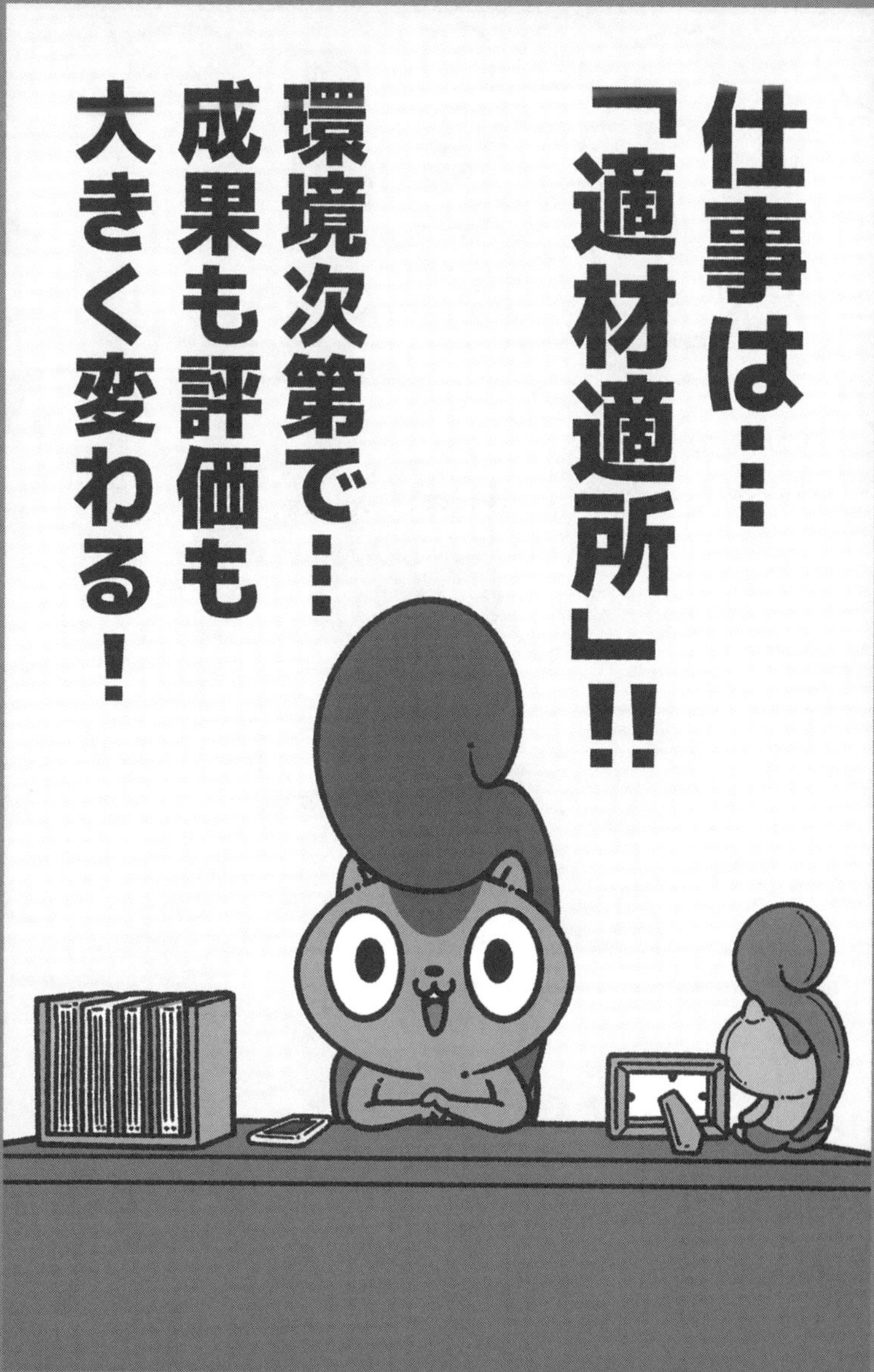
仕事は…「適材適所」!!
環境次第で…
成果も評価も
大きく変わる!

早くやっておけば良かった

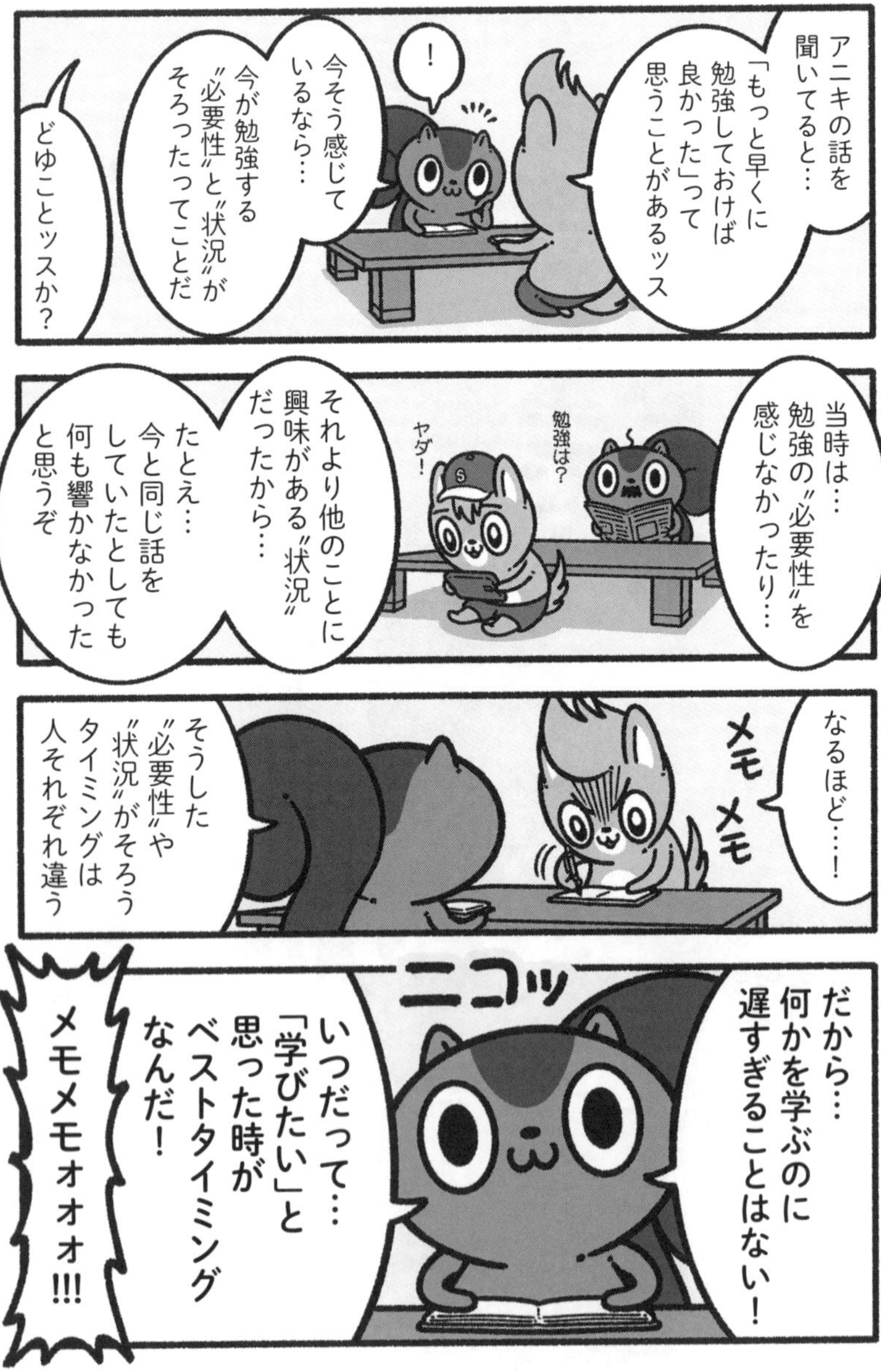
アニキの話を聞いてると…「もっと早くに勉強しておけば良かった」って思うことがあるッス
！
今そう感じているなら…今が勉強する〝必要性〟と〝状況〟がそろったってことだ
どゆことッスか？
当時は…勉強の〝必要性〟を感じなかったり…
勉強は？
ヤダ！
それより他のことに興味がある〝状況〟だったから…
たとえ…今と同じ話をしていたとしても何も響かなかったと思うぞ
なるほど…！
メモ
メモ
そうした〝必要性〟や〝状況〟がそろうタイミングは人それぞれ違う
ニコッ
だから…何かを学ぶのに遅すぎることはない！
いつだって…「学びたい」と思った時がベストタイミングなんだ！
メモメモメモォオオオ!!!

07 もっと早くにやっておけば良かった……。

❶「やりたい」と思った時がベストタイミング！
❷始めるタイミングに遅すぎることはない！

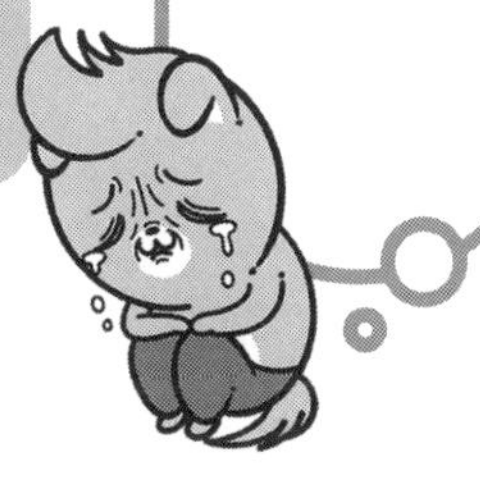

「もっと早くにやっておけば良かった」と思ったのなら、今それをやる〝必要性〟と〝状況〟がそろったのだと、ぼくは考えています。

当時は当時で他に大切なことがあり、ベストタイミングじゃなかったのかもしれないです。誰だって、同じ年齢で同じ状況に恵まれることはないので、「やりたい」と思った時がベストタイミングってことですね。

ぼくも、「もっと早くに漫画を描いていれば良かった」と思ったことがあります。ぼくは社会人になってから初めて漫画を描いたので、子どもの頃から漫画家を目指していた同年代の人とは、けっこうな経験の差がありました。

「年齢は関係ない」と頭では理解していても、同年代や若い人が結果を出しているのを見ると、当時はヘコんだりもしていました。

でも、「今だからこそ漫画を描くことに興味を持てた」とか、「今の自分だから違う視点で物事が見えて、自分にしか描けないものがあると気づけた」など、「その時に始めたタイミングだからこその〝良さ〟や〝強み〟がある」と思っています。

とはいっても、これはすべて〝もしもの話〟です。

過去に戻って検証もできないので、いってみれば、終わったことを後悔しないようにするための、〝前向きな言い訳〟なのかもしれません。

それでも、こうして『アニワル』（この本の漫画）が描けているのは、漫画家になる前の経験があるからです。

もし、もっと早くに漫画家を目指していたら、今とは違う作品を描いていて、今ある作品は生まれなかったと思います。この本もそうですね。

そう考えると、「人生は何事も経験だし、始めるタイミングに遅すぎることはない」といえます。

似たような話で、映画や漫画で、「もっと早く知りたかった」ってのもありますね。

たしかに、もっと早く知っていたら、また違った感動を味わっていたり、その後の人生が変わっていたかもしれません。

でも、その当時に知ったとしても、今と同じ感動を味わえるかはわかりません。

映画も漫画も、その時の状況や精神状態で、感じ方が変わることがあります。

「昔はよくわからなかったけど、今観てみると面白い」ってことも、「昔はすごくハマったけど、今はまったく興味がない」とかもありませんか？

今観て感動したから「もっと早く知りたかった」と思ったかもしれないけど、昔にそれを観ていたら、そこまで響かなかった場合もあるんです。

「〝今の自分〟が観たからこそ感動した」という感じでしょうか。

これもいってみれば、過去を後悔しないための〝前向きな言い訳〟だけど、そうして前向きな考え方をすることが、生きていくうえで大切だと思っています。

人生は、自分に都合良くとらえるほうが生きやすいです。

つらい過去も、「あの時の経験があったから成長できた」みたいにとらえるように、過去は変えられないので、過去のとらえ方を変えて、自分に都合良く解釈するんです。

正しいかどうかはどうでもよくて、そうとらえるほうが気持ちがラクになるんです。

自分を守るために、正当化するってことですね。

嫌なことがあった時は、事実を受け入れにくいけど、それだといつまでも引きずって前に進めません。

その落ち込んで何もしなかった期間もまた、後悔することもあります。

前に進むためにも気持ちの切り替えが必要で、それをスムーズにするために、「自分に都合良くとらえる」ってのが大事なんです。

物事には、良い面も悪い面もあるように、考え方1つで良くも悪くも変わります。

それならば、良いほうに考えたいですね。

「やりたい」と思って、一歩踏み出したことは素晴らしいです！

後悔するより、行動した自分を褒めてあげてください！

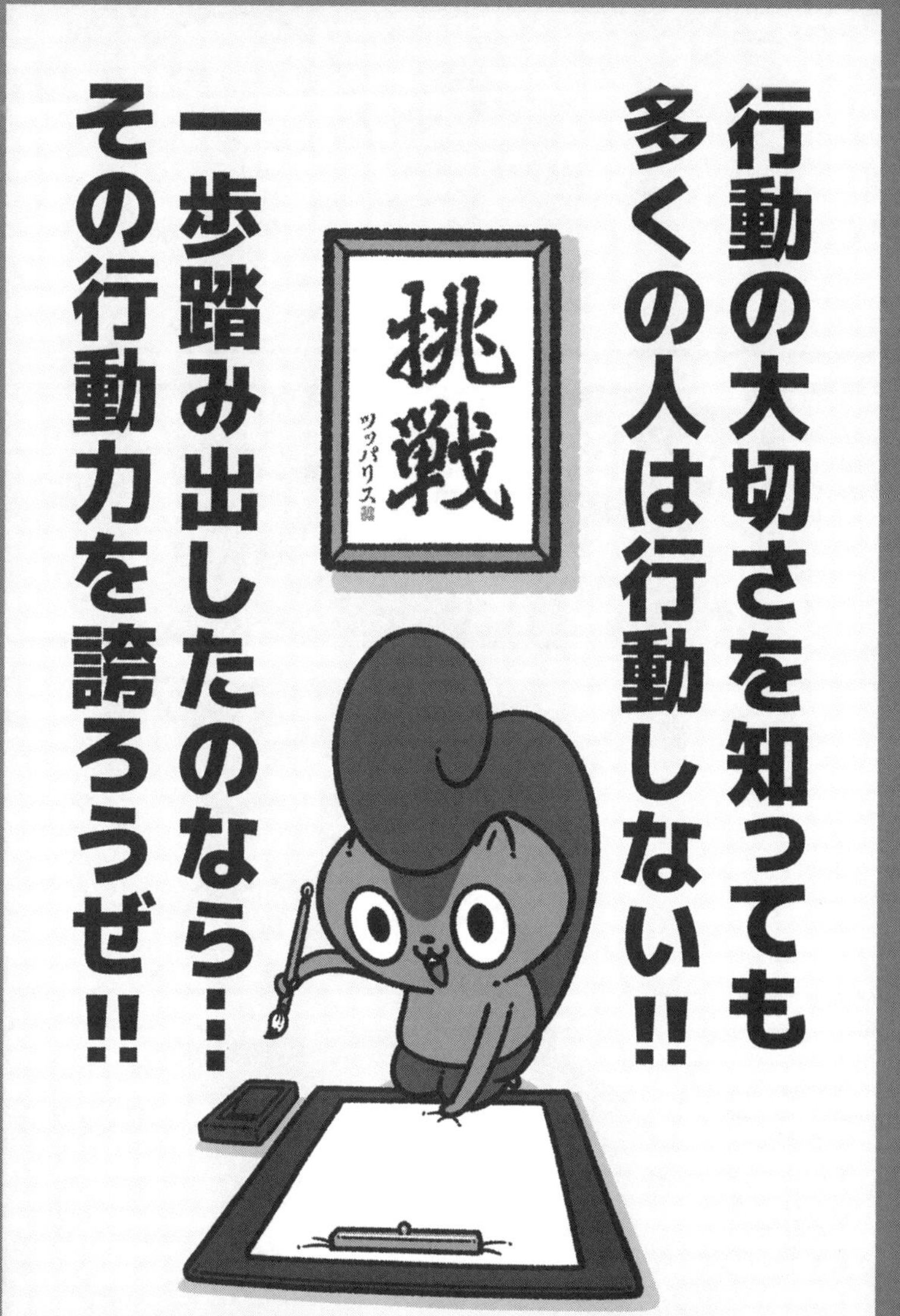
行動の大切さを知っても
多くの人は行動しない!!
一歩踏み出したのなら…
その行動力を誇ろうぜ!!
挑戦
ツッパリス

自分の生き方が不安

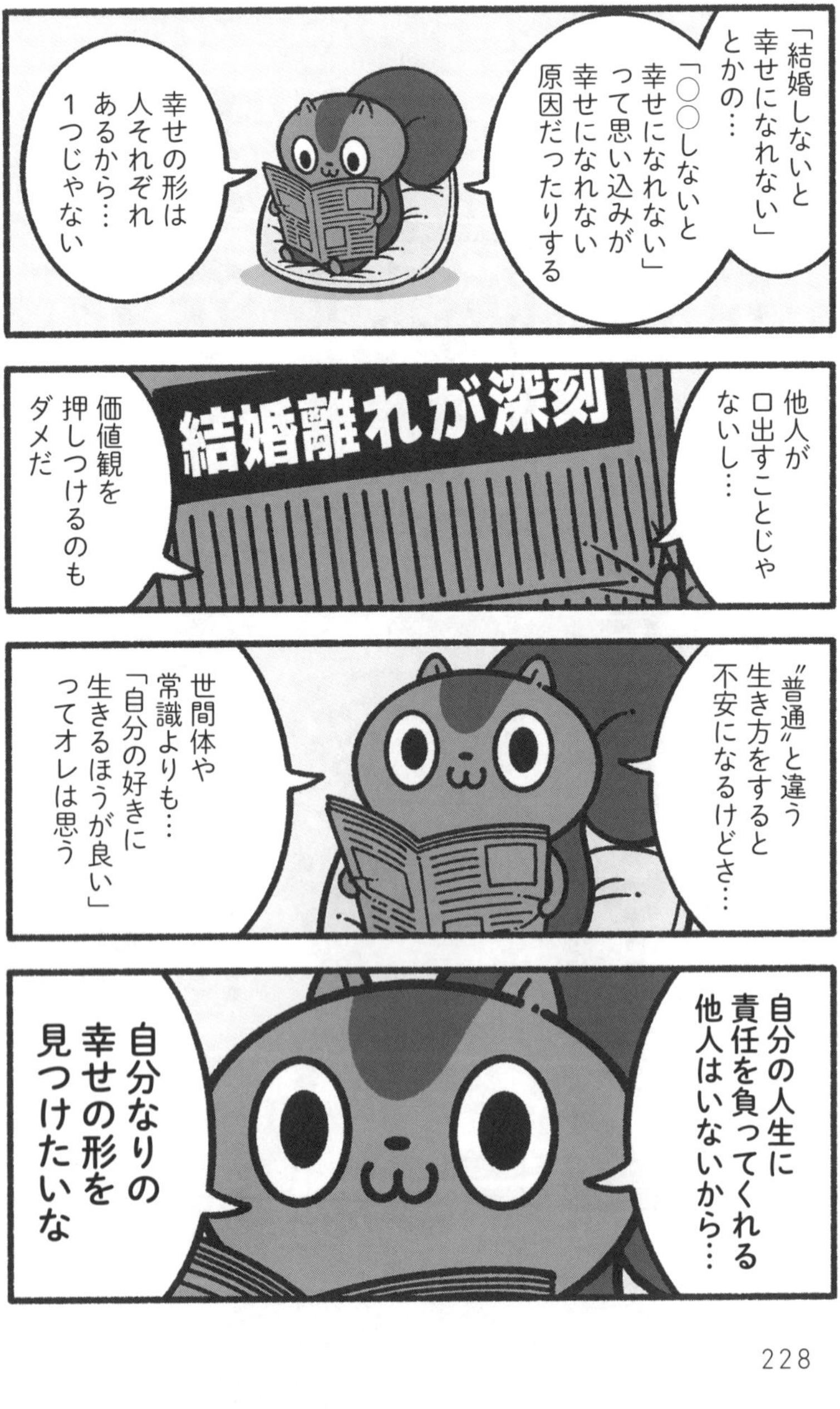
「結婚しないと幸せになれない」とかの…
「○○しないと幸せになれない」って思い込みが幸せになれない原因だったりする
幸せの形は人それぞれあるから…1つじゃない
他人が口出すことじゃないし…
結婚離れが深刻
価値観を押しつけるのもダメだ
〝普通〟と違う生き方をすると不安になるけどさ…
世間体や常識よりも…「自分の好きに生きるほうが良い」ってオレは思う
自分の人生に責任を負ってくれる他人はいないから…
自分なりの幸せの形を見つけたいな

08 この生き方でいいのか不安になる……。

❶自分にとって大切なものの優先順位を決めて行動する！
❷「うまく」ではなく、「好きに」生きる！

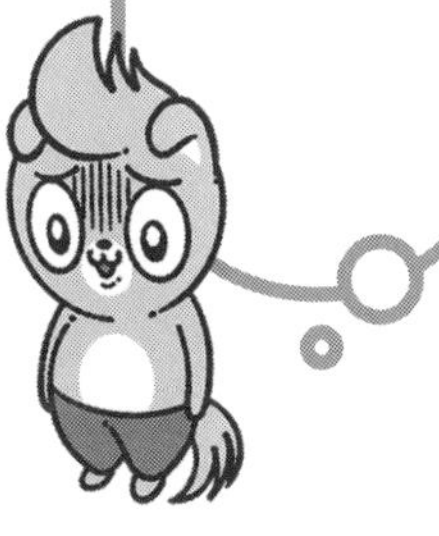

「結婚しないと幸せになれない」「子どもがいないと幸せになれない」など、「〇〇しないと幸せになれない」という思い込みこそが幸せになれない原因だったりします。

結婚することで得られる幸せもあるし、結婚しないことで得られる幸せもある。

両手いっぱいに荷物を抱えている時に、欲しいものを見つけても持てないように、物事はトレードオフで、すべてを手に入れることはできません。

だからこそ、「自分にとって大切なものの優先順位を決めて行動する」のが大切だと思っています。

こうしたことは自分で決断することが重要で、世間体を気にしたり、他人に決められた答えではマズいです。

そうして出した答えは、責任を持てずにブレるし、その先で後悔するからですね。

しかし、人と違う生き方をすると、不安になることがあります。

それは、〝お手本〟になるものがないからかもしれないですね。

お手本通りであれば、大きな失敗もしないし、人からバカにされることもないので、不安になりません。「みんなと同じ」という安心感もあります。

お手本がないと、「うまく生きよう」と意識して、周りの評価を気にします。

世間体や常識を気にすると、「自分の生き方は正しいのか？」という疑問を感じて、不安を抱きます。

「安定した会社に就職して、結婚してマイホームを建てる」みたいなものが、昔では幸せの形だったみたいだけど、それがいわゆる、〝幸せのお手本〟だったんですね。

どんな時も、多数派が「普通」や「常識」を作るので、それとは違う生き方をすると不安になります。

ぼくはフリーランスで好き勝手に生きているので、一般的な生き方とはほど遠く、不安を感じることもありました。

でも、不安だからといって、いわゆる〝普通〟の生き方をしても幸せになれるかはわからないし、その生き方でも別の不安が生まれてきます。

結局のところ、どんな生き方をしても不安や後悔は尽きません。

それならば、世間体や常識よりも、「好きなように生きるほうが良い」と思います。

自分の人生、周りに合わせてうまく生きようとせず、好きに生きれば良いんです。

心配なのか興味本位なのか、「結婚はまだか？」「子どもはまだか？」と催促するように聞いてくる人もいるけど、余計なお世話ですよね。

聞きたい理由もあるだろうけど、聞かれたくない理由もあるんです。

みんなそれぞれに事情があるし、本人が一番そのことを考えて悩んでいます。

悪気はなくても、本人からしたらその質問は苦痛でしかないし、そんな状態でも、気をつかって答えないといけないつらさがあることをわかってあげてほしい。

「結婚はまだか？」「子どもはまだか？」、その言葉が呪いのようにプレッシャーになってストレスを抱えたり、傷つくこともあるんです。

その質問をされたくないと、人と会うのが嫌になることもあるんです。

無神経で無責任なことをいわないであげてほしい。

結婚も出産も、土足で踏み込む話じゃないです。

幸せを願うなら、静かに見守ってあげてください。

自分の人生なので、後悔しないためにも、自分なりの幸せの形を見つけましょう。

周りが色々いってきても、自分の人生に責任を負ってくれる他人はいないですから。

ぜひ、あなたなりの幸せの形を見つけてください！

幸せに生きていたら、それが誰かのお手本になるかもしれないですから！

あなたの幸せを願っています！

〝絶対に正しい〟
生き方も価値観もない!!
自分が満足できるなら…
それが〝正解〟なんだ!!!

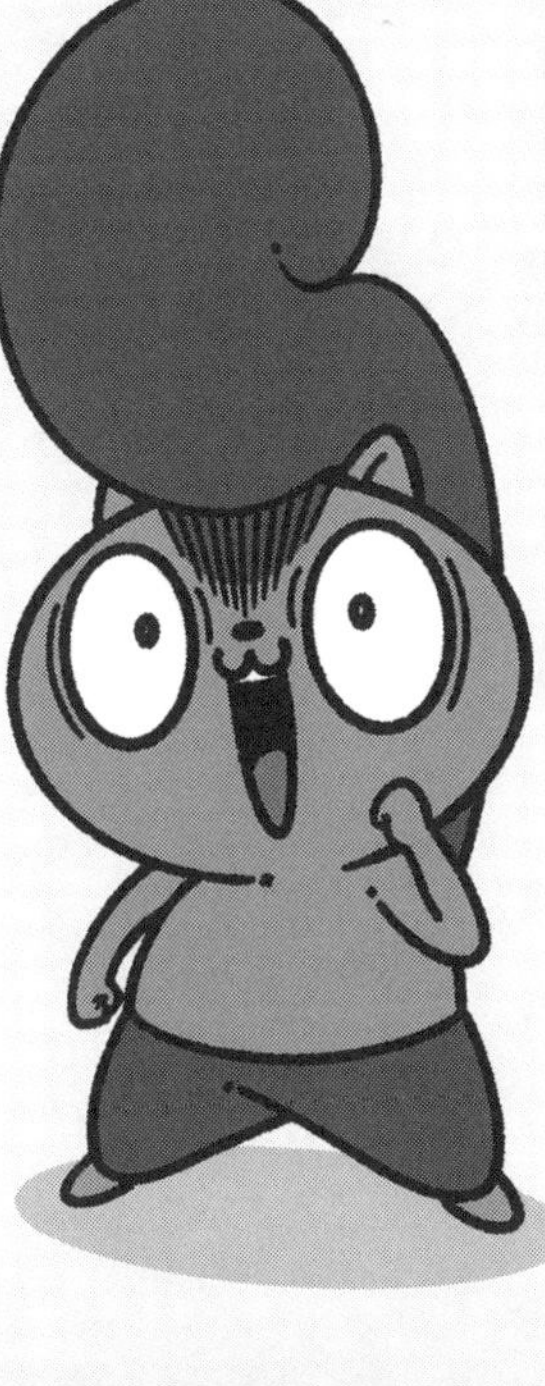

おわりに

ぼくは時に、「地道に継続しろ」とか「無理して続けなくてもいい」などと相反することをいいます。「がんばれ」とか「がんばらなくてもいい」もですね。

これは他人に押しつけるものではなく、自分を鼓舞したり納得させるために言い聞かせています。

その時々の目的で、考え方を使い分けているんです。

この考え方に関して、「考え方を変えてはいけない」とか「一貫させなきゃダメ」という、これまた考え方があるけど、ぼくは必ずしもそうは思っていません。

考え方は、〝武器〟であり〝手段〟なので、その時々で使い分けてもいいし、変わってもいいんです。

この世に、それ1つで万事解決する〝絶対に正しい考え方〟はないので、自分が生きやすくなるための手段として、使い分ければいいと考えています。

それに、考え方は、立場や価値観の変化でも変わります。

時間と共に変わることもあるので、過去の自分と変わっても大丈夫です。

きっとぼくも、この本で語っている考え方も、今後変わるかもしれないです。

考え方や生き方に関して、「絶対にこうだ」というものはないので、もっと軽く考えても良いのかなと思いました。「自分はこうだ」とも決めつけず、「今日はこの考え方でいこう」と、服を変えるように使い分けてもいいのかなと。

この本でお伝えする内容も、〝正解〟ではなく〝1つの考え方〟なので、「使える」と思ったものだけ取り入れてもらえればと思います。


こうして偉そうに語っているけど、ぼくも未熟な部分がたくさんあります。

この本は、そんな自分に言い聞かせるつもりでも書いたので、ぼくもさらに学んで成長していきます。

お互いに、自分の人生を思いっきり楽しんで生きましょうね！

この本を読んでくださり、ありがとうございました！

コハラモトシ

解説

精神科医、樺沢紫苑です。私のYouTube「精神科医・樺沢紫苑の樺チャンネル」（登録者数50万人）には、毎日30問以上の悩み、相談が寄せられます。

「○○の対処法を教えてほしい」と書かれていても、心の中では実は「やりたいこと」が決まっていることが多い。自分では、なかなか決断できない。踏ん切りがつかないので、当然「行動」もできません。誰かに「後押し」してほしい、という心理です。

あなたの潜在意識にある「言ってほしい言葉」がズバッと書いてある本書は、一人反省会でクヨクヨしてしまうあなたを、大いに後押ししてくれる。勇気付けしてくれるのです。

大学教授や科学者が書いた本は、正確さ、厳密性を重視するあまり、「AよりもBの方がうまくいく可能性がやや高い」のように表現がまどろっこしい。本書では、シャテの悩みに対して、アニキが「迷わずBにしろ！」と明言する。断定してくれる。そこが気持ちいいし、そのまま行動にうつしやすいのです。

「悩み」の対処法について書かれた本は、山ほどあります。しかし、ここまでキッパリと対処法が断言されている本は貴重です。

たとえば「いろいろと考えすぎてしまう」という悩みには、「ただ落ち込むだけの〝一人反省会〟じゃなく…次もがんばれるよう褒める〝一人激励会〟をやれ!!」（P86）という明快なアドバイスでネガティブをポジティブに変換して、そのポジティブな行動を後押ししている！　その瞬間に「心の曇り」が晴れるし、「よし、一人激励会をやってみよう」という気持ちになるでしょう。

さらに、コハラ氏のインパクトのあるイラストによって、その言葉が強烈に脳に刺さります。記憶に残る。「よし、やってみよう！」というモチベーションが湧いてきます。

アニキの「今の自分でいい」「そのままでいい」という存在そのものを力強く肯定する言葉は、読者に勇気を与えます。ついクヨクヨ考えてしまう人に、最も必要な言葉なのです。

アニキのアドバイスは、一見奇抜に聞こえますが、本人を受容し、本人の悩みに寄り添い、本人を肯定し、本人を勇気づけていく。心理学的にも正しいアプローチといえるでしょう。

項目ごとの1ページのまとめの言葉（エール）。あなたが「つらい」時は、このエールの言葉を、声に出して「音読」するといいでしょう。生きる力が湧いてくる。クヨクヨした気持ちが、ドンドン晴れていくのを実感するはずです。

イラストが多いので、疲れている時でも読みやすい。落ち込んでいる時に読んで、元気を出す。座右の書にしてほしいですね。

精神科医　樺沢紫苑

【著者】コハラモトシ（こはら　もとし）
漫画家、イラストレーター、キャラクターデザイナー。
代表作は、『アニワル』『死神見習！オツカレちゃん』『ちいさめ』など。動物やマスコットキャラやデフォルメイラストを描くことを得意としている。「キャラで笑顔に！」を創作理念に、書籍化や商品化、プライズ化やカプセルトイ化など、色々な企業とコラボして幅広くキャラクター展開もしている。

X（Twitter）：@kohara_motoshi
Instagram：@kohara_motoshi
pixiv：20284098

【監修】樺沢紫苑（かばさわ　しおん）
精神科医、作家、1965年札幌市生まれ。札幌医科大学医学部卒。2004年から米国シカゴのイリノイ大学精神科に３年間留学。帰国後、樺沢心理学研究所を設立。「情報発信によるメンタル疾患の予防」をビジョンとし、YouTube（50万人超）、メールマガジン（12万人）など累計100万フォロワーに情報発信をしている。『19歳までに手に入れる　７つの武器』（幻冬舎）、『学びを結果に変えるアウトプット大全』（サンクチュアリ出版）など著書50冊以上、累計発行部数250万部のベストセラー作家。

一人《ひとり》反省会《はんせいかい》をして、いつも落《お》ち込《こ》んでしまう人《ひと》へ

2024年９月10日　初版発行

著　者　コハラモトシ
監修者　樺沢紫苑
発行者　杉本淳一

発行所　株式会社日本実業出版社　東京都新宿区市谷本村町３−29 〒162-0845
編集部　☎03-3268-5651
営業部　☎03-3268-5161　振　替　00170−1−25349
https://www.njg.co.jp/

印刷・製本／中央精版印刷

ISBN 978-4-534-06128-7　Printed in JAPAN